0-3岁宝宝常见疾病预防与护理

王贵容 /著

黑龙江科学技术出版社

图书在版编目(CIP)数据

0~3岁宝宝常见疾病预防与护理/王贵容著. —哈尔滨:黑龙江科学技术出版社,2011.3

ISBN 978-7-5388-6570-7

Ⅰ.①0… Ⅱ.①王… Ⅲ.①小儿疾病:常见病—预防(卫生)②小儿疾病:常见病—护理 Ⅳ.①R720.1 ②R473.72

中国版本图书馆 CIP 数据核字(2011)第 029156 号

0~3岁宝宝常见疾病预防与护理
O~3SUI BAOBAO CHANGJIANJIBING YU FANG YU HULI

作　　者	王贵容
责任编辑	刘佳琪
封面设计	白冰设计
出　　版	黑龙江科学技术出版社
	(150001　哈尔滨市南岗区建设街41号)
电　　话	(0451)53642106　传真 53642143(发行部)
印　　刷	北京彩眸彩色印刷有限公司
发　　行	全国新华书店
开　　本	710×1000　1/16
印　　张	19.75
字　　数	300 千字
版　　次	2011年4月第1版·2012年7月第5次印刷
书　　号	ISBN 978-7-5388-6570-7/R·1739
定　　价	32.00 元

前言 / Perface

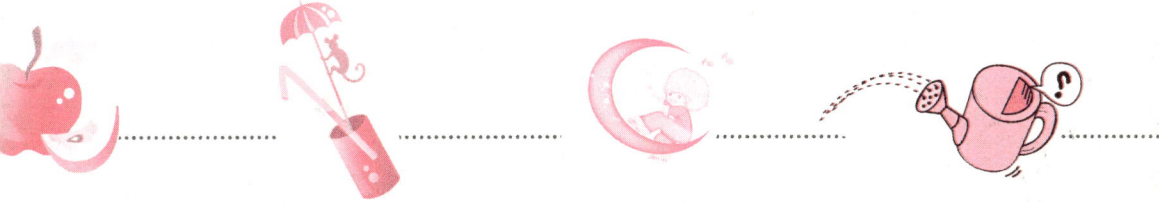

宝宝的一举一动都牵动着爸爸妈妈的心,宝宝能健康快乐的成长是父母最大的欣慰。可是宝宝的身体通常抵抗力差、免疫力低,因此,宝宝疾病的预防和护理是一个让父母十分头痛的问题。《0~3岁宝宝常见病预防与护理》介绍了0~3岁宝宝的生活护理和疾病预防、常见疾病的治疗与护理、常见急症和意外伤的防治。通过分析宝宝患病的原因,帮助爸爸妈妈们了解宝宝发病的症状,随时掌握宝宝的身体状况,从而帮助爸爸妈妈防患于未然。

宝宝各阶段生活与疾病防护:为您介绍0~3岁婴幼儿各个阶段的身体生长发育特点、生活护理常识及护理要点,同时提醒父母们做好宝宝每个时段的疾病预防工作。

宝宝常见症状处置与防病常识:向您普及婴幼儿非处方药品使用常识、正确了解宝宝的健康状况,以及一些这一阶段宝宝的常见症状的预防措施和处理办法。

宝宝常见疾病的预治与护理:为您介绍了宝宝出现发热、头痛、腹痛、流鼻血、皮疹等常见疾病的原因、症状,提供了具体的防治措施和护理办法,帮助父母更准确、有效、快捷地面对宝宝常见病。

宝宝常见急症和意外伤的防治:为您介绍宝宝可能出现的各种急症、外伤的主要症状、发病原因、处理办法等,告诉父母该怎么做、什么情况下需要带宝宝就诊,帮助父母更加科学地护理宝宝。

正在为宝宝的健康而操劳、为宝宝生病而苦恼的父母们,《0~3岁宝宝常见病预防与护理》值得一读。

目录 / Contents

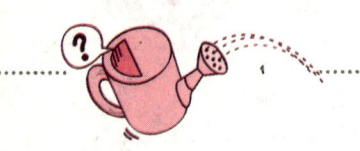
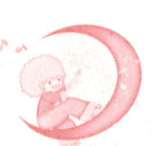

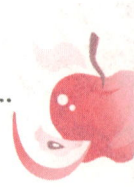

001 0~3岁宝宝各阶段生活与疾病防护

科学应对新生儿护理疑难问题 …………………… **002**

满月宝宝的身心发育 …………………………… **014**

满月婴儿在不同季节护理要点 ………………… **016**

2~3月宝宝的发育和季节护理 ………………… **020**

解决2~3月宝宝的护理疑难问题 ……………… **023**

3~4月宝宝的发育和季节护理 ………………… **032**

妥善解决3~4月宝宝的护理常见问题 ………… **035**

4~5月宝宝的发育和季节护理 ………………… **044**

4~5月宝宝的生活护理和疾病预防 …………… **048**

5~6月宝宝的发育和季节护理 ………………… **052**

5~6月宝宝的生活护理和疾病预防 …………… **057**

6~7月宝宝的身体发育和季节护理 …………… **066**

6~7月宝宝的生活护理和疾病预防 …………… **069**

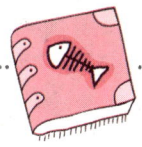  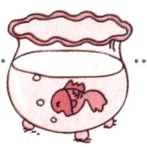 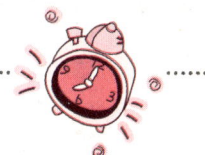

7～8月宝宝的身心发育和季节护理 078

7～8月宝宝的生活护理和智能训练 082

8～9月宝宝的生长发育和季节护理 093

8～9月宝宝的生活护理和疾病预防 095

9～10月宝宝的身体发育和季节护理 100

9～10月宝宝的生活护理及习惯的培养 103

10～11月宝宝的身体发育和季节护理 105

怎样解决好10～11月宝宝的护理困难 108

11～12月宝宝的身体发育和季节护理 112

做好11～12月宝宝的生活护理和常见病的预防 116

2岁宝宝的身体发育和心智特征 123

对2岁宝宝的生活护理和情绪关照 125

3岁宝宝的身体发育和心智发育 133

3岁宝宝养育要点和存在的问题 134

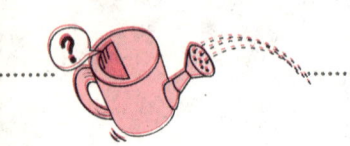
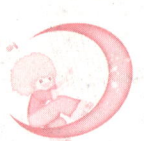

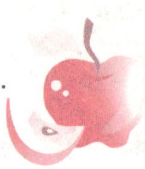

139 0~3岁宝宝常见症状处置与防病常识

怎样使用婴幼儿非处方药品 ………………………… 140
通过看和摸了解宝宝的健康状况 …………………… 144
父母要懂得一些看舌质和舌苔常识 ………………… 145
宝宝鼻塞流涕了怎样做家庭护理 …………………… 147
宝宝流鼻血了家长应该怎样处置 …………………… 148
家长怎样控制宝宝早期感冒症状 …………………… 149
针对宝宝发热不同症状的处理办法 ………………… 151
针对宝宝咳嗽不同症状的处理办法 ………………… 154
宝宝咽喉肿痛不同症状处理办法 …………………… 156
如何根据不同致病原因治疗腹泻 …………………… 159
针对宝宝不同便秘症状应怎样处理 ………………… 161
让宝宝胃口大开的有效方法 ………………………… 162
宝宝皮肤过敏或瘙痒的处理办法 …………………… 164
宝宝生长性疼痛的防治措施 ………………………… 165
宝宝眼睛近视斜视弱视预防措施 …………………… 166
防治宝宝夏季常见疾病的办法 ……………………… 168
宝宝呼吸道疾病的预防和家庭护理 ………………… 171
怎样照顾才能让宝宝不生病 ………………………… 172

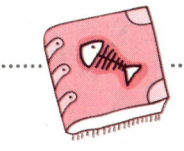
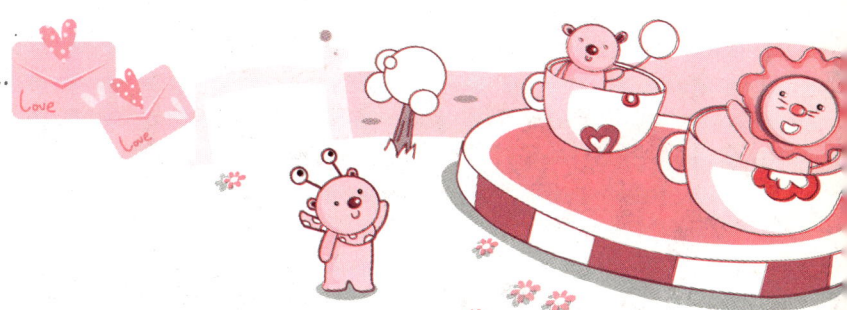

安排好宝宝每周食谱有利于防病 173

怎样保护好宝宝的肠胃 175

白开水才是宝宝最好的饮料 176

家庭按摩有利于宝宝的健康 178

181　0～3岁宝宝常见疾病治疗与护理

| 口　疮 182
| 瘾　病 183
| 口　吃 184
| 风　疹 185
| 肺　炎 186
| 夜　惊 187
| 体　癣 188
| 打　鼾 189
| 流　脑 190
| 斜　视 191
| 弱　视 192
| 湿　疹 193

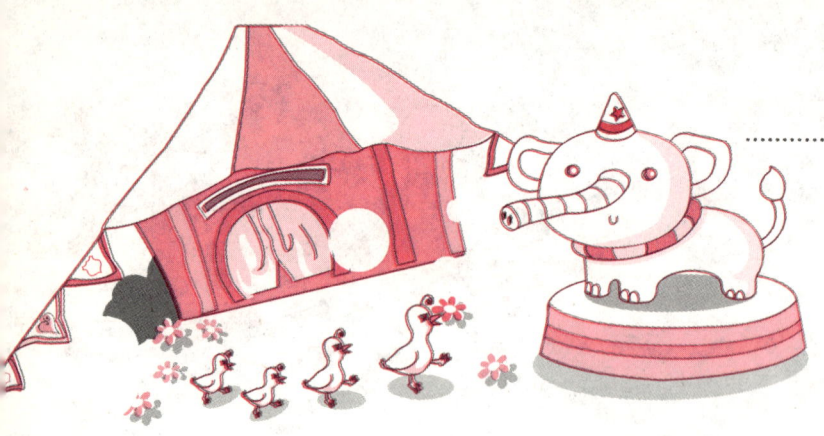

倒　睫 ……………………………………… 195
脱　肛 ……………………………………… 196
手　淫 ……………………………………… 197
蛔虫病 ……………………………………… 198
脓疱疮 ……………………………………… 199
肠梗阻 ……………………………………… 200
口角炎 ……………………………………… 201
结膜炎 ……………………………………… 202
结核病 ……………………………………… 203
猩红热 ……………………………………… 204
肥胖症 ……………………………………… 206
蛲虫病 ……………………………………… 206
白血病 ……………………………………… 208
麦粒肿 ……………………………………… 209
白癜风 ……………………………………… 210
乳牙龋 ……………………………………… 211
百日咳 ……………………………………… 212
玫瑰疹 ……………………………………… 213

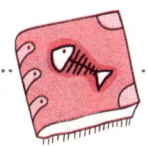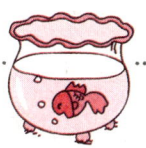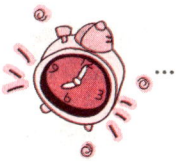

荨麻疹	214
手足口病	215
泌尿感染	216
语言障碍	218
锌缺乏症	219
睡眠障碍	220
眼睑水肿	221
急性喉炎	222
食物返流	223
口腔溃疡	224
外耳湿疹	225
高热惊厥	226
小儿痱子	227
药物过敏	228
四环素牙	228
秋季腹泻	229
小儿厌食症	230
消化性溃疡	231
中毒性痢疾	233
急性胃肠炎	234
支气管扩张	235
婴幼儿湿疹	235

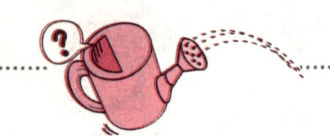
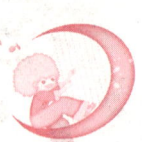

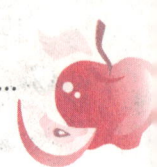

新生儿臀红 237

新生儿窒息 238

小儿麻痹症 238

牛奶贫血症 239

外耳道黄水疮 240

乳牙根尖周炎 241

急性扁桃体炎 242

新生儿破伤风 243

新生儿脱水热 244

新生儿硬肿症 245

沙门氏菌感染 246

化脓性中耳炎 247

毛细支气管炎 248

儿童期卡他状态 249

反复呼吸道感染 251

喘息性支气管炎 252

花粉与螨虫过敏 253

婴幼儿震荡综合征 254

急慢性卡他性中耳炎 254

新生儿生后感染性肺炎 255

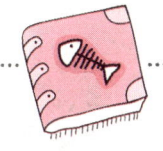
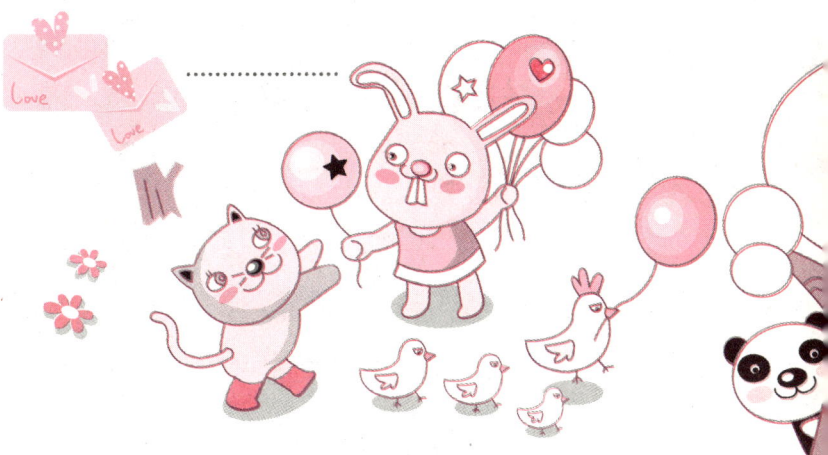

258　0~3岁宝宝急症和意外伤的防治

对急症宝宝怎样进行家庭现场急救 258

护送急症宝宝就医应注意哪些问题 261

宝宝发生急症时家长应考虑的因素 263

宝宝急疹及其家庭护理要点 265

宝宝一氧化碳中毒的救治要点 266

宝宝一旦意外窒息怎样救治 267

宝宝头部受伤的救治和预防要点 268

宝宝昏迷时家庭急救一般方法 269

宝宝溺水及急救措施有哪些 271

如何预防宝宝触电及进行急救的方法 272

宝宝外伤出血急救措施及注意事项 274

预防宝宝冻伤及冻伤处置要点 275

宝宝骨折的预防及其救治措施 276

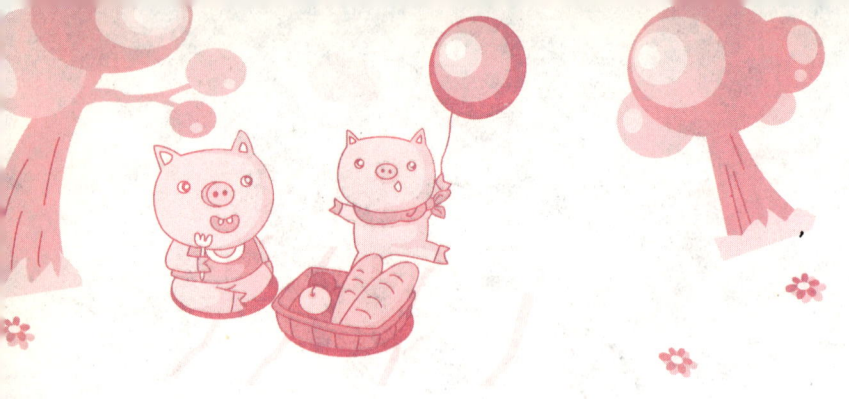

宝宝烧伤的预防及现场急救 ………………………… 278
宝宝烧伤的临床表现及家庭护理 …………………… 281
不可不知的预防宝宝中暑三大关键 ………………… 285
按步骤正确处理宝宝中暑 …………………………… 290
预防宝宝晒伤的措施和护理办法 …………………… 292
宝宝交通意外事故的预防和急救 …………………… 293
预防宝宝摔伤及摔伤处置方法 ……………………… 295
宝宝被蚊虫叮咬的处理和预防 ……………………… 297
宝宝被毒蛇咬伤怎么处置 …………………………… 298
宝宝使用狂犬疫苗要注意什么 ……………………… 301
宝宝被鱼刺卡喉咙怎么办 …………………………… 302
怎样预防宝宝食物中毒 ……………………………… 302

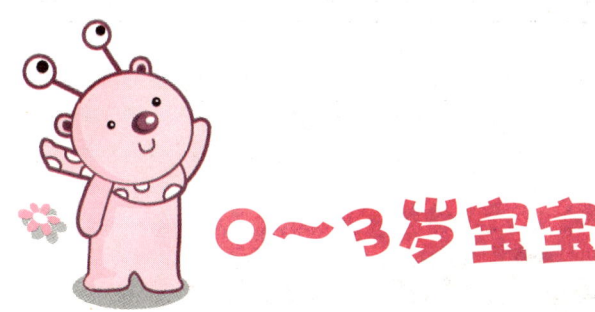

0～3岁宝宝各阶段生活与疾病防护

  儿科专家根据0～3岁每个年龄段的宝宝平均发育水平制订了发育标志，有了这个标志，父母可以以此为参照，了解宝宝的发育情况是否良好，并根据宝宝的发育水平制订指导方针，以做好生活护理和疾病预防工作。如果宝宝的发育在正常范围内，你就可以省心很多了，同时这也意味着你应该坚持以前的做法，继续用你特有的方式方法来养育宝宝。如果他的发育状况与此相反，那么就需要你根据书中的意见和建议进行调整，做一个合格优秀的父母。

  在这一部分里，我们简单介绍0～3岁婴幼儿典型的发育情况，重点是根据这一生长发育指标所制定的相应的生活护理知识和疾病预防措施，相信会给新手父母们带来一定的参考价值和指导意义。

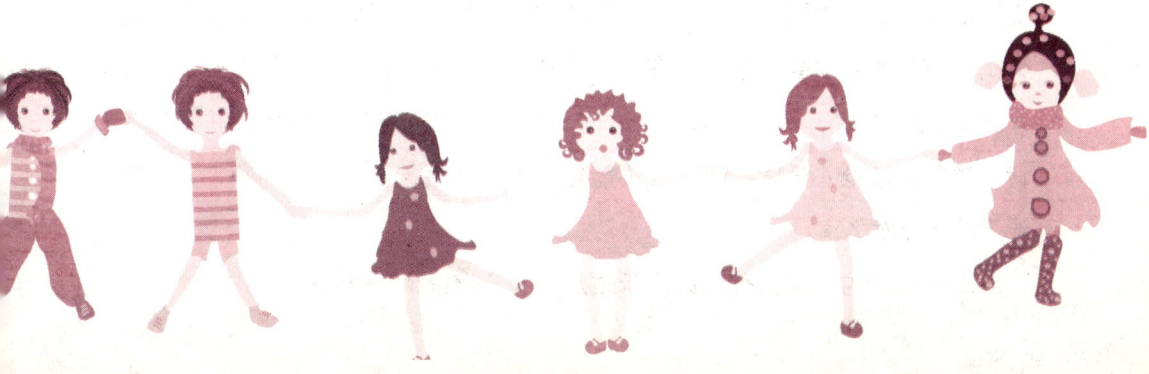

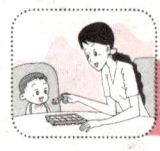

科学应对新生儿护理疑难问题

1.新生儿的呼吸频率、心脏杂音和心律不齐问题

一是呼吸频率。新生儿的呼吸频率为每分钟40~50次，出生后头两周呼吸频率波动较大，这是新生儿正常的生理现象，新手爸爸妈妈不要紧张。如果你的新生儿宝宝，每分钟呼吸次数超过了80次，或者少于20次，就应引起重视了，应及时去看医生。

二是心脏杂音。出生后最初几天，宝宝心脏有杂音，这完全有可能是新生儿动脉导管暂时没有关闭，血液流动发出的声音，父母不要大惊小怪，产生关于"心病"的联想。

三是心律不齐。新生儿心律波动范围较大，出生后24小时内，心律可能会在每分钟85~140次波动；出生后1周内，可在每分钟100~170次波动；出生后2~4周内，可在每分钟115~190次波动。许多新手爸妈常常因为宝宝脉跳快慢不均而心急火燎，这是不了解新生儿心律特点造成的。现在应该轻松了吧！

2.新生儿睡眠的护理

一是睡眠的姿势。现在普遍认为新生儿采取仰卧位睡姿最合适。俯卧睡姿可以在新生儿觉醒状态下，有妈妈看护方可尝试，以促进大脑发育，锻炼胸式呼吸。侧卧睡姿很容易转变成俯卧睡姿，如无人呵护，极易造成新生儿猝死，酿成不幸。新生儿仰卧溢乳时，应迅速把宝宝变为侧卧，并轻拍其背，避免奶液呛入气管。新生儿不能自己单独睡眠，要与妈妈同睡，以降低新生儿猝死发生率。

二是睡眠的时间。有人认为新生儿每天应该睡上20个小时，这让许多新手爸妈焦躁不安，因为他们的宝宝，大多睡不了这么长的时间，甚至刚出生3天的新生儿，白天大部分时间，都在很有精神地凝望这个新奇的世界。实际上，只要宝宝吃饱了，环境舒服了，他就会睡得很香甜，统计资料显示的新生儿平均睡眠时间，只是一个参考，宝宝比平均值多几个小时或少几个小时，都是正常的，不必烦恼。整个新生儿期睡眠时间都不是一样的，早期新生儿睡眠时间相对长一些，每天可达20小时以上；晚期新生儿睡眠时间有所减少，每天在16～18小时左日龄增加，睡眠时间减少。

宝宝睡眠时间短，最好的处理方法是：醒了就先让他醒着，先不要理会他，也许过一会儿他又睡去了；真的醒了，只要不闹，也先不要理会他；如果哭闹明显了，再去看看是什么原因，这样就把睡眠时间逐渐拉长了。

三是定时喂奶。早期新生儿睡眠时间大多不分昼夜，而晚期新生儿如果妈妈有意在后半夜推迟喂奶，一次睡眠时间可延长到五六个小时。但新生儿糖源储备少，延长喂奶间隔的时间，容易导致宝宝低血糖，所以在新生儿期喂奶的间隔最好不要超过4小时。

3. 新生儿排尿的护理

正常新生儿每天排尿20次左右，有的宝宝甚至半小时或十几分钟就尿一次。奶液较稀，排尿量及次数就较多；奶液较稠，排尿量及次数就较少。新生儿宝宝白天醒着的时间较长，吃奶次数也多，所以排尿量、次数也较夜间多些。新生儿膀胱小，肾脏功能尚不成熟，其排尿自控能力需要爸爸妈妈的训练，同时妈妈哺乳时需要在一些方面加以注意。

一是排尿一般病症的预防，建议是：

观察宝宝的尿液颜色。新生儿尿液的正常颜色应该是呈微黄色，一般不染尿布，容易洗净。如果尿液较黄，染尿布，不易洗净，就要做尿液检查，看是否有过多的尿胆素排出，以便确定胆红素代谢是否异常。

哺乳妈妈应减少摄入食盐。新生儿的肾脏功能还远不成熟，排出钠的能力低，所以母乳喂养的妈妈，要适当减少自身盐的摄入量。

人工喂养的奶液配制不要过浓。新生儿肾脏的浓缩功能也相对不足，喂养时如果乳汁较浓，就可能导致新生儿血液中尿素氮含量增高。尿素氮是人体内有毒物质，对新生儿来说，危害更大。所以在人工喂养时，特别要注意，奶液不要配制过浓。因为新生儿肾功能不足，还会造成血氯和乳酸含量较高。人工喂养的新生儿，血磷和尿磷均较高，易产生钙磷比例失调，形成低血钙。为什么牛乳钙含量比母乳高，但牛乳喂养的宝宝，却比母乳喂养的宝宝更容易缺钙，原因就在这里。

二是纸尿裤的选择和使用，建议是：

首先纸尿补要选择吸收尿液力强、速度快的。纸尿裤含有高分子吸收剂，吸收率高，而且不会再被挤出来。高吸水性的纸尿裤可减少更换次数，不会打扰睡眠中的宝宝；还可减少尿液与皮肤接触时间，减少尿布湿疹的发生几率。

其次要选择透气性能好、不闷热的。透气性好的纸尿裤内层材质天然透气，更薄，最关键的是外层使用透气膜，即薄塑料膜上有肉眼看不见的微孔，透气但不透水。妈妈不要只看宣传，要通过实际使用来鉴别。

第三要选择表层干爽，尿液不回渗、不外漏的。倘若宝宝的小屁股总是与潮湿的表层保持接触，很容易患尿布湿疹。因此纸尿裤表层的材质也要挑选干爽而不回渗的。另外最好选择四层结构的纸尿裤，即多加了一层吸水纤维纸，更少渗漏。

第四要选择触感舒服，品质好的纸尿裤。婴儿肌肤的触觉非常敏锐，所以要选择内衣般超薄、合体、柔软，材质触感好的纸尿裤，给宝宝提供舒适的触觉经验。目前市面上已有纸尿裤添加了护肤成分，可以直接借着体温在小屁屁上形成保护层，隔绝刺激，并减少皮肤摩擦，让宝宝拥有更舒服的肤触。

第五要选择价格适中的纸尿裤。购买基本功能好的，批量购买，购买本地产品，混合使用，这些都是降低费用的好办法。但品质越有保证的产品相对价格也越贵，不主张妈妈们一味追求低价位。

最后要选择适合宝宝尺码的。不同尺寸的纸尿裤已相当完备。可参考包装上的标示购买。使用时检查腿部橡皮筋松紧程度，若太紧，表示尺码过小。若未贴在腿部，表示尺码过大。

关于正确使用纸尿裤的几点提示：

首先是更换纸尿裤的步骤。准备好温水、洁净的干毛巾、消毒卫生纸及干净的纸尿裤等。解开旧的纸尿裤，用拇指和中指握住婴儿的两只足踝，食指放在足踝中间，将腿和臀部轻轻抬起，撤出旧的纸尿裤。把旧纸尿裤覆盖折叠放到污物桶中，其间一定不能离开宝宝，要把污物桶预先放在旁边。用洁净的温开水冲洗婴儿臀部，一个人无法冲洗时，可把水放到盆中，用手撩水洗，也可用现成的消毒湿纸巾轻轻擦洗，要注意清洁皮肤褶皱处，最后用干毛巾沾干皮肤。打开新的纸尿裤，放在婴儿的臀下，揭开两边腰贴，在适当松紧位置贴牢，既保持最佳的防漏效果，又不能勒得太紧。

其次是要注意放尿布的位置。这里提醒新手父母们要特别注意尿布的温度，要远远低于婴儿腹部皮肤温度。新生儿一天更换十几次尿布，如果每次都把尿布放到宝宝的腹部，那么宝宝每天要暖十几块尿布，腹部受凉的程度可想而知。因此不要把尿布兜到宝宝腹部。正确的方法是：男婴排尿向上，放置尿布时要在上面多加一层，重点在上；女婴排尿向下，放置尿布时要在下面多加一层，重点在下。这样就可预防男婴阴囊湿疹、女婴臀红。尿布不要覆盖男婴脐部，以防尿液弄湿脐带。尿布不要兜得过紧，留有一定空间，这样可避免尿布湿疹的发生。

防止后天性髋关节脱位。放置尿布时有一个最重要的问题是，一定要注意防止后天性髋关节脱位。本来胎儿在母体子宫内是呈螃蟹形的，即便是出生后，双腿也是分开的，膝盖部弯曲，这是新生儿一种自然的姿势，这时，大腿骨的顶端（股骨头）就会挂在髋关节臼上，由于双腿不断的活动，髋关节得以顺利发育，就不容易出现股骨头脱位或半脱位。但是，长期以来，人们习惯一种给婴儿裹尿布的方法就是，把婴儿的腰部和腿部都用尿布固定，把腿伸直，这样一来，腿部肌肉就会紧张，股骨头就有可能滑脱，从而进一步影响髋关节臼盖的发育。由于髋关节臼发育受到影响，也会发生髋关节脱位。所以，妈妈要正确给宝宝包裹尿布。不能影响双腿的活动，不能强行把婴儿双腿伸直，要让婴儿取自然位。

同时要注意纸尿裤不要长时间使用。不要24小时不停地使用纸尿裤。要定时让宝宝的小屁股在空气中晾一晾，晒晒太阳。如果父母有时间，可在白天使用几次传统尿布，纸尿裤和尿布交替使用。夜间或携婴儿外出时，宜使用纸尿裤。其他时候则可使用棉尿布，这样交替使用，既增加宝宝臀部接触空气的时间，又符合大众实际消费能力。

纸尿裤的接头要粘牢。当为宝宝更换纸尿裤时，要把接头粘牢，不要让油、粉或沐浴露等婴儿护理品弄到接头上，以免附着力降低。

纸尿裤要适时更换。由于每个宝宝的月龄、排尿次数、数量不尽相同，难以统一规定多长时间更换一次尿布。建议在每次喂奶前、大便后、睡觉前、或醒来时，判断是否需要更换纸尿裤。

夏季要减少纸尿裤用量。夏季高温炎热，本来就易发生尿布疹。最高温时，多给宝宝洗澡，翻身，多裸露身体。把宝宝放在不回渗的纺织品（市场有售）或者柔软的竹麻草编制品上，让宝宝随意小便，随时更换底层吸收布或随时擦洗，也是不错的选择。在夏季，尤其是白天，应该尽量减少纸尿裤使用量。

三是预防宝宝患尿布湿疹的措施：

要及时更换被大小便浸湿的尿布，以免尿液长时间地刺激皮肤。使用传统的尿布时，一定要漂洗干净，尤其是使用洗衣粉洗涤尿布时更应多漂洗。洗涤时应用弱碱性肥皂，然后用热水清洗干净，暴晒，以免残留物刺激皮肤。

不能加用橡胶布、油布或塑料布，以免婴儿臀部处于湿热状态。

不要使用质地粗糙、深色的尿布。尿布质地要柔软，选用纯白无色或浅色纯棉针织料为好。

女婴屁股底下的尿布要垫厚些，男婴生殖器上要垫厚些。

腹泻时大便次数比较多，除及早治疗腹泻外，还要每天在臀部涂上防止尿布疹的药膏。

每天大便后都要用清水冲洗臀部。

使用纸尿裤的方法一定要正确。

发现宝宝有轻微臀部发红时，及时使用护臀膏。每次清洗后用干爽的洁净毛巾沾干水分，再让宝宝的臀部在空气或阳光下晾一下，使皮肤干燥。

保持尿布垫的干燥，尿布和尿布垫经常进行消毒以及经常拿到日光下翻晒。

选择品质好，质量合格的纸尿裤、一次性尿布纸、活动尿布裤和市售尿布可有效预防尿布疹。

关于尿布疹的治疗建议是：

对于轻微的尿布疹，每次清洗后让皮肤干爽，涂上祛湿油、鞣酸软膏或含抗生素的软膏。较重的或时间较长的尿布疹，应及时到医院皮肤科诊治。已发生溃烂、渗出者可涂雷锌软膏、氧化锌油。

保持臀部的清洁干爽，是治疗宝宝患尿布疹的关键所在。

4.保持适宜新生儿的温度

母体宫内体温明显高于一般室内温度，所以新生儿娩出后体温都要下降，然后再逐渐回升，并在出生后24小时内，达到或超过36摄氏度。

之所以强调为新生儿保温，因为新生儿体温调节中枢功能尚未发育完善，如果按千克体重计算体表面积，新生儿体表面积是成人的两倍甚至还要多；小生命的散热面积大，很容易散热，脂肪组织有隔热作用；新生儿皮下脂肪薄，明显少于成人，容易丢失热量；新生儿体态姿势特殊，裸露面积大，散热量增加；新生儿寒冷时无颤抖反应，消耗的热量由棕色脂肪产生。但新生儿体内棕色脂肪分布有限，过度寒冷不能满足产热需要，容易引起皮下棕色脂肪硬肿。这就是新生儿寒冷损伤，也称新生儿硬肿症。

当然，保温过度也有危害。新生儿最适宜的环境温度称为中性温度。当环境温度低于或高于中性温度时，宝宝机体可通过调节来增加产热或散热，维持正常体温。当环境温度的改变，在程度上超过了新生儿机体调节的能力，就会造成新生儿体温过低或过高。过低会出现新生儿硬肿症，而过高则会出现脱水热。环境温度过高时，新生儿通过增加皮肤水分蒸发而散热。

5.新生儿洗澡护理相关事宜

一是洗澡的方法：

在全裸洗澡时，宝宝身上不要使用浴皂，因为用浴皂后，婴儿身体比较滑，不易把握，容易打滑，倒在水里，发生危险。头部也不用每天使用浴皂，一周用一两次就可以了。

最好用手撩水给宝宝洗；用毛巾洗，不好掌握手劲，容易擦破宝宝皮肤。新生儿皮肤被擦破，感染的机会非常大。

洗澡水温与宝宝体温大致一样，即36摄氏度。使用温度计测量固然准确，但不提倡。爸爸妈妈应该学会用手感受水温，因为洗着洗着，水温下来了，手还没感觉，哪能想到再用温度计！一般用手背、手腕、肘窝试温比较好，妈妈皮肤细薄、敏感，试温效果更好。

浴盆周围放上毛巾，以免宝宝滑脱，碰到盆边磕伤。

把浴盆放在地上，爸爸妈妈蹲着给宝宝洗澡往往很累，不如放在高桌上，站着洗，会轻松些，也好掌握。但要注意，千万别把宝宝掉下来。

最初开始洗澡的时候，新生儿父母经验少，就不要放太多的水，能淹没小脚丫就可以了。等到有经验了，手法熟练了，再增高水位。把宝宝放到水里，一定要把握住宝宝的上臂和头部。出水时不要用毛巾擦干，而要用毛巾沾干。

给宝宝洗脸，不必担心会把水弄到宝宝眼睛里，因为宝宝会自动闭上眼睛，不让水流进眼睛，这是新生儿对自身的保护。新手妈妈大多用湿毛巾擦一擦，轻了擦不净奶渍，重了可能损伤稚嫩的皮肤，不该再这样做了。

注意别把水弄进宝宝耳朵里，耳朵不像眼睛，没有自身保护能力。

宝宝皮肤很薄嫩，不需要擦护肤水、护肤油等，更不能擦爽身粉。

洗完澡不要马上把宝宝抱到另一房间，应先打开洗澡间的门，让室内温度相接近，再抱出去。

洗澡后不要急着给宝宝穿衣服，先用浴巾裹着，迅速把头擦干，等全身彻底干了，再穿衣服，这样就不易受凉感冒了。

二是洗澡时的其他注意事项：

首先，擦洗脐带。宝宝脐带还没脱落，或脱落后没有长好，就不要把宝宝放到水中洗澡，只能擦洗，避免脐带进水；如果进水了，要用碘酒、酒精擦洗。

其次，安全考虑。胎儿是在水囊中生活的，所以新生儿天性喜欢水。考虑到安全性，还是暂时不要把新生儿完全放到浴盆中洗为好，一部分一部分地洗，比较容易把握。

再次，最佳洗澡时间。一是每天9时到10时之间，二是吃奶前一个小时到一个半小时，三是在觉醒状态洗澡。注意不要给吃奶后或睡眠中的宝宝洗澡。

第四，准备洗澡用具。浴盆、浴巾、擦脸毛巾、擦屁股毛巾、婴儿香皂。

最后要注意环境。不能有对流风，要关上门窗；在有太阳的地方洗最好，光线要好，不要在暗处。如果全裸洗，室温要达到24摄氏度以上；分部裸洗，室温要在20摄氏度以上。

6.新生儿的餐具

新生儿的餐具至少包括：不锈钢小奶锅一个；吃奶用的200毫升以上容量的奶瓶两个，喝水用的100毫升容量的奶瓶两个，最好都是玻璃的，如果买塑料的，一定不要有异味；仿真软硅胶奶嘴五个以上；专用小暖水瓶一个，每天更换新开水；配奶小勺两个。

新生儿餐具每天要用沸水消毒一次，不要使用消毒液或洗碗液。消完毒一定要烘干或擦干，不要带水放置。喝剩下的奶或水一定要弃掉，器皿洗净、消毒、烘干、擦干以备用，这是预防新生儿鹅口疮的有效方法。不要使用餐巾纸擦新生儿餐具，因为餐巾纸的卫生状况不确定。新生儿餐具要放在消毒柜里或罩在洁净盖布下，不要暴露在外，落入灰尘。

7.新生儿的喂养

一是母乳喂养的宝宝的"粮袋"保护。妈妈的乳房就是新生儿的粮袋，保护好妈妈的乳房，方法多多，意义重大。这里要补充说明的是，比如上次喂奶，先吃右侧后吃左侧，那么这次喂奶就要先吃左侧后吃右侧。每次都颠倒顺序，可使乳汁均匀分泌，两侧乳房对称，还可避免新生儿脸偏或牙槽骨不对称。

二是人工喂养的宝宝的"粮袋"保护。奶粉就是新生儿的粮袋。

关于人工喂养宝宝，这里提两点建议，一个是奶粉品牌的选择，二是喂养时需要注意的细节。

大多数爸爸妈妈只在乎品牌和质量，忽视了成分与宝宝是否相适应，这是个误区。

奶粉的品牌选定后不要轻易更换，以免婴儿不耐受，出现腹泻。许多爸爸妈妈看到宝宝不爱吃现在的奶粉，或宝宝大便不太好等等，就换了新奶粉。换奶粉的根据并不一定正确，换的奶粉也不一定合适，宝宝就跟着折腾了。不同品牌奶粉，营养成分配比不同，如果宝宝的铁耐受性差，吃含铁高的奶粉，就会出现腹泻、腹痛、哭闹；消化能力差的新生儿，吃脂肪含量高的奶粉，会出现消化不良；糖利用能力差的宝宝，吃含糖量高的奶粉，会出现腹泻等症状。

喂养时需要注意的细节有三点：

首先，奶水温度要适宜。简便有效的方法是滴几滴奶在手背或手腕上，不感到烫，又有热乎乎的感觉，就是比较适宜的奶温。过热的牛奶会损伤新生儿口腔食道黏膜；奶水过凉会导致其肠道不耐受，出现大便溏稀或腹胀，造成新生儿不安、哭闹。

其次要注意在喂养时奶瓶的角度要适宜。喂奶时，奶瓶一般与新生儿面部成45度角。如果角度不适宜，容易造成宝宝牙槽骨畸形，如"地包天"或

"天包地"。奶水要充满整个奶头，不要一半是奶，一半是空气，这样会使宝宝吸进过多空气，造成小儿腹胀、打嗝、溢乳、排气多。

最后要注意奶孔大小要适宜。奶乳过大会呛奶，过小吸吮会费力，造成吸吮肌疲劳。现在大多数奶嘴已经开好孔了，但不一定适合所有的宝宝。对吸吮力较弱的宝宝来说，可能奶孔偏小；对吸吮力很强但吞咽力稍差的宝宝来说，又可能奶孔偏大。购买时要注意选择适合宝宝的奶嘴，不妨多买几个，改成不同大小的奶孔，观察宝宝的反应。

8. 新生儿身体某些敏感器官的护理

一是眼部的护理。即使分娩过程未受感染，出生后，新生儿也可罹患结膜炎、泪囊炎。因此常规为新生儿滴上几天眼药水是必要的。医院一般会在出生宝宝袋中放入眼药水，妈妈可按说明，给宝宝滴眼药水。其方法是消毒棉棒与眼平行，轻轻横放在上眼睑接近眼睫毛处，平行上推眼皮，新生儿眼睑就可顺利扒开，向眼内滴一滴眼药水。

二是口腔的护理。新生儿口腔黏膜细嫩，血管丰富，唾液腺发育不足，唾液分泌少，黏膜较干燥，易受损伤，护理时动作一定要轻柔。新生儿易患鹅口疮。喝完奶后，最好让新生儿喝口水，以冲净口中残留奶液。如新生儿吃奶后入睡，难以喂水，每天早晚可用消毒棉棒沾水，轻轻在新生儿口腔中清理一下也是可以的。

三是鼻腔的护理。新生儿鼻内分泌物要及时清理，以免结痂。简便有效的方法是把消毒纱布一角，按顺时针方向捻成布捻，轻轻放入新生儿鼻腔内，再逆时针方向边捻动边向外拉，就可把鼻内分泌物带出，重复几次，不会损伤鼻黏膜。吸鼻器固然可以清理鼻内分泌物，但分泌物较少时，没有必要使用吸鼻器。

四是脐带的护理。脐带是细菌入侵的门户，如不精心护理，可能导致新生儿脐炎，严重者罹患败血症。新手爸妈要高度重视。脐带未脱落前，每天洗澡后，都要用碘酒、酒精消毒一次，不要涂抹龙胆紫。脐带上涂龙胆紫，表面是干燥的，可脐带里面却是湿润的，很容易导致化脓性脐炎而一时又不易被发现，贻误治疗。这是爸爸妈妈们要特别注意的。前面曾讲过，洗澡时要保护好脐带，放置尿布时也要保护好脐带。

五是皮肤的护理。新生儿皮肤稚嫩，角质层薄，皮下毛细血管丰富，局部防御机能差，任何轻微擦伤，都可能造成细菌侵入。新生儿接触新环境，容易患感染性皮肤疾病，严重者感染可扩散到全身，引起败血症。新生儿皮肤褶皱比较多，皮肤间相互摩擦，积汗潮湿，分泌物积聚，容易发生糜烂，在夏季或肥胖儿中更易发生皮肤糜烂。给新生儿洗澡，要注意褶皱处分泌物的清洗，清洗动作要轻柔，不要用毛巾擦洗。新生儿衣物，平整摆放，避免局部折痕造成新生儿血流不畅，皮肤坏死。

六是女婴的特殊护理要点：

首先是女婴阴道出血的护理要点。女胎儿在母体内受大量雌激素的刺激，生殖道细胞增生、充血。出生后，新生儿体内雌激素水平急剧下降，雌激素刺激中断，原来增殖、充血的细胞大量脱落，造成女婴有类似月经的血性分泌物排出。状况是在女婴出生一周左右，阴道可能流出少量血样黏液，可持续两周。这就是新生儿假月经，属于正常生理现象，不需做任何处理。给假月经女婴洗澡时注意不要用盆浴，要淋浴或用流动水清洗外阴。血性分泌物较多时要及时看医生，排除凝血功能障碍或出血性疾病的可能性。

其次是女婴白带的护理要点。母体雌激素、黄体酮通过胎盘，进入胎儿体内，使胎儿子宫腺体分泌物增加，出生后新生儿阴道黏液及角化上皮脱落，成为"白带"。新生儿女婴白带一般不需要处理，只要揩去分泌物就可以了。这种白带持续几天后，会自行消失。如果长时间不消失，或白带性质有改变，应及时看医生，排除阴道炎的可能。

阴唇粘连是指女婴小阴唇之间、大阴唇之间、大阴唇与小阴唇之间发生粘连。小阴唇粘连则形成假性阴道闭锁。造成阴唇粘连的原因是女婴外阴和阴道上皮薄，阴道的酸碱度较低，抗感染能力差，如果不注意局部卫生，会发生外阴炎。如果外阴炎并发溃疡，小阴唇表皮脱落，加上女婴外阴皮下脂肪丰富，使阴唇处于闭合状态，形成假性阴道闭锁。预防阴唇粘连的方法是保持外阴清洁；睡前清洗外阴；尿布要透气好；不要捆婴儿，尤其是夏季；患外阴炎要及时治疗；发现阴唇粘连，要及时处理，轻轻用手分开，然后涂上抗菌素软膏，不能分开就要及时看医生，必要时需手术剥离。

女婴乳头凹陷。女婴乳头凹陷是常见现象。民间习惯上给刚出生的女婴挤乳头，以防乳头凹陷，这是没有科学道理的。挤压新生儿乳房不但不会改变乳头凹陷，还会损伤乳腺管，引起乳腺炎，严重者引发败血症，危及婴儿生命。

9. 新生儿易患疾病的预防措施

如对新生儿护理不妥，宝宝身体毛病就会很多，妈妈也会很劳累，宝宝在未来的健康发展就要付出更大的努力了。因此，大人要做好新生儿各种常见病的预防。易患疾病包括腹泻、佝偻病、鼻塞、腹胀、打呼噜、顽固的耳后湿疹、臀红等，其预防措施详见本书相关内容，这里不做赘述。

10. 抓住时机训练宝宝

在给新生儿喂完奶后有一段比较长的觉醒时间，爸爸妈妈要抓住这个时机，给宝宝做做体操，和宝宝说说话，要竖着把宝宝抱起来，让他看看周围的世界。在训练宝宝的过程中，既开发了宝宝各项能力，也延长了觉醒的时间，对宝宝形成良好的睡眠习惯有极大作用。

比如上午洗澡完毕，喂奶，如果宝宝吃着睡着了，就把宝宝唤醒，和宝宝说话，做游戏。比如妈妈竖着抱宝宝，爸爸用一块红布蒙在脸上，再快速拿下来，并对着宝宝笑，然后妈妈玩红布，爸爸抱宝宝。宝宝一定会笑起来，时间就这样过去了。

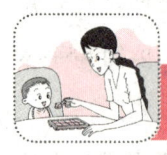
满月宝宝的身心发育

1.身体发育

一是身长。新生儿出生时身长一般在50厘米左右，正常足月男童身长平均约55厘米、女童身长平均约54厘米。

这个月宝宝身高增长也是比较快的，一个月可长3～4厘米。影响身高的因素很多，喂养、营养、疾病、环境、睡眠、运动等，但这个月宝宝身高增长不受遗传影响。身高测量和体重测量一样，要量得标准，开始最好请专业人员指导，避免自己测量造成误差。身高增长也存在着个体差异，但不像体重那样显著，差异比较小。如果身高增长明显落后于平均值，要及时看医生。

二是头围。正常足月新生儿的头围平均为34厘米左右，满月时平均增加2～3厘米，此时可达36～37厘米。

父母们很重视宝宝的智力发育，头围被父母看做是大脑发育的直接象征。头围大了，担心是否脑积水，影响智力发育；头围小了，担心阻碍大脑发育。头围以往仅被医生重视，现在也被父母重视了。这个月宝宝头围总的趋势呈增长势头如果比正常平均值差0.5厘米，甚至是0.3厘米，父母大可不必焦急，这是没有必要的。

三是胸围。正常足月新生儿的胸围比头围小1～2厘米，一般满月时胸围可达36厘米左右。

四是前囟。满月婴儿的前囟大小与新生儿期没有太大区别，对边连线是1.5～2.0厘米，每个宝宝前囟大小也存在着个体差异，如果不大于3.0厘米，不小于1.0厘米都是正常的。

宝宝的前囟被众多的父母所重视，尤其是老人，更加重视宝宝的前囟，认为那是宝宝的命门，不能触摸，触摸了，宝宝会变成哑巴。其实，触摸宝宝的前囟不会使宝宝变哑巴的。但前囟是没有颅骨的地方，一定要注意保护，无必要时，不要触摸宝宝的前囟，更不能用硬的东西磕碰前囟。宝宝的前囟会出现跳动，这是正常的，宝宝的前囟一般是与颅骨齐平的，过于隆起可能是有颅压增高，过于凹陷，可能是脱水。

五是体重。测试体重的具体方法有两个。一个是先按公式推算体重，即6个月内体重＝出生体重＋月龄×600克；7～12个月体重＝出生体重＋月龄×500克；2～7岁体重＝年龄×2＋8（千克）。

再一个就是实际测试体重的方法，即先让宝贝空腹，并且等宝宝排去大小便，否则容易与宝贝的净重体重出现误差。为了避免宝贝受凉，测试时可以连衣物和尿布等一同称重。不过，测试完后要减去衣物和尿布的重量，这样才能够得到宝贝的净重。在1岁之内要每个月测试一次宝贝的体重。如果有条件，最好把每次的测试结果记录在宝贝生长发育曲线上。通常通过曲线的走向便可以看出宝贝的体重增长趋势。如果曲线方向线上表明宝贝营养状况良好；如果曲线方向水平则需要父母要引起注意；如果曲线方向向下则表明宝宝身体异常，要赶快查出原因。

在测量宝宝体重时，要注意"认为误差"，如体重秤本身误差，宝宝穿衣多寡造成的误差，宝宝吃奶前后体重误差，吃多吃少的误差，排尿便前后体重的误差，不同季节导致的误差（如夏季宝宝体内水分蒸发快，体重轻，春秋冬季水分蒸发少，体重相对重）。经常会有这样的问题困扰着父母，认为宝宝体重增长不理想，照书上的标准少了半斤八两，不用说个体有差异，就是秤量本身也会有误差的。

要掌握正确的测量方法，避免造成误差，而带来烦恼，最好开始由医生来测量，父母观看，并对照正规测量方法，注意识别。如果认为医生测量方法不标准，数值不准确，那就提出来，重新测量。只有测量值可靠，进一步分析才有意义。

7.智力发育

一是视觉。满月婴儿的视力趋向于近视，可以把视力集中于15～30厘米远的物体上。粗的线条和粗体黑白图案会吸引他的注意。将一个可移动物体放在婴儿床上方，让宝宝跟着看。他已可以转着头看你，并同时发挥他的模仿的天分来模仿你的面部表情。

二是听觉。宝宝很熟悉你的声音，你的声音会令他变得安静或更兴奋。在你为宝宝哺乳或换尿布时，或是给他洗澡时，摇他时，应给宝宝唱歌或对宝宝说话。你的语言是和他最初的交流工具，宝宝会向您学习听和说。你还会发现婴儿喜欢听音乐，因此你可在白天和就寝时放些柔和的摇篮曲帮助他放松。

三是触觉。小宝宝对您的触摸有反应。利用哺乳、拥抱、摇晃的机会抚触，尤其是他哭闹时，能通过抚触让他知道您是在关心他。当宝宝开始辨认你的脸、你的声音和你的触摸时，他也在同时形成他的初始记忆库。在你还没来得及反应时，宝宝已不可思议地冲着你灿烂地笑了。

专家建议，在分析每项发育标准时，要综合全面，不要就一个问题钻牛角尖。现在大多是一对夫妇只生一个宝宝，父母文化水平较高，知识型父母越来越多，对下一代的智力投资也越来越大。这是好事，但不能矫枉过正，要科学对待。事实上，除了先天性疾病，健康的宝宝还是占绝大多数的，有病的宝宝毕竟是极少的。

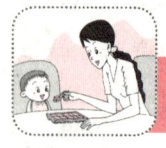 满月婴儿在不同季节护理要点

满月婴儿的春季护理：各地有所不同，在北方地区，初春时节还是不要把宝宝抱到户外的好，这么大的宝宝对自然界的适应能力还比较弱。春末夏初，气候变化小，冷空气少了，风也不那么大了，在天气晴朗的中午可以把

宝宝抱到户外待上20分钟左右，但要在宝宝醒的时候抱出去，不要让强烈的阳光直射到宝宝的眼睛。不要在阴天或风较大时抱宝宝到户外，尤其不要让宝宝迎着风。

在南方地区，初春气候就比较热了，风也相对小，南方的户外比室内更温暖，所以，南方的宝宝很小就在户外活动，时间也比较长。但是南方多阴雨天气，即使户外活动时间长，接受到的紫外线也比较少，也要补充维生素D。

在高原地区，紫外线照射比较强烈，要注意防护，过强的紫外线对小婴儿是有伤害的，如云南，西藏等地区。春季气候干燥，要保持室内湿度。适当给宝宝补充水分。可以每天喂白开水一两次。妈妈也要多喝些水，对乳汁分泌有利。

春季万物复苏，微生物开始繁殖增加，病毒细菌感染机会增多，加之气候多变、干燥，呼吸道黏膜功能下降，宝宝容易患呼吸道感染疾病，要注意预防，要注意与患病的儿童隔离。春季开窗时间延长，要避免对流风对宝宝直接吹袭。

春天气候转暖，大人都开始换装，这时最常见的是妈妈不敢给宝宝换装，常常遇到这种情况，妈妈穿着春天的服装，可宝宝不但仍然穿着冬季的服装，还裹着冬季的被子。换季不换装是妈妈在护理宝宝中常遇到的，尤其是从冷的季节到热的季节，妈妈总是不舍得给宝宝减衣服，从热的季节到冷的季节，妈妈就急着给宝宝加衣服，妈妈更喜欢"春捂秋不冻"。所以，不需告诉妈妈们不要冻着宝宝，需要的是告诉妈妈们不要热着宝宝，要及时给宝宝换装换铺盖。您感觉热了，宝宝就感觉热了，小婴儿比大人多一层单衣就可以了，到了会跑跳阶段的宝宝还要比大人少穿一层单衣呢。

满月婴儿夏季护理：一是预防皮肤糜烂。满月婴儿已经进入体重快速增长阶段，这个月的宝宝皮下脂肪开始增多，胖胖的，变得越发可爱。有的宝宝连脖子都看不到了，颈部、腋窝、大腿根（腹股沟）、臀部、肘窝、腘窝、耳后、大腿褶皱、胳膊褶皱等处在炎热的夏季很容易发生糜烂。北方人们常把这叫"淹着了",如"宝宝的屁股淹了","下巴淹了"。痱子是护理夏季小婴儿最需要注意的,可能昨天还好好的,今天就糜烂了。小婴儿皮肤非常薄嫩,天气热,有汗,这些地方都不透气,这么大的宝宝开始好动了,就会出现皮肤摩擦,很快就发生了糜烂。所以,夏季一定要设法暴露这些部位,要勤洗。

二是最好不用爽身粉或痱子粉。夏季出汗,爽身粉或痱子粉遇湿后,就会贴在婴儿皮肤上,刺激稚嫩的皮肤,皮肤受到刺激后会发生红肿,加速糜烂;干燥的粉才能起到润滑、减小摩擦的作用,湿粉不但不能起到这个作用,反而会增大摩擦,更易磨坏稚嫩的皮肤;有的宝宝本身就对爽身粉中的一些成分过敏,若再用就会加重对皮肤的刺激。所以,多用清水洗,这是预防皮肤糜烂最有效,副作用最小的方法。

三是睡眠护理。宝宝的睡眠环境要通风凉爽,不要给宝宝穿过多的衣服,盖过厚的被子,如果天气很热,只给宝宝穿一件小肚兜就可以,不要盖被子,宝宝睡着时可在身上搭一个小薄布单就可以。而且要两头都暴露着,仅搭在胸腹部就可以了。可以睡凉席,最好是草编的凉席,在凉席上铺一层棉质薄布单,最好是白色或浅色的,因为染料对宝宝皮肤有刺激作用。

不要让空调冷风口或电风扇直接对着宝宝,最好是把空调房设在其他房间,婴儿房间接得到空调的调节。无论天气多热,室内温度与室外环境温度之差要小于7摄氏度,如果室外温度不是很高,室内温度最低不要低于24摄氏度。即便使用空调,每天也要定时开窗换气。

四是宝宝要勤补水。夏季水分流失比较多,要注意补充水分,乳母要多喝水,宝宝也要适当补充水分,一天至少喂水两次。如果是人工喂养,就更应该补充水分,每天喂水至少4次。夏季气候炎热,宝宝奶量会有所下降,妈妈不要强迫宝宝吃。可适当补充一些新鲜橘子汁。人工喂养儿要注意奶瓶消毒,奶质量检测,严把病从口入关。一旦出现腹泻,要及时化验大便,如果有感染性腹泻,要在医生指导下治疗,注意口服补液盐的使用，严防脱水。

满月婴儿秋季护理：度过了炎热夏季的新生儿，迎来了凉爽的秋季，金秋时节，感觉到气压不再那么低，空气不再那么闷热，有一丝淡淡的凉意。妈妈爸爸肯定不会急着添加衣服和被褥，也不会急着关窗关门，不再用空调调节室内温度了。金秋时节是儿童患病率最低的季节，这时的儿科病房和儿科门诊就诊人数会锐减，几乎是冬季的八分之一，春季的五分之一，夏季的三分之一。这是粗略的统计，但也说明一个事实：金秋不但是好时节，也是宝宝们的好时候。

秋季护理满月婴儿需要注意的是：初秋天气刚凉，小婴儿对外界环境的适应能力和自身调节能力都比较差，要注意防止宝宝受凉，但不要过早添加衣物和被褥。初秋气温还不是很稳定，可能会有一段时间的燥热，如果过早添加了衣服，会使宝宝难以适应突如其来的冬季。

到了秋末，冬季就要来临，要注意预防小儿上呼吸道感染，如果这时感冒咳嗽，可能会转成慢性咳嗽，冬季难以护理，如果在这时感冒了，要积极治疗。

秋末是婴幼儿罹患轮状病毒肠炎的高发季节，要注意预防，不要到人多的地方。一旦发现宝宝腹泻，不要认为是一般的腹泻，自行吃些止泻药。秋季腹泻是普遍和很严重的症状，一定要及时找医生，请医生对症开具治疗轮状病毒肠炎的处方药。注意电解质和水的补充，口服补液盐的使用是很关键的。

满月婴儿冬季护理：这个季节是呼吸道感染的高发季节，尤其要预防小儿肺炎。一两个月的小婴儿一旦患肺炎，多数是喘憋性肺炎，虽然发病率并不高，但当宝宝患上了，就是百分之百的发病率。得病的原因就是室温过高。

护理冬季的宝宝，关键的还不是单纯的受凉，妈妈爸爸不会让自己的宝宝冻着，得病的关键是把宝宝热着了。因为在冬季里，大多数父母都是门窗紧闭，室内的温度要高出室外温度几十度，温差很大。由于温度过高，致使室内湿度过小,空气不流通,这些问题都是导致小儿呼吸道黏膜抵抗能力下降的因素。宝宝住的房间和其他房间的温度差异也往往很大,这就使得宝宝间接受凉的机会增加。大人总是要开门进出的,前厅的冷气会随着开门进入宝宝房间;而这时宝宝由于室内温度高,周身的毛孔都处于开放状态,遇到冷气,毛孔不会像成人那样迅速收缩阻挡冷风的侵袭,一两个月的宝宝调节能力还比较差,对外界的变化不能作出相应的反应,缺乏保护能力。又由于室内空气不新鲜,空气干燥,气管黏膜干燥,清理病毒细菌的能力下降,过多的病毒细菌就会乘虚而入。因此,冬季宝宝患病最主要的不是受凉,新手妈妈爸爸不要只怕宝宝受凉,而忽视了受热。

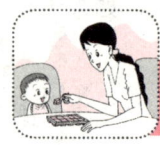

2~3月宝宝的发育和季节护理

1.身体发育

一是身高。满两个月的宝宝身高可达57厘米左右,到了两个月末,身高可达60厘米。测量身高时,应该采取仰卧位测量,测量起来并不像想象的那么容易。这时的宝宝,对外界刺激比较敏感了,即使是睡着了,你试图把宝宝摆直去测量身高,可能会醒过来,或很快就把腿蜷回去,醒着时候就更不好测量了。因此,测得的数据往往不是很准确,妈妈就不要为宝宝身高与标准相差一点而焦急了。但要知道,生长是个连续的动态过程,宝宝身高有一定的范围,标准身高只是平均值,确定是矮小或高大,要让医生据身高曲线图来鉴别。

二是体重。这个月宝宝的体重可增加0.9~1.25千克,平均体重可增加1千克。这个月应该是婴儿体重增长比较迅速的一个月。平均每天可增长40克,一周可增长250克左右。但在体重增长方面,并不是所有的宝宝都是有规律渐进性增长,有的呈跳跃性。大多数父母看到宝宝吃奶不太好,体重增长不理想，想到最多的是宝宝消化功能不良，喜欢给宝宝吃各种消化药，这并不科学。

三是头围。月龄越小头围增长速度越快，这个月婴儿头围可增长约1.9厘米。头围的增长也有生长曲线图，就是说婴儿头围的增长也是有规律的，取逐渐递增的上升曲线。和身高、体重一样，头围的增长也存在着个体差异。到了多大月龄头围应该达到什么值，其值是平均的，并不能完全代替所有的宝宝。头围增长过快，要考虑脑积水或佝偻病的可能，头围增长过慢要注意婴儿智能发育，是否有小头畸形或狭颅症发生的可能性等。再次强调测量头围方法的准确性。

四是前囟。这个时期宝宝的前囟和一个月的婴儿没有多大变化，不会明显缩小，也不会增大，前囟是平坦的，张力不高，可以看到和心跳频率一样的搏动，这是正常的。父母对宝宝囟门有一种神秘感，就使得囟门问题多了起来，而实际上婴儿很少有囟门的问题。囟门大小也有个体差异，有的宝宝囟门很小，长宽各1厘米，而有的囟门就比较大，可达3厘米。不能单凭囟门大小判断宝宝就有什么病，如囟门大就是脑积水，佝偻病，囟门小就是小头畸形等。当宝宝腹泻脱水时，前囟可凹陷，当宝宝发热时，前囟可饱满。囟门处没有颅骨，要注意保护。

2.不同季节宝宝护理要点

在春暖花开的季节，没有风沙，天气晴朗，就可以把两到三个月的宝宝抱到户外活动了。如果是早春，气温不稳定，要根据气温变化决定是否把宝宝抱出户外。如果风不大，不下雨，就可以把宝宝抱出去。在北方，如果室内还没有停止供暖，最好不要把宝宝抱出去，等到停止供暖后再抱宝宝出去。

在高温夏季，衣着单薄，汗腺敞开，当进入低温环境中时，皮肤血管收缩，汗腺孔闭合，交感神经兴奋，内脏血管收缩，胃肠运动减弱，寒冷刺激影响妈妈卵巢功能，易造成月经失调；小儿则易出现鼻塞，咽喉痛等症状。另外，空调环境往往是门窗紧闭，室内空气不新鲜，氧气稀薄，特别是在空间比较狭小的地方。

怎样避免两到三个月宝宝患"空调病",这里有些建议给你:

缩小室内外温差。在一般情况下,在气温较高时,可将温差调到6~7摄氏度,气温不太高时,可将温差调至3~5摄氏度。

定时通风。每4~6小时关闭一次空调,打开门窗,令空气流通10~20分钟。

避免冷风直吹,特别是床等不宜放在空调机的风口处。

在空调环境中,可给宝宝略增加衣物或用毛巾被盖住腹部和膝关节,因腹部和膝关节最易受冷刺激。长期在空调环境中,应定时活动身体。还有,不要在空调车内睡觉,因车内空间狭小,易出现缺氧,造成窒息。

每日应给宝宝洗温水澡,并揉搓宝宝全身。

两个多月的宝宝经历了春夏两个季节,又要经历凉爽的秋天了。在这个季节,宝宝的食欲增加,睡眠安稳了,不再烦躁,身上的痱子也消失了,尿布疹没有了,皮肤褶皱不再淹着了。但是,妈妈爸爸可不要忙着关窗户关门,给宝宝加衣服被褥,还不让宝宝到户外活动。如果刚刚见凉,就把宝宝捂起来,不敢到户外,宝宝的呼吸道对寒冷耐受性就会变得非常差。寒冷来临,即使足不出户,也容易患呼吸道感染。

秋季是宝宝最不易患病的季节,要利用这个季节提高宝宝体质。父母要有意锻炼宝宝的耐寒能力,增强其呼吸道抵抗力,使宝宝安全度过肺炎高发的冬季。继续户外活动,使宝宝接受更多的阳光照射,可有效预防佝偻病,要比药物补充好得多。秋末要注意预防秋季腹泻。

宝宝进入冬季了。这时,北方地区寒冷的冬季几乎长达五六个月之久,如果刚刚入冬就不敢到室外活动,穿得很多,盖得很厚,对环境的适应力和对疾病的抵抗力就会降低。穿得多,不利于宝宝四肢活动,阻碍运动能力的发展。进入冬季,要保持室内湿度和温度,室内温度不要太高,保持在18摄氏度左右。如果与室外温度差过大,当宝宝到户外时,呼吸道就不能抵御冷空气的刺激。温度过高,就不容易保持适宜的湿度。在冬季,应该按时给宝宝洗澡,有条件的家庭最好每天给宝宝洗澡。

另外需要注意:满两个月的宝宝要服小儿麻痹糖丸。

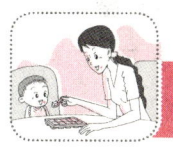 ## 解决2~3月宝宝的护理疑难问题

1.衣物、被褥、床、玩具

这个月的婴儿继续使用以前的被褥、衣物和床,不需要更换。

这个月的宝宝有时可能会翻身,所以宝宝周围不要放置物品,尤其是塑料薄膜,这易会使婴儿发生窒息。

应该开始使用婴儿枕头,不枕枕头会使婴儿感到不舒适。

特别提示:两种婴儿枕头不能买!第一,不要使用太软的,因为这么大的宝宝已经会转头,如果把头侧过来,枕头太软,就会堵塞宝宝口鼻,这是危险的。也不再适合使用带凹的马鞍型枕。这么大的宝宝不但会转头,还有溢乳的宝宝,虽然溢乳次数减少,但吐奶量可能会增大,如果是带凹的枕头,吐出去的奶可能会堵塞宝宝的口鼻。

宝宝已经能够握住带把的玩具,并在面前晃动,可能会打到脸上,要注意玩具的质地和硬度。宝宝可能会把玩具放到嘴里,要注意玩具的清洁。

2.两三个月宝宝的尿便管理

母乳喂养的宝宝,一天大便五六次是正常的;牛乳喂养,大便次数相对少,一天一两次,甚至隔天一次。但也有例外,有便秘家族史的宝宝,即使是母乳喂养,大便次数也比较少;牛乳喂养的宝宝甚至一周大便两三次。对于这样的宝宝,应该早加鲜果汁,选择多种果汁,如葡萄汁、西瓜汁、梨汁等,这些鲜果汁有利于排便。

尿的次数与每次尿泡大小有关:母乳喂养时,如果妈妈喜欢喝水,可以不额外给宝宝喂水,夏季皮肤蒸发水分多,可适当每天喂水一两次,每次

20～30毫升；牛乳喂养儿，每天喝水80～100毫升，但是这么大的宝宝对味道有了要求，不喜欢喝无味的白开水，尽量不给宝宝喝白糖水，如果实在不喝白开水，可以喝淡些的鲜果汁。

这么大的宝宝每天尿六七次或十余次都是正常的，有的宝宝一整夜都不小便，妈妈也不要担心。看看白天小便情况，白天尿多，次数也不少，就没有关系的。夏季小便可能会减少，因为水分都通过皮肤蒸发掉了。

3.尝试在洗浴间洗澡

两三个月的宝宝脊椎硬朗多了，洗澡不再很困难了。给这么大的宝宝洗澡最好到洗浴间去，不要在宝宝床边洗了，在床边用小浴盆洗澡，操作起来比较费劲，也不容易保证环境温度。洗澡过程最好是妈妈爸爸共同完成，这样不但可减少洗澡的危险，还可以增加洗澡的乐趣，成为父母和宝宝的亲子活动，而不是一项任务，一种负担。

在洗浴间洗澡需要注意的是：

洗澡前要准备好一切该准备的事项和用品，包括浴室温度、浴缸清洁、婴儿浴盆、洗发液、婴儿皂、浴巾、毛巾（一块干毛巾、一块洗澡用的湿毛巾）、小布帽、水温计（有经验的妈妈用手也能调节合适的水温）。

洗澡时间不要太长，即使宝宝很高兴，也不要超过15分钟。没有必要每天都使用洗发液和婴儿皂，一周使用一次就可以了。

水温最好在33～35摄氏度，如果用手试温，最好用手背或手腕前臂，这两个部位比较敏感，感到温暖、不烫就可以了。

水深，坐时到宝宝耻骨水平（刚好没过生殖器），躺时（一定不能把头放下，头要枕在妈妈的上臂上）刚好露着肚脐。

洗头时不要把水、洗发液或婴儿皂弄到宝宝耳朵里或眼睛里。

女婴洗完后要用流动水冲一下小便处。

洗完后马上用浴巾包裹好，戴上小布帽，抱出浴室，和宝宝玩一会，待到皮肤干后再给宝宝穿衣服，吃奶。

4. 睡眠护理

这么大的宝宝睡眠问题不多，睡眠时间明显减少，会醒了玩一会，上午可以连续醒一两个小时，如果养成洗澡、做操、户外活动的习惯，宝宝睡眠就很有规律了。上午醒的时间长，后半夜可以睡一个整觉了。

每次醒后不再马上哭闹，在等待妈妈喂奶时，可以玩一会，对着妈妈笑，呀呀出声，肢体活动多。睡眠时间延长，一觉可以睡四五个小时，吃奶后可以不入睡，吃饱了会满意地对着妈妈笑，这时可能会溢出一口奶，不要紧，那是把食道中的奶溢出来了，不必再给宝宝吃。

最好让宝宝自然入睡，这可以养成宝宝自然入睡的好习惯，以免以后出现睡眠问题。即使出现了一些睡眠问题，父母也不要着急，着急的结果会使宝宝睡眠问题更加严重。宝宝哪一天睡得少了，哪一天晚上不好好睡了，睡醒后哭闹了等都是正常的，如果父母过于干预、着急、焦虑，会使宝宝产生不良反应，还会产生对父母的依赖。对于宝宝偶然出现的睡眠问题要进行冷处理，让宝宝有自己调节的空间。

5. 多进行户外活动

户外活动不但可使宝宝呼吸新鲜空气，增强呼吸道的防御能力，进行空气浴，最主要的还可以让宝宝接触大自然中的景物，刺激宝宝的视觉、听觉、嗅觉能力，锻炼宝宝的体能。能够每天接受阳光照射和新鲜空气是非常必要的，除了寒风凛凛的冬季，最好每天都应该带宝宝到户外活动，一天至少要保持20分钟的户外活动。

在户外活动中，把宝宝抱起来，可锻炼宝宝的颈部、背部、胸部、腹部肌肉，就会为宝宝的坐和站立做准备。竖立着抱起宝宝，宝宝视野增大，会感受到周围变化的事物，如走动的人，奔驰的汽车，在风中摇动的花草树木等，这些对宝宝都是新奇的，会不断刺激宝宝的视觉神经和大脑联系，对宝宝的智能开发是很有益处的。

户外活动时要注意安全，遇到有人带宠物时，要远离宠物，别人家的宠物对你的宝宝不熟悉，可能会有攻击行为。

最好不要把宝宝带到马路旁，过往的汽车释放出的尾气含较高的铅，如果把宝宝放到小推车里，距离地面不到一米，正是废气浓度最高的地带，宝宝成了吸尘器，这对宝宝危害是很大的，与其这样，还不如让宝宝待在家里。

要把宝宝带到花园、居民区活动场所等环境好的地方。要注意避免户外的蚊虫叮咬。在树下玩时要注意树上的虫子，可能会掉到宝宝身上，树上鸟粪、虫粪也可能会掉到宝宝头或脸上。

户外活动易出现的问题，往往是因为父母忽视照管宝宝而发生问题甚至意外。原因是几个看宝宝的妈妈碰到一起，交换喂养心得，说得热烈，就忘记了身边的宝宝。

6.找一个合适的保姆看宝宝

现在全职妈妈越来越少，不由奶奶外婆带宝宝的也不少，依靠保姆看宝宝的家庭越来越多。如果妈妈要上班，必须找保姆看管宝宝，那就要提前找。最好找做了妈妈，年龄在45岁以下，高中以上文化，城市人，有过职业生涯的，有幸福家庭的，这样的保姆虽然不能做全职保姆，但要比全职的小保姆好得多。这样的保姆知道如何看管宝宝，发生危险事情的几率要小得多，会让你更安心工作。

如果你的薪水刚好够雇佣保姆的，就不如在家里看宝宝，等到宝宝能够上托儿所时再上班，这也是不错的选择。现在也有那种看管很小婴儿的托儿所了。要调查好托儿所的质量，半岁以下的宝宝，需要一个人看管一个宝宝，如果一个保育员，看管几个宝宝，护理质量就会大打折扣。还要考虑护送问题，这么大的宝宝是不可以全托的，小婴儿应该每天得到父母的爱抚。如果每天都接送，在寒冷的冬季是很麻烦的，家里和托儿所的室温差异也会使宝宝不适应。所以，最好是把保姆请到家里。

假如用低素质的保姆来照看宝宝，不论从文化素质、生活经验、卫生、安全的角度来说，都是对宝宝不负责的。

7. 防止意外伤

这个月的宝宝，由于还不会爬，翻身也不是很好，妈妈不必担心宝宝会从床上摔下来，当宝宝睡着后会抽空干些家务，保姆也会偷闲休息一会儿。可是，不知道哪一天，宝宝会翻身了，而且翻得很快，或在睡眠中踢被子，身体会移动到了床边，稍微一翻身，就可能会掉下去。这就是意外，如果知道了宝宝会翻身或会爬，家人会格外小心的，反而不容易发生这样的意外，这个月是最容易发生这种意外的，父母一定要加以注意。如果是保姆看管宝宝，一定要再三嘱咐，千万不要远离宝宝，时刻要想到宝宝会翻到床下去。

一旦掉到床下，虽然发生危险的几率不是很大，但因为宝宝头大，摔掉地下时，总是头部着地。父母就会担心摔坏宝宝的脑袋，有的就会让宝宝拍头颅CT，这对宝宝是不公平的。这么小就让头部接受X线照射，对宝宝并没有什么好处。

带宝宝乘车时也要注意，妈妈要始终保护宝宝的头部，紧急刹车时，会引起很大的冲击力，使宝宝的头部或脊髓受到伤害。乘坐私家车，一定要用优质的专用座椅固定宝宝。未满12岁以前，绝对不允许宝宝自己或抱着宝宝坐在副驾驶的座位上。

宝宝吐奶可能会堵塞呼吸道，如果没有及时发现，会引起宝宝窒息，这一点不容忽视。可以蒙住宝宝鼻口的东西不要放在宝宝身边，宝宝已经会用手抓东西，如果把一块塑料布抓起，放在了脸上，就有可能堵塞宝宝的口鼻，引起窒息。

意外事故没有先兆！这些琐碎的问题妈妈看了，也许会不以为然，也许一千个宝宝里也不会有这种事情发生，在你周围从来就没有过这样的事情，但是一旦发生了，也许偏偏就会降临在你身上。所有的不该发生的问题在医院中都可以看到，这就是为什么医生总是不厌其烦地嘱咐父母要注意意外事故的发生。意外，就是意料之外的事情，如果父母能够预料到了，就不会发生意外了。

8. 预防宝宝太胖

有的宝宝胃口大，吃奶急，也不吐奶，体重增长快，喂养这样的宝宝妈妈爸爸是最高兴的了。妈妈爸爸看着宝宝觉得他每天都在胖，抱着一天比一天压胳膊。如果宝宝体重增长过快，每天超过45克，一周超过300克，就必须采取节食措施了。

人工喂养的宝宝可以把牛奶冲稍稀些，或吃奶前喂20毫升水；母乳喂养的，如果每次吃两侧的乳房，可以这样喂奶，即这一次先吃右侧一半，就换过来，让宝宝吃左侧的，吃空，下一次就吃左侧的一半，然后换过来吃右侧的，吃空。这样就减少了后奶的摄入，后奶含脂肪较多，适当减少脂肪的摄入，可以使过胖的宝宝体重增长速度减慢些。

在所有类型肥胖中，源于婴儿期的肥胖几乎没有治疗效果。到了学龄期，小胖子很多，而这些小胖子不是一天就变成小胖子的，大多起源于婴幼儿期。然而，婴幼儿期宝宝的妈妈的问题诸如宝宝吃奶不好啦，厌食啦，吐奶啦，不爱长啦，和周围的胖宝宝做比较，非常羡慕那些小胖孩。

婴儿的父母很少有看到自己宝宝胖的，都是看别人家的宝宝胖，千方百计喂宝宝。结果不是把宝宝喂得过胖，就是把宝宝弄得厌食。父母在喂养中一定要注意这一点，要客观地评价宝宝的吃奶情况，了解宝宝在体重增长方面的特点和个体差异。

9. 男婴和女婴生殖系统的不同保护措施

男婴的生殖系统问题可能会出现鞘膜积液，包皮过长，包皮藏匿污垢，引起龟头炎症。男婴鞘膜积液在1岁前有自行吸收的可能，所以，如果不是很严重，不必治疗。在给男婴洗臀部时，首先要清洗包皮处，轻轻把包皮向上翻起，暴露龟头，用清水涮一涮，把积存在包皮内的尿酸盐结晶清理干净。

女婴的尿道与阴道口紧密相邻，又都是开放的，如果不注意卫生，容易患尿道口炎和阴道炎。清洗女婴尿道口和臀部时一定要用流动水，从上向下冲洗，这是预防尿道和阴道炎的关键。给女婴擦肛门时，一定要从前向后擦，千万不能从后向前擦，否则容易使肛门口的大肠杆菌污染尿道和阴道口而引起发炎。这是护理女婴生殖系统的关键。

10. 尽可能避免宝宝吸吮手指

这个月的宝宝会把小手或大拇指伸到嘴里吸吮，妈妈因怕宝宝养成吸手指的癖好，就加以纠正，这是不对的。这么大的宝宝吸吮手指是一种运动能力，宝宝能够把手准确地放到嘴里吸吮，是个很了不起的进步。吸手指也不是饿了，因此不必抱过来喂奶。如果半岁以后还不断吸吮手指，要稍加引导，但也不是把宝宝的手拿掉，而是要把玩具放到宝宝手中，或握着宝宝的手和宝宝谈话，转移其注意力。

11. 防止宝宝踢被子

爱活动的宝宝开始学会踢被子了，而且踢得很有技巧，能够把盖在身上的被子毫不费力的一脚蹬开，露出四肢，非常高兴地舞动肢体。妈妈认为宝宝是热了，换上一个薄被，照样踢开，妈妈简直盖不过来。这是宝宝在长力量，就是要和妈妈比试比试，看你盖得快，还是我踢得快。不用担心，这是宝宝在发育过程中出现的正常现象。如果怕宝宝受凉，妈妈别把被子盖到宝宝的脚上，让脚露在外面，当宝宝把脚举起来时，被子在宝宝的身上，就不能把被子踢下去了，又不会影响宝宝肢体运动。

12. 训练宝宝吃奶时要专注

这个月的宝宝视、听和运动能力有了进一步提高，对外界的反应能力进一步增强，变得警觉起来了，在吃奶时，如果有意外的声响、走动的人影等，都会转移宝宝吃奶的注意力，他会突然停止吃奶，或把奶头吐出来回过头去寻找声源或人影。妈妈不要误认为宝宝食欲有问题。

13. 宝宝不饿也哭着要奶吃

母乳喂养的宝宝，开始对母亲有依恋情绪。喜欢妈妈抱着他吃奶。不要怕把宝宝惯坏了，这是宝宝情感发育中不可缺少的，妈妈至少每天要抱宝宝两个小时，才能满足宝宝对妈妈爱抚的需要。不要仅仅是吃奶才抱宝宝，这就会使得宝宝不饿也要奶吃，因为吃奶可以满足他对妈妈爱抚的需要。

14. 宝宝的睡眠习惯原因在父母

刚刚出生两三个月的宝宝在给全家人带来无尽欢乐的同时，也给爸爸妈妈带来了烦恼。其中的睡眠问题尤为引人关注，诸如婴儿睡眠不分昼夜；婴儿常常醒来，饿了，尿了，不舒服了，睡够了，要光亮了等都会醒来；小宝宝极少一夜睡到天明；小宝宝不可能很安稳地睡觉，会常常出现面部表情的变化，身体四处扭动，脸憋得通红，还不时发出些声音等等。几乎在所有育儿书上都有比较详细的阐述，虽然在说法上各有不同，但大多数学者认为，在某种程度上可以说不是宝宝的问题，而是父母的问题。良好的睡眠习惯是需要父母帮助宝宝建立的。如果父母不能很好地理解宝宝，就会把正常现象当异常，把宝宝正常反应当异样。父母对宝宝的回应会直接影响宝宝的行为。

关于宝宝睡眠问题，难以做出简单的答复和指令性的要求，每个宝宝都不一样，生活在宝宝身边的父母会更多地知道宝宝需要什么，怎么能让宝宝入睡。宝宝需要睡多长时间，只有他自己知道，父母应该给宝宝应有的自由，不要总是试图控制宝宝，那不是对宝宝的疼爱，有时反而会耽误了宝宝。

如果宝宝困倦了，会自然入睡的。如果宝宝醒了，就和宝宝说说话，做一些小游戏。如果父母坚信宝宝必须抱着睡才能睡眠，父母就会整日抱着宝宝睡觉，有妈妈抱着睡当然比自己躺在床上睡舒服，宝宝不会拒绝妈妈抱着他睡，慢慢宝宝就习惯父母抱着睡了，那样父母就会很累。要逐步改变过来。有的宝宝一开始是抱着能哄睡，慢慢也不行了，就开始边抱边摇着能哄睡，过一段时间，这一招又不灵了，开始站起来在室内来回走动，甚至有父母得站在席梦思床上悠着宝宝，宝宝还不断打挺哭闹。这是爸爸妈妈不断"培养"的结果。

15. 宝宝开始耍脾气了

这么大的宝宝开始会耍脾气了，这不奇怪。宝宝会突然无缘无故地哭闹，怎么哄也哄不好，给奶不吃，放下不行，就像有针扎似的，抱着也不行，使劲打挺，妈妈几乎抱不住，什么办法也不好使了。其实，这时最好的方法是换一换人哄宝宝，最好让爸爸抱一抱宝宝，宝宝会变安静，如果爸爸不在家，就带宝宝到外面去换一换环境。

16.宝宝身体的奇怪声响

有的小宝宝时而从身体里发出奇怪的声响。都有哪些声响，又是为什么呢？

一是关节弹声响。小婴儿韧带较薄弱，关节窝浅。关节周围韧带松弛，骨质软，长骨端部有软骨板，主关节做屈伸活动时可出现弹响声。随着年龄增大，韧带变得结实了，肌肉也发达了，这种关节弹响声就消失了，有的成年人，若关节活动不正常仍可出现弹响声，有的挤压指关节时可出现清脆的弹响声，如无特殊症状，属正常现象。若膝关节伸屈有响声，伴有膝部疼痛，应排除先天盘状半月板，若髋关节出现关节弹响声，应排除先天髋关节脱位。

二是胃叫声。胃是空腔脏器，当内容物排空以后，胃部就开始收缩，这是一种比较剧烈的收缩，起自贲门，向幽门方向蠕动。我们都知道，不论什么时候，胃中总存在一定量的液体和气体，液体一般是胃黏膜分泌出来的消化液。气体是在进食时随着食物吞咽下去的，胃中的这些液体和气体，在胃壁剧烈收缩的情况下，就会被挤捏揉压，东跑西窜，发出唧唧咕咕的叫声，所以小儿腹中出现叫声可能是饥饿的信号，但在胃胀气、消化不良时也可出现这种声音。

三是肠鸣声。肠管和胃一样，都属空腔脏器，肠管在蠕动时，肠管内的气体和液体被挤压，肠间隙之间腹腔液与气体之间揉擦也可出现咕噜声，叫肠鸣音，一般情况下需要听诊器听诊方能听到。声响大时，裸耳即可听见。腹胀时或患肠炎，肠功能紊乱时可听到较明显、频繁的响声。

四是疝。人体内的脏器或者组织本来都有固定的位置，如果它离开了原来的位置，通过人体正常或不正常的薄弱点或缺损、间隙进入另一部位即形成疝。常见的有腹股沟斜疝、股疝、脐疝等，多是肠管疝入"疝囊"内，当令其复位时可出现响声。小儿脐疝，特别是婴儿脐疝，当挤压"疝"时可发出"咯叽"的响声。还有罕见的横膈疝，食管裂孔疝，即腹腔中的空腔脏器疝入胸腔，在肺部听到肠鸣音或胃蠕动声。疝是病症，应及时治疗。

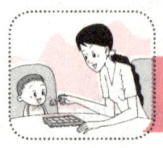

3～4月宝宝的发育和季节护理

1.身体发育

一是身高。这个月宝宝身高增长速度与前三个月相比，开始减慢，一个月增长约2.0厘米。但与1岁以后相比还是很快的。有些宝宝先长，有些宝宝后长，只要没有疾病，就不要为宝宝一时的身高不理想而担心。身高的增长是连续动态的，一次或一个月静态的测量值，并不能说明宝宝偏离了正常生长曲线。

二是体重。这个月的宝宝体重可以增加0.9～1.25千克。如果体重严重偏离同龄正常儿生长发育曲线，就要寻找原因。除了疾病所致，大多还是喂养或护理不当造成的。

三是头围。这个月婴儿头围可增长1.4厘米，婴儿期定时测量头围可以及时发现头围过大或过小。可以利用婴儿头围生长曲线图来检测婴儿的头围增长情况。必要时请医生检查。

四是前囟。这么大的婴儿后囟门早已闭合，前囟门对边连线可以在1.0～2.5厘米不等，但如果前囟门对边连线大于3.0厘米，或小于0.5厘米，应该请医生检查是否有异常情况。前囟门过大可见于脑积水，佝偻病；前囟门过小可见于狭颅症、小头畸形、石骨症等。

囟门大些父母就认为是佝偻病，盲目补充钙剂，这也是要避免的。婴儿发热时，囟门可以膨隆，饱满，有时会误诊为颅脑疾病，要注意鉴别。囟门的检查多要靠医生，有的医生在测量囟门时，没有考虑到有的婴儿囟门呈假性闭合（膜性闭合），就是说从外观上看囟门像是闭合了，实际上那是因为头皮张力比较大，但颅骨缝仍然没有闭合。

2.季节护理

在春光明媚的好时节，爸爸妈妈就要抓住这一有利时机，多带三个月以后的宝宝到户外接触大自然。一天可以带宝宝出去两次，一次活动一个小时左右。但什么时候进行户外空气浴，还要根据宝宝睡眠和吃奶习惯灵活掌握，一定要在宝宝高兴，精神状态好的时候去进行户外活动。这么大的宝宝到户外不单纯是为了晒太阳、呼吸新鲜空气、增强体质，还要运动。因此不要把宝宝就放在婴儿车里，或抱在怀里，只顾大人说话，没有帮助宝宝运动。如果太阳光比较强烈，可以给宝宝戴一顶带檐的小布帽，遮挡阳光对眼睛的照射。

宝宝已经具备了相当的视觉能力，要告诉宝宝，这是红花，这是绿叶，让小手触摸一下，使宝宝感知一下，让看到的、摸到的、闻到的，经过大脑进行整合，立体感受自然界中的事物。宝宝嘴里发出声时，要积极和宝宝交流，这会刺激宝宝发音的积极性，使宝宝发更多的声音。慢慢的，宝宝会把听到的声音记忆下来，并和看到的联系起来，当再看到时，会想起它的发音，这就是语言学习的开始。

北方春季气候比较干燥，要多给宝宝喝水。有的宝宝到了春季，面部皮肤可能会变得有些粗糙，湿疹会加重，这不要紧，随着夏季的到来，会很快好的。母乳喂养的妈妈在这个季节要少吃辛辣腥膻食品，减少宝宝皮肤过敏反应。

初春的气候不是很稳定，要注意随时加减衣物。有扬沙天气时，不要带宝宝到户外。空气中的悬浮物会刺激宝宝的呼吸道。大风天气不要带宝宝到户外，不要让宝宝挨雨浇。春季的雨水浇在头上还是比较凉的，会使宝宝感冒，以后再遇到雨淋就会频繁引发感冒。

三四个月的宝宝汗腺已经开始发育，在夏季，会因为气温高而出汗，这是释放热量的有效方式。如果出汗过多，皮肤蒸发水分过多，没有及时补充的话，会出现脱水热。出现脱水热时，体温升高，尿量减少，烦躁不安，妈妈往往认为宝宝感冒了，就给宝宝吃感冒药，而感冒药又多具有发汗作用，这就更会加重宝宝脱水，使体温更高。因此，夏季不要轻易给宝宝吃感冒药，首先要补充水分，使宝宝的尿量增加，体温就会逐渐下降。

当宝宝出现脱水热时，不能马上降低室内温度，这会使宝宝在受热的基础上外感风寒，就是人们常说的热伤风。热伤风是感冒中比较难治的一种。应该先通过补充水分把体温降下来，给宝宝洗个温水澡，室内温度降到28摄氏度左右，与室外的温差不要太大，最好不要超过7摄氏度。

夏季护理需要注意的是，坚持夏季每天洗澡三次，很有必要；夏季要注意防蚊虫，蚊子叮咬会传播乙脑病毒，苍蝇落在婴儿脸上、手上，沾在手上的病菌会通过婴儿吸吮手指进入婴儿消化道，引起肠炎；注意婴儿餐具清洁，把住病从口入关；不妨试一试带宝宝游泳，但时间要短；户外活动时，不要在阳光直射下，要选择在树阴下，不要在高大建筑物旁避光，以免婴儿受到卷流风吹袭；播放舒缓轻盈的音乐，缓解宝宝的焦躁不安。

在秋季，不要急于给宝宝添加衣服，继续保持每天2小时以上的户外活动，不要急于关窗关门，减小室内外温度差。即使天气凉了下来，也要坚持户外活动，增强婴儿耐寒能力，增强呼吸道抵抗病毒侵袭能力，为婴儿度过寒冷的冬季做准备。过早把婴儿闷在家里，过早给宝宝穿得很厚，盖得很多，都会增加婴儿冬季呼吸道感染的几率。

秋季护理重点是做好秋季腹泻的预防。婴儿一旦发生秋季腹泻，要及时看医生，学习和熟练掌握口服补液盐的使用方法，可以使宝宝免受静脉注射之苦。

北方的冬季寒冷，室内外温差可达30摄氏度，如果把宝宝从温暖的室内抱到寒冷的室外，婴儿是很难适应的。尽管给宝宝穿得很暖和，但其呼吸道对这种温差的适应能力是有限的。应该每天在室外温度最高，阳光最充足的时候抱宝宝出去，室内温度保持在18~22摄氏度，不要让室内温度过高。

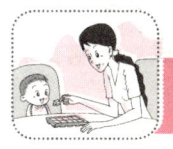 妥善解决3~4月宝宝的护理常见问题

1. 男婴与女婴护理上的差异

护理男婴时,如果发现男婴阴囊变大,阴囊褶皱减少,变得透明,就要注意可能是发生了鞘膜积液,有的婴儿可在1岁左右自行吸收,所以不严重的话,不要急于手术治疗。避免宝宝剧烈哭闹。就要考虑有患疝气的婴儿一旦出现不明原因的哭闹,有疝气嵌顿的可能。如果是疝气,要注意躺下后是否能够还纳回去,如果不能还纳,可能疝入阴囊的肠管发生嵌顿,使被嵌顿的肠管缺血坏死。这就要及时看医生了。

护理女婴时,仍要注意预防阴道尿道炎,洗臀和擦屁股时,要从前向后洗擦,以免使肛门周围的大肠杆菌污染阴道或尿道。女婴更容易患尿布疹,尤其在炎热的夏季,最好不使用尿布。如果使用尿布,也不要把尿布紧兜在臀部,要留有一定的空间。

2. 衣物等项护理要点

衣物等项这些护理上的细节往往容易被父母忽视,在医学上,此类婴儿疾病被称为"母源性疾病"。爸爸妈妈要从护理的细微之处寻找宝宝患病的原因,可能会大大减少宝宝的患病几率。彻底杜绝"母源性疾病"是妈妈养育婴儿成功的标志。

这个月的婴儿穿起衣服来,不再是看不着腿在哪里,胳膊在哪里了。穿上宝宝服,可以做宝宝服装模特了。尽管如此,也不要给宝宝准备过多的衣服,如果衣服过多了,轮换的周期就会长,放置的时间长了,就影响衣服的清洁度,如果少准备几件,宝宝就会穿上在阳光下晒过不长时间的衣服。这是非常好的。

一般情况下，冬季可准备4套，夏季可准备6套，春秋季准备3套，能正常更换就可以了。要纯棉衣服，不要纯毛衣服，因为纯毛衣服会有毛掉下来，可能会飞到婴儿的鼻腔、眼、口内。有的宝宝会对羊毛过敏，因此最好给婴儿选用纯棉衣服被褥。存放婴儿衣服被褥的箱柜里不要放卫生球、樟脑、清香剂等化学品，可以放置干花等纯植物清香品。

被褥要经常拿到户外进行日晒。太阳光是最好的消毒工具，不要使用消毒液给宝宝洗衣服被褥，总会有些漂洗不净的残留物在衣服被褥上，尤其是紧挨婴儿皮肤的内层衣服。也不要用洗衣粉给婴儿洗衣服被褥，即使不含磷的洗衣粉也很难彻底洗净。用婴儿皂或专用洗衣粉、洗衣液要好得多。

无论多冷的季节，不要用手套或过长的袖口禁锢宝宝的双手活动；也不要用被子把宝宝紧紧包裹起来，以至于宝宝不能活动。即使宝宝在睡眠时也不要这样包裹宝宝。限制宝宝肢体活动，会阻碍宝宝运动能力的发展，婴儿的运动能力发展与智能发展是紧密相连的。如果把宝宝放在睡袋里，一定要选择宽大的睡袋，睡袋大多带有帽子，睡觉时不要把帽子戴在婴儿头上，更不能把帽子前面的抽带拉紧，这会影响婴儿的头部运动。

带宝宝外出时，也尽量不把与衣服相连的帽子戴在头上，最好单独戴帽子，这样宝宝能自由转动头部。冬季带宝宝到户外，不要给宝宝戴口罩，或用纱巾蒙在宝宝的脸上，如果有风沙就回到室内，蒙着纱巾会影响宝宝的视力。纱巾会被宝宝的口水弄湿，刮存在纱巾上的灰尘，会被宝宝吃到嘴里。灰尘巾会带有各种病原菌，尤其是结核菌，最容易夹杂在灰尘中。更严重的是，夹杂在灰尘中的结核菌会沾在宝宝的眼睫毛上，当宝宝揉眼睛时，结核菌进入眼内，造成结核性眼角炎。

3.尿便护理问题

这个月婴儿比较容易出现大便问题，也是父母容易乱用药的时候，一定要避免。一旦破坏了宝宝肠道内环境，调理起来是比较困难的。防患于未然的根本方法就是不要乱投医，乱吃药。

这个月的宝宝训练大便还为时太早。对于小便泡大的，次数少的，喜欢让妈妈把尿的宝宝，也可以把一把。但如果宝宝不喜欢，一把就打挺，或越把越不尿，放下就尿，这样的宝宝不喜欢妈妈干预他尿尿，妈妈就不要非把不可。这样会伤害宝宝的自尊心，到了该训练的月龄也训练不了了。

同样，有的宝宝大便每天1~2次，也可以根据每天大便时间把一把。注意：不要长时间把宝宝大便，如果长时间让宝宝以大便的姿势坐着，会增加脱肛的危险。不必为别人家的宝宝已经能够把尿便了，已经很少洗尿布，已经很节省一次尿布而着急，这是没意义的。

夏季小便次数可能会少一些。冬季可能会多一些，尿泡可能会小一些。冬季尿到容器里的尿会发白，底部会有白色沉淀物，这是尿酸盐，遇冷结晶，不是疾病，注意补充水，降低尿中尿酸盐浓度，会有所减轻。

母乳喂养儿大便次数可能仍然在四五次，有时会发绿，发稀，还会有些疙疙瘩瘩的奶瓣，这不要紧，不要为此给宝宝吃药。牛乳喂养的宝宝可能会便秘，可多喝些菜汤，适当吃些水果。

这个月的宝宝容易发生生理性腹泻，要注意与肠炎鉴别。不要自行使用非处方药，破坏肠道内环境。大便里会有黏液样、痰样的东西，这是肠道细胞黏膜代谢脱落，咽到消化道的痰液，不是痢疾。

如果高度怀疑是肠道疾病，可留取"不正常"的那部分大便，带到医院进行化验。不要轻易带宝宝到医院，以减少交叉感染。药店推荐的药物，也不要轻易购买，要想到药店的商业性。治疗肠道疾病的药物，可能会引起肠道内环境紊乱。

4. 洗澡护理

这个月的婴儿洗澡已经不再是那种爸爸妈妈怎么摆弄都行了，开始会淘气了，会有自己的兴趣和要求，比如你给他洗脸，他却只喜欢用小手拨水玩，这时妈妈要和宝宝说，咱们先洗脸，洗完脸再玩，他可能听不懂，但每次都要这样对他说。

洗澡时的宝宝会从你手中溜出，掉到水里或磕到盆沿上。尤其是给宝宝身上打了婴儿皂或浴液，就更光滑了。把新生儿的小浴盆换成大的浴盆，如果已经把宝宝放到浴盆里了，不要因为水凉，在婴儿旁边加热水，这是危险的。尽管你有把握不烫着宝宝，但还是不要这样做，意外可能就是这样发生的。

宝宝的语言就是在爸爸妈妈不断地说话中学会的，这要比正正规规地教宝宝说话省事、有效得多，妈妈要随时在琐碎的日常生活中教宝宝学习。这样不但让宝宝学会了语言，学会了如何听懂妈妈的话，也知道应该怎么做，如洗完脸后再玩。

从婴儿期就开始注意这方面的教育，就会让宝宝知道对自己的行为有所约束。父母可能会说，这么小的小婴儿知道什么，是没有必要的。我不赞成这种看法，如果让小树先歪着长，等长大了，再正过来是很困难的。树终究不是人，人是有思想，有情感的，纠正起来更难。

5.睡眠护理

睡眠很好的婴儿让爸爸妈妈比较轻松，早晨起来，洗脸、吃奶、洗澡，听听音乐，和妈妈交流，练练发音，再到户外活动。

宝宝通常到了午饭前开始睡觉，等到妈妈把饭吃完了，会醒来吃奶，再和爸爸妈妈玩一会儿，开始睡午觉，一睡可能就是三四个小时，醒来后吃奶。天气好的话，宝宝会非常高兴到户外晒太阳，看看花草树木、人来人往和穿梭的车辆，小猫、小狗、小鸟、小鸡更是宝宝喜欢追着看的小动物。

太阳快落山了，宝宝会回到室内摇摇手里的玩具，听听音乐，看看新挂上的鲜艳的画，床旁新挂上的玩具。如果哭一会儿，那是要练嗓音，增加一下肺活量。或者是饿了、渴了，给宝宝吃喝就会安静下来。让宝宝看一眼电视里色彩斑斓的广告，不看了或开始闹人了，家长要就马上把宝宝抱离。看电视不能超过5分钟。

给宝宝洗洗脸，洗洗小脚，洗洗小屁股，喂足了奶，也到了七八点钟，开始睡觉了。一睡可能就到了后半夜，即使半夜起来一两次也是正常的，换换尿布，喂点奶，宝宝会马上入睡的。

绝不要和宝宝在半夜玩，养成这样的习惯，父母可就惨了，白天工作，晚上还要陪宝宝玩，时间一长，也就不会有好脾气了，就会不理睬宝宝了，宝宝就开始哭闹，一来二去，成了闹夜的宝宝，邻居也受影响，宝宝的睡眠问题就拉开了序幕。

父母未必完全按书本上的要求去做，只要宝宝没有什么异常，生长发育很好，吃得正常，玩得好，精神饱满，就说明宝宝睡这么长时间没关系。贪吃的宝宝要比吃得少的宝宝一顿就能差七八十毫升的奶，贪睡的宝宝可以比睡觉少的宝宝一天多睡4~5个小时，这种差异是可以存在的。不管宝宝睡多少吃多少，以宝宝没有疾病、生长发育水平正常为准来判断正常与否。要全面分析，不要抽出某一点孤立地分析。

当然也有的宝宝白天睡得还好，一到晚上就哭个没完，从生下来就这样，这可能是宝宝有轻微脑障碍综合征，就是儿童期的多动综合征，但这毕竟是极少见的。父母不要轻易认为宝宝有病，要耐心等待，宝宝总有一天会好起来。

6. 坚持户外活动

要选择空气新鲜，有花草树木，没有人群聚集，远离污染源的地方，如加油站、大马路、炸油饼摊、灶房、吸烟处、垃圾点。夏季每天可在户外活动三四个小时、春秋季节可在户外活动两三个小时、冬季可在户外活动1~2小时为宜。

7. 预防腹泻

腹泻是婴幼儿最常见的消化道综合征，在整个育儿过程中，宝宝没有发生过腹泻的不多见。如母乳喂养的宝宝，大便不成形，一天七八次，有时还会发绿，有奶瓣，水分稍多，肠道既没有致病菌感染，也没有病毒感染，也没有脂肪泻，肠功能紊乱，消化不良等，这就是生理性腹泻。

生理性腹泻是难以避免的。所谓生理性腹泻，就不是疾病和生理性溢乳、生理性贫血、生理性黄疸、功能性腹痛等是一样的概念。宝宝不会一直吃着母乳长大，也不会一直吃着牛乳长大，这种饮食结构的变化肯定要发生，是婴儿在食物改变中出现的生理现象。因此，这个月不发生，以后也会发生的。

如果是生理性腹泻，妈妈千万不要给宝宝乱吃药，尤其是抗菌素类药物更不能盲目服用，如果服用了抗菌素，就会杀灭肠道内非致病菌，使肠道菌群失调，还可能出现伪膜性肠炎，把本来正常的肠道环境破坏了。这就是"医源性疾病"，它是由于不当治疗引发的疾病。肠道内环境被破坏后，就会出现肠功能失调症状，还会使本来不致病的细菌成为致病菌，使能够被正常菌群抑制的致病菌繁殖，达到致病的数量。妈妈要避免这种"医源性疾病"。

8.啃手指和咬乳头

这个月宝宝不但会吸吮小拳头，还会吸吮拇指，啃小手，啃玩具。这是婴儿发育过程中出现的正常表现，"吮指癖"不是婴儿期妈妈没有干预的结果，也不要把这些行为认为是不良习惯而加以限制，不要认为这是宝宝没有吃饱，或由于宝宝缺乏爸爸妈妈的关照而感到孤独。

有的宝宝四个月就开始有牙齿萌出。在牙齿萌出前，宝宝会咬乳头；妈妈的乳头本来让宝宝吸吮得很嫩了，宝宝一咬会很痛的。当宝宝咬妈妈的乳头时，妈妈本能地向后躲闪，结果宝宝还咬吸着乳头，会把妈妈的乳头拽得很长，使妈妈更痛。宝宝还没有吃饱，一往外拽乳头，宝宝会更加死死地咬住乳头，使妈妈出现乳头皲裂。

如何避免这种情况发生呢？很简单，当宝宝咬乳头时，妈妈马上用手按住宝宝的下颌，宝宝就会松开乳头的。如果宝宝要出牙，频繁咬妈妈的乳头，喂奶前可以给宝宝一个没有孔的橡皮奶头，让宝宝吸吮磨磨牙床。10分钟后，再给宝宝喂奶，就会减少咬妈妈乳头了。

9.忽然厌食牛奶和不喜欢吃母乳

三个月以后的婴儿可能会在某一天突然厌食牛奶。妈妈不要着急，这是暂时现象，过一段时间宝宝就会重新喜欢牛奶的。

当母乳不足时，妈妈就开始给宝宝补充配方奶粉，配方奶粉一般是比较甜的，这使得有的宝宝很喜欢吃；奶瓶的孔眼比较大，出乳容易，速度快，对于嘴急、奶量大的宝宝来说，是很好的事情，要比吃母乳省力得多。这样的宝宝不拒绝吸奶瓶，也不讨厌橡皮奶头的味道，也不嫌橡皮奶嘴硬（价格比较贵的奶嘴，几乎接近了妈妈乳头的感觉），这就使得宝宝不再喜欢费力吃妈妈的奶了。

10. 母乳不足问题

母乳不足的表现是宝宝吃奶间隔时间缩短了，半夜不起来吃奶的宝宝开始起来哭闹，不给奶吃就不停地哭；妈妈再也不感觉奶胀了，不再有奶惊了，当宝宝吃奶时，突然把奶头拿出来，奶水只是一滴一滴的，不成流；宝宝大便次数少了，或次数多但量少了，体重增长缓慢，一天增长不足10克，或一周增长不足100克。

如果体重仍然增加不理想，就每天加两次，要注意，一定不要无限制地加下去，这样会影响宝宝对母乳的吸吮，使母乳量进一步减少，母乳仍然是这么大宝宝的最佳食品。要整顿地添加牛乳。也许会遇到添加牛乳困难的情况，只要宝宝体重还在增长，就继续母乳喂养，不要因为宝宝不吃牛乳而把母乳断了。到了四个月以后，宝宝会喜欢吃的，也可以添加一些辅助食品了，宝宝不会饿坏的。

11. 夜啼护理

如果婴儿从生下来就一直是夜间睡眠不好，时常喜欢夜间哭闹，找不到什么原因，不是饿了，也不是渴了，不是拉了，也不是尿了，不是热了，也不是冷了，不是一哄就好，自己不哭够了，就不会罢休。这个月突然开始的夜啼，可能会使妈妈很着急，带宝宝到医院看病或把医生找到家里来。带宝宝到医院看一看也是对的，毕竟父母不是医生，即使是医生，如果没有经过检查，也很难判断宝宝是否有病。

有的妈妈对宝宝夜啼可能会采取不予理睬的方法，但大多数父母不会这样做，都是想方设法地哄宝宝。所谓的没有原因的哭闹，那是我们不能够了解宝宝还不具备相互交流的能力，在这种情况下，就只能以爱抚来缓解宝宝的焦虑，至少可以消除他的孤独感。爸爸妈妈也是带着情绪哄宝宝，甚至是急躁、焦虑、生气，乃至愤怒、抱怨、争吵，这比不予理睬更糟糕，父母的情绪如果比宝宝的情绪还糟糕，宝宝会哭得更厉害。

爱抚的具体做法是：把宝宝的头放在妈妈的肩上，身体俯在妈妈的胸前，轻轻拍着或抚摸着宝宝的背部，轻轻哼着小曲，打开地灯或带罩的壁灯。对与没有任何疾病而哭闹的宝宝来说，这种方法是最奏效的。一次不行，两次，两次不行，三次，要有耐心和信心，宝宝不会哭着长大的。

如果宝宝得病了，除了哭闹还会有其他异常。妈妈可能不了解疾病的症状，但肯定会觉察宝宝有异常。父母最了解宝宝，宝宝出现丝毫变化父母都会看在眼里，父母的任务就是发现异常及时看医生。如果父母对着书本判断宝宝是否生病，难免把握不准。也许父母看了许多描述宝宝疾病的书籍，总会觉得宝宝像患了某种病，其实是知其一不知其二，并不真正懂得疾病的诊断，很容易耽误了宝宝，或者小题大做。对于父母来说，关键是及时发现小儿的异常情况。至于是什么病，要靠医生诊断鉴别。父母不是医生，也不是医学院学生。父母不是要学习如何给宝宝诊断疾病，治疗疾病。父母应该学习如何预防疾病，如何使宝宝更健康。其实这是个育儿理念问题。

17. 接种中常遇到的问题

三个月开始打百白破三联疫苗，第二次吃脊髓灰质炎疫苗糖丸。满三个月以后就开始了各种预防接种，预防接种是一项重要的工作，父母对其重要性已经有了深刻的认识。几乎没有哪位父母拒绝给宝宝进行预防接种。但父母会遇到许多实际问题，首先应该向负责预防接种的保健医生咨询。他们有权，也有责任和义务向父母解释并给予相应的处理。

正好到了预防接种时间，宝宝患病了怎么办？如果宝宝得了轻微的感冒，体温正常，不需要服用药物，特别是不需要服用抗菌素，可以按时接种，接种后1～2周内不吃抗菌素类药物。如果必须使用，要向预防接种的医生说明，是否需要补种。如果发热，或感冒病情较重，必须使用药物，可暂缓接种，向后推迟，直到病情稳定。如果服用抗菌素，要在停止使用后1周接种。

如果向后推迟了某种疫苗接种，以后的接种可顺延向后推迟，但只需向后推迟那个被推迟的疫苗，其他疫苗可继续按照接种时间进行接种。如果和某种疫苗碰到一起了，预防接种医生会根据相碰的疫苗的种类，判断是否可以同时接种；或是要间隔一段时间，间隔多长时间，先接种哪一种，也由预防接种医生根据具体情况决定。

就吃药对预防接种效果的影响来说，原则上讲药物对预防接种效果是有影响的，所有的药物都不应该使用，都可能会有不同程度的影响。但抗菌素对预防接种疫苗影响最大。如果是口服疫苗，围生态制剂对疫苗影响也不小。在接种疫苗前后2周，最好不使用任何药物。刚接种完疫苗就有病和吃药，可能会降低免疫效果，但不会因此而丧失免疫效果，不需要补种。

关于接种疫苗后发热，首先要排除疾病所致的发热，疾病可以是接种前就感染的，也可以是接种后感染的。如果是疾病所致，检查可见阳性体征，如咽部充血，扁桃体增大充血化脓，咳嗽，流涕等症状。疫苗所致发热没有任何症状和体征，如果既有疫苗反应，也有感冒发热，那症状就会比较重，体温也比较高。接种多长时间发热，与接种的疫苗种类有关，疫苗接种后的发热一般不需要治疗，会自行消退。

有的爸爸妈妈担心接种某种疫苗会患某种病，这是不必要的。因为接种免疫疫苗都是国家计划免疫项目，是很安全的。还有的爸爸妈妈为了避免疫苗反应，就不给宝宝接种疫苗，这个决定是错误的。接种疫苗造成的反应是比较轻的，对婴儿没有什么伤害，严重的疫苗反应是罕见的。比起对传染病的预防作用，几乎可以忽略不计，一定不能为此拒绝给宝宝接种疫苗。

另外必须注意的是，不要轻易接种国家计划外的疫苗，在接种前，必须向有关部门如防疫站、有权威的医疗机构等咨询，了解疫苗的作用、不良反应、在临床中的应用情况、免疫效果、接种意义、疫苗的应用范围等。

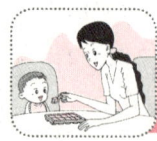

4～5月宝宝的发育和季节护理

1.身体发育

一是身高。这个月宝宝身高平均可增长2.0厘米。宝宝身高与平均值有一些小的差异，父母不必焦躁不安。身高是个连续的动态过程，要定期进行身高测量，了解身高的增长速度。

二是头围。定期测量头围，可及时发现头围异常。如果头围过小，要观察婴儿是否有智能发育迟缓的征候；如果头围过大，应排除是否有脑积水、佝偻病等，需要请医生诊断。头围的测量方法是使用一根软尺，带有毫米刻度，妈妈将宝宝抱在腿上坐直，爸爸站在宝宝右侧，用左手拇指将软尺零点固定在头部右侧齐眉弓上缘。让软尺从头部右侧经过右耳上方，绕过枕骨粗隆最高处，再经过左耳上缘，沿左侧齐眉弓上缘回至零点，与起始处交点读数。在测量过程中，软尺要平整均匀地紧贴头皮，但不能绷紧，左右高低对称，这样测量出来的头围才比较准确。

三是前囟门。这个月宝宝的囟门可能会有所减小了，也可能没有什么变化。如果婴儿头发比较茂密，就不容易发现前囟门的变化。如果头发比较稀疏，或把头发剃得光光的，前囟门就会看得很清楚，妈妈喂奶时，甚至会看到宝宝囟门一跳一跳的，不用担心，这是正常的。如果宝宝发热，囟门会膨隆，或跳动比较明显，这也很正常。但如果宝宝高热，囟门异常隆起，宝宝精神也不好，或出现呕吐等症状，要及时看医生。囟门处没有颅骨，做户外活动时要注意保护。

2.不同季节护理要点

春暖花开时节，带四五个月的宝宝多做户外活动，那就非常好了，宝宝对看到的、听到的、摸到的、闻到的，已经有相互联系的能力，会用小手握东西，会对着人笑，会和人藏猫猫，会牙牙学语，会看人的表情，听人的语气，认识谁是爸爸妈妈，谁是熟人和陌生人，对经常看到的面孔，会报以笑脸，总之，与外界交往能力明显增强。而春季可以安排更多的户外活动，有利于婴儿能力的进一步发展。

但春季也存在一些需要注意的问题，比如初春气候多变，北方风沙较大，带宝宝出去要注意沙尘落进宝宝眼中。婴儿在温暖的室内捂了一冬，乍一到户外，可能会不适应，需要挑选天气比较好的时候抱出来，时间从短到长，给宝宝一个逐渐适应的过程。

春季宝宝到户外接受充足阳光，会产生较多的骨化醇，促使钙向骨转移，这是很好的事情，但血钙水平可能会有短时降低，出现低血钙症状，如睡眠不安，易惊，严重的婴儿可能还会手足抽搐。出现这种情况，可给宝宝补充一定量的钙剂。春季比较干燥，尤其是北方平原地带，因此也要注意给宝宝补充水分。

春季万物复苏，病原菌也开始繁殖增加，虽然这个月的宝宝体内还有来自妈妈的免疫能力，但也有可能感染病毒细菌，因此不要到人群聚集的地方活动。

户外活动会让宝宝的面部皮肤晒得黑一些，显得瘦了，爸爸妈妈不要为此就多给宝宝加奶，更不要吃助消化的药。有的宝宝会有桃花癣，不要紧，到夏季就会好的。有湿疹的宝宝到了这个季节也应该有所好转了，只要湿疹不很明显，就不要继续使用药物了。户外活动增多，造成宝宝呼吸道分泌物增多，而宝宝又还不会清理，嗓子总是呼噜呼噜的，好像是有痰。不要认为宝宝患气管炎而胡乱使用抗菌素。

夏季护理四五个月的宝宝也并不很困难。宝宝已经不像前几个月那样淹小屁屁或皮肤褶皱糜烂了，也不容易长很多的眼屎和很严重的痱子了。宝宝一天可以洗几次澡，不用尿布，仅穿个肚兜，光光地躺在凉席上。凉席上可铺一层棉布单，如果不铺，必须保证凉席没有刺。夏季蚊蝇较多，晚上把宝宝放在蚊帐里，避免蚊虫叮咬。小婴儿皮肤嫩，又有奶香味，即使在白天，仍很容易被叮咬。所以宝宝白天睡觉，最好也挂上蚊帐。户外活动时，不要在树木花草茂密的地方或狭道内，这些地方蚊子比较多。夏季阳光强烈，容易灼伤宝宝皮肤，要注意遮挡。不要让烈日直射宝宝，在树阴下，让阳光在树叶的缝隙中照到宝宝身上是最好的。一点阳光没有，也起不到日光浴的作用。

这么大的宝宝不再是单纯的吃喝拉撒了，有经验的妈妈甚至可以知道宝宝什么时候拉，什么时候尿。即使有几次尿在、拉在凉席上，也好收拾。夏季宝宝消化功能会减弱，食量会有所减少，这是正常的，不要强迫宝宝按以前的量吃，那会破坏宝宝的消化功能。夏季婴儿爱出汗，皮肤非显性失水也多，要注意多补充水分。即使是母乳喂养，也要每天给宝宝喂水。

夏季天气闷热时，宝宝可能会夜眠不安，要给宝宝创造比较凉爽的睡眠环境。如果使用空调，室温调整到28摄氏度左右，也不能太低。室内外温差太大，对宝宝不利，会引发感冒。要避免空调病，使用空调也要定时开窗通风，保持室内空气新鲜。使用空调时门窗紧闭，这时最好不要使用驱蚊药，以免影响婴儿健康。

喂牛奶和添加辅食时，一定要注意餐具和食物的清洁。夏季最容易患肠道感染性疾病，一定要格外小心。剩下的奶和饭菜一定不要给宝宝再吃，冰箱里的熟食储藏时间不能超过72小时，食用前一定要加热。奶瓶餐具一定要消毒，烘干。不能在奶瓶中存放奶、果汁、菜汁、水。不要给宝宝喝隔夜的白开水。放置宝宝的餐具和其他用具，一定要避免苍蝇污染。喂宝宝前爸爸妈妈要把手洗干净。

秋季是儿童患病率最低的季节，妈妈在这个季节也许是最轻松的。秋天早晚天气渐渐凉了，户外活动最好放在午前和午后。北方的妈妈尤其要注意，不要天气稍微一凉，就不敢带宝宝出去晒太阳了。北方的冬季比较长，气温也很低，户外活动时间会大大缩短，晒太阳的时间很少，赶上大风雪天，几天都不能带宝宝出去。所以要珍惜秋天的阳光。在秋季让宝宝很好地接受阳光，宝宝体内就储存了一定量的维生素D，来年春季就不容易患维生素

D缺乏性佝偻病。

妈妈要抓住秋季的大好时光，多带宝宝到户外，不要把精力过多放在做辅食、收拾卫生、洗涮等事情上。做户外活动，不仅对宝宝身体健康有好处，对宝宝智能开发和能力训练也有很大的益处。让宝宝逐渐适应不断转凉的空气，会提高呼吸道对寒冷刺激的抵御能力。

秋末冬初要预防轮状病毒性肠炎（有关0～3岁宝宝的疾病防治可参阅本书后面的相关内容）。

四五个月的宝宝即使恰好赶上冬季，也不要间断户外活动，哪怕一天几十分钟也好，这样能够使宝宝呼吸道抵抗力增强，降低呼吸道感染发生率。

冬季护理婴儿最常出现的误区是，室内温度很高，湿度很低，通风很差。这样的喂养环境，对婴儿健康发育极为不利。室内温度保持在18～22摄氏度比较适合，这样的室温，也能保持湿度适中。每天定时开窗换气，至少要通风10～15分钟。通风时可把宝宝抱到别的房间，一个房间一个房间地通风换气。隔着玻璃晒太阳对宝宝也有好处，所以要把宝宝房安排在阳光最充足的房间。但隔着玻璃晒太阳，会阻挡紫外线照射。因此冬季要适当增加维生素D的摄入量。

冬季辅食的添加比较省事了，可以不必每顿都做新的。宝宝也比较喜欢吃了。

冬季婴儿穿的衣服相对多，活动会受到一定的限制。这个月龄的宝宝正是锻炼翻身的时候，如果穿得过多，宝宝翻身能力得不到锻炼，妈妈还会以为宝宝发育不正常。其实现在家庭取暖已经保证了足够的室温，北方虽然冷，但室内却很暖和，宝宝在室内正常穿衣就可以了，身着轻便的衣服有利于运动。

南方冬季温度不像北方那样低，但室内却相对潮湿阴冷，婴儿穿得都比较多，因为不习惯穿棉衣，妈妈往往给宝宝穿好几层毛衣或线衣，宝宝活动受到很大的限制。建议南方的父母给宝宝准备薄一些的小棉衣，这要比穿毛衣或线衣好得多。育儿书籍中经常会有类似"如何避免婴儿冻疮"的内容，其实在我国，婴儿冻疮已经是过去的事情了。现在的问题不是婴儿受冻，而是婴儿受热。

在冬季护理中,几乎没必要提醒父母不要把宝宝冻感冒了。冻着宝宝的父母太少,而把宝宝穿成大圆球似的父母太多了。父母在家里只穿一件羊毛衫,却给宝宝穿很厚很多的冬衣,宝宝活动受限,燥热难忍,不爱吃奶,夜眠不安,湿疹加重。

另外,四五个月的宝宝应该接种第二针白百破疫苗,口服脊髓灰质炎糖丸。

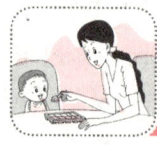

4~5月宝宝的生活护理和疾病预防

1. 衣物等项护理要点

衣服仍要以宽松、柔软、透气好、质地好的为主,被褥和床与上个月没有大的区别,尤其是玩具,四五个月的宝宝可以玩出些新花样了。

四五个月的宝宝能用手玩玩具了,也会用脚踢床边挂着的玩具。对玩具有更大的兴趣了,尤其是带声响的玩具,会引起宝宝更大的兴趣。宝宝能自己拿着玩的玩具,是他最喜爱的玩具。可以把玩具挂在婴儿床上,让婴儿能用脚踢到,当宝宝踢出响声时,会高兴地大笑。这是很好的运动项目。

四五个月的宝宝手眼配合能力还有限,手里拿着玩具会碰着脸。最好让宝宝拿软塑玩具。能够啃坏的玩具就不要给宝宝宝玩了。如果能够啃下来,宝宝可能就会咽下去,堵塞嗓子眼,这是非常危险的。

购买带声响的玩具,最好不要带音乐的,因为大多数的音质都比较差,会影响宝宝的音乐感。要听音乐,就给宝宝听最好的唱片,最优美动听的乐曲。这个月龄的婴儿对音乐是很敏感的,不要破坏了婴儿先天的音乐鉴赏力。

注意玩具的清洁消毒。父母不要随便拿宝宝的玩具,因为宝宝会把玩具放在嘴里,这就等于把父母的手放在嘴里,而成人的手上有很多的细菌,婴儿肠道还没有建立起正常的生态平衡，非致病菌的数目还不足，不能够抵御外界细菌的侵袭。还有就是，掉色、掉零件、劣质的玩具不要拿给宝宝玩。

对四五个月的宝宝在洗澡护理方面与上个月没有什么区别，安全仍然是重点。还有就是在户外活动的护理中，仍要不断和宝宝交谈，把看到的东西指给宝宝，教宝宝这是什么，那是什么，宝宝就是这样在爸爸妈妈不断唠叨中进一步认识世界的。假如大人把宝宝搁在一边，这样的户外活动就失去了意义。

2.睡觉的护理

四五个月的宝宝睡觉与上个月没有什么差别。贪睡的宝宝可以从晚上20时一直睡到早晨五六点钟。如果家里人睡觉都比较晚，宝宝也就不再像以前那样早睡早起了。贪睡的宝宝，白天也能大睡起来，因而除了吃奶、吃辅食，就没有多长时间做户外活动了。爱睡觉的宝宝，妈妈最好把觉都调整到晚上或下午，以增加户外活动时间。

父母晚睡晚起，宝宝也晚睡晚起，这没什么不好的。如果宝宝早睡早起，父母晚睡晚起，麻烦就来了：宝宝早晨醒来不会自己玩，妈妈即使很困，也要陪宝宝玩，爸爸妈妈都会因为缺觉而一天精神不振。这样的情况，请全职保姆是很有必要的。

但四五个月的宝宝爱睡觉的并不多。晚上能睡10个小时，白天能睡四五个小时就是比较多的了。平均一天睡上14个小时左右就不算少。妈妈总是希望宝宝每天能睡上16~18个小时，这是过去的标准，现在宝宝营养好，体能和智能发育都大大提前了，像个小精灵，睡眠时间也就不像原来那样长了。过去刚生下来的宝宝三天以后才会睁眼睛，如今宝宝刚出生，就睁开了大眼睛。我们已经不能按过去的标准来养育宝宝了。

当然，小婴儿还是要多睡觉的，只有保证充足的睡眠，才能使宝宝快速生长。但妈妈不要因为宝宝睡眠时间达不到书上写的标准，就忧心忡忡。睡眠长短也存在个体差异，有的睡眠比较多，有的就比较少。只要宝宝吃得好，精神好，生长发育很正常，就不要硬要求这个月的宝宝一定要睡满16个小时。

如果一天的睡眠时间加起来还不到12个小时，就要看一看是否有什么问题了。睡眠习惯是父母帮助养成的，但有的宝宝到了该睡觉的时候就是不睡，不该睡的时候却大睡，而且每天都这样，就说明宝宝自己建立了睡眠习惯。要调整，是个缓慢的过程。如果某一天是该睡不睡、不该睡大睡，就要注意宝宝是否有别的问题。

3.爱哭的可能更爱哭了

四五个月的宝宝个体差异更加明显了，爱哭的可能更爱哭，因为他懂得多了，喜怒哀乐会有所表示，感觉也更灵敏了，不高兴时就会大声哭，高兴时也会大声笑。不爱哭的宝宝可能仍然很乖。会玩的宝宝闹人的时候少了。

这么大的宝宝用哭来表达消极意思的少了，会有意地闹人了。如不让他拿什么，他会用哭抗议；看不到妈妈就会哭闹；醒了没有人陪他玩时，会因寂寞而哭闹。妈妈不要再把宝宝的哭，仅仅当做饿了、渴了、尿了、拉了等消极信号，要认识到宝宝的哭，已经表达更积极的意思了。如果爸爸妈妈总是忽视宝宝的哭，不愿多陪宝宝玩，也不多抱宝宝，怕把宝宝惯坏，这会使宝宝变得焦躁不安和孤僻，长大了，与人的交往能力会比较差。

爸爸妈妈要拿出多一些时间陪伴宝宝，抱抱宝宝，抚摸宝宝，多做亲子游戏。尤其是爸爸的参与，会对宝宝身心健康发展起到积极的作用，爸爸不要把养育宝宝视为妈妈的事情。没有爸爸参与育儿，宝宝长大后，人格会不健全。

4.尿便的护理

对于四五个月的宝宝来说，训练大小便不是明智之举。如果宝宝排便很有规律，在不费劲的前提下，让宝宝少尿床或少换尿布，是很好的育儿选择。但如果宝宝尿便没有什么规律，爸爸妈妈很难掌握，那就不要费劲了。

有的宝宝一晚上都不用换尿布，也不吃奶，这对父母和宝宝的休息都是很好的，妈妈没必要把宝宝弄醒换尿布、把尿或喂奶。如果宝宝因为不换尿布而发生臀部糜烂，出现尿布疹，可以在夜里换一次尿布。但如果因为换尿布而引起婴儿哭闹，不能很快入睡，就不要更换尿布，可睡前在臀部涂些鞣酸软膏，有效防止臀部糜烂。

从这个月开始添加辅食的宝宝，会使大便有些改变，可能会呈黑绿色或黄褐色，还可能会带些奶瓣，大便次数增多，有些发稀。这都不算病态，是添加辅食的正常结果。

大便的宝宝排便时会用力，眼神发呆，脸憋得发红，许多妈妈认为自己知道宝宝要大便了，就提前把宝宝抱起来，放在便盆上，这是妈妈在护理宝宝时积累的经验，宝宝并不会告诉妈妈"我要大小便"的信息。因为这么大的宝宝，还不会控制大小便，你不要为自己的宝宝还不能"控制"而着急。如果大便很软，宝宝在排便时没有什么表情，你又没有格外注意，就不会发现宝宝已经大便了。

便秘的宝宝即使添加了胡萝卜泥、菜泥、香蕉、麦芽等辅食，有的也不能改善。这是比较难调理的便秘，就要靠医生帮助解决了。

5.预防意外事故

四五个月的宝宝会翻身了，发生事故的机会增多了，宝宝从床上掉下来，是很常见的。在宝宝的周围，不要放置有危险的物品，如剪子、熨斗、暖水瓶、水果刀等坚硬的东西。婴儿会把东西放到嘴里，所以不要把能吞到嘴里的小东西放在宝宝身边，不要把塑料布放在婴儿身边。塑料布会窒息婴儿，很危险。有的宝宝在发生窒息时脑部由于缺氧时间过长，部分脑细胞死亡，成了残疾儿，这是多么惨痛的教训啊！

6.应该添加辅食

添加辅食困难的婴儿并不少见，有的宝宝除了母乳什么也不吃。是对辅食不感兴趣，还是不喜欢使用餐具？可能因妈妈奶水充足，宝宝根本吃不进其他食物。遇到这样的情况，要适当给宝宝添加含铁丰富的辅食，不必添加更多的辅食了。

妈妈们为了给宝宝添加辅食而费尽心机，不断向医生讨教添加辅食的技巧，因为几乎所有的技巧都不管用。有的妈妈甚至和宝宝较劲，不吃辅食就不给吃奶，这是完全错误的。宝宝不愿吃辅食，就只能暂时不加辅食了，也许到了下个月，宝宝就会很痛快地吃辅食了。没有因为一直不吃辅食而断不了母乳的情况。吃辅食只是时间问题，妈妈不要因添加辅食困难而烦恼，总有一天宝宝会很高兴地吃辅食的、添加辅食晚了些时日，宝宝也不见得就营养不良，如果奶水不能满足宝宝生长发育的需要，宝宝自会吃母乳以外的食物，人工喂养的宝宝，添加辅食比较容易，混合喂养的宝宝也比较容易添加辅食。

另外，四五个月宝宝易发的常见病有肠套叠、便秘、湿疹等，要做好防治。具体事项参见本书相关内容。

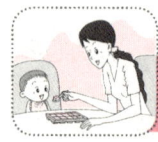 5~6月宝宝的发育和季节护理

1. 身体发育

一是身高。五六个月的宝宝身高可增长2.0厘米左右。运动对宝宝身高的增长会有很大的促进作用，户外活动，不但促进宝宝的智能发育，还能让宝宝沐浴阳光，促进钙质吸收，使骨骼强壮，长骨增长。他已经可以在爸爸妈妈的帮助下站立跳跃。宝宝躺在床上四肢舞动，用腿蹬被子，踢挂在床栏上的玩具；俯卧位时，用手够前方的物体。这些运动对身高的增长都是有好处的。

二是体重。五六个月的宝宝体重可以增长0.45~0.75千克。他开始喜欢吃乳类以外的辅食了。厌食牛乳的宝宝，在这个月里也可能开始爱吃牛奶了。所以食量大、食欲好的宝宝，体重增长可能比上个月还大。如果体重超增，就应该适当减少牛乳量，如果不注意这一点，肥胖儿大多是从这个月开始打下根基的。母乳喂养儿在这个月开始胖的不多，但如果辅食添加不合理，也会发生肥胖。有的婴儿就是喜欢吃面条、大米粥，这些谷物营养价值并不高，但供给的热量大，宝宝的胖是虚胖，肉比较松懈。所以不能单从婴儿的体重或胖瘦认定营养的丰富或亏空。

三是头围。五六个月的宝宝头围可增长1.0厘米。

四是前囟门。五六个月的宝宝前囟门尚未闭合，可以是0.5~1.5厘米。关于前囟门，新手爸爸妈妈最担心前囟门闭合过早，会不会影响大脑发育，这也是有一定道理的，但大多数情况是宝宝前囟门比较小造成的一种假象。新手爸爸妈妈还担心前囟门大是不是缺钙了，这种认识比较普遍。医学上对前囟门大到什么程度就缺钙现在还没有界定，婴儿前囟门大小是有个体差异的，不能一概而论。缺钙可以使囟门闭合延迟，严重的佝偻病还会有颅骨软化，表现为乒乓球样颅骨。但囟门大，并不是缺钙的唯一特征。是否缺钙，需要症状、体征、辅助检查等综合诊断，爸爸妈妈不要因为宝宝囟门大了就增加补钙剂量。要正确认识婴儿囟门大小的真正原因，了解婴儿囟门大小的个体差异。

2. 不同季节护理要点

在春暖花开的季节，妈妈带上五六个月的宝宝到户外活动方便多了，不用再穿着厚厚的棉衣了，活动更加自如；不用戴着帽子了，视线更加宽阔；不用再兜厚厚的尿布了，脚蹬得更加灵活了。爸爸妈妈更要利用这个大好时节，带宝宝多做户外活动。

远离人群密集区，宝宝源自母体的免疫蛋白这个月还没有消失，对风疹、麻疹、腮腺炎、流脑等病毒性传染病有了一定的抵抗能力。但如果接触到这类病的患儿，宝宝仍有可能被感染，所以不要带宝宝到人群聚集的场所，轻易不要带宝宝到医院。宝宝到户外接受更长时间的阳光照射，可能会引起血钙一时降低，出现低血钙症状。所以开春后可以给宝宝补充一两周钙剂。

在夏季里，爸爸妈妈的身体可能更像火炉，这时要是再抱着宝宝，体温会传给宝宝，宝宝会更热。所以夏天不要老抱宝宝，让宝宝坐在婴儿车里自己玩，充分散热。

夏季里防止宝宝中暑的好办法是多给宝宝喝水，那些果汁、米汤等不能完全代替白开水。夏天宝宝需要补充足够量的白开水，这才是防止中暑的好办法。

夏季里的户外活动不要让阳光直接照射到宝宝，可以给宝宝戴一顶遮阳帽。在树阴下接受从树叶缝隙间射下来的阳光，是较好的日光浴。不要在高楼的背阴处，这样的地点阳光也没有，起不到日光浴的作用，而且容易有强风，对宝宝不利。

爸爸妈妈都知道夏季要勤给宝宝洗澡，但如果宝宝这时正是满身汗流，是先洗澡还是先擦汗呢？许多妈妈不一定回答正确。正确的做法是不要马上洗澡，要先把汗擦干。

夏季宝宝发热，首先要想到"夏季热病"。不要把宝宝捂起来，也不要多给宝宝穿衣服。应该多喂水，或洗个温水澡，放在凉爽无风的地方，使宝宝能够充分散热。

夏季婴儿的消化功能可能会减弱，食欲会有不同程度的下降。爸爸妈妈不要按原来的食量喂养宝宝了，辅食的添加也要适当减少。

夏季天气炎热，食物容易变质，一定要注意宝宝的食品卫生。尤其是辅食，最容易被细菌污染。餐具、炊具也是细菌易滋生的地方，使用前要注意消毒。不能吃剩下的食物。混合喂养的妈妈在喂母乳时也要注意，喂奶前最好用清水清洗乳头，并且一定要把手洗净。

不要认为放在冰箱里的食物就是安全的。放在冰箱里的熟食，尽量不给婴儿吃。冰箱里的食物最好不要超过24小时。超过24小时但未超过72小时的食品，吃前一定要加热至沸腾。超过72小时的，一定不要再吃了。

夏季里婴儿容易出痱子，妈妈多是给宝宝使用痱子粉。其实多给宝宝洗澡，才是预防痱子的最好方法，因为擦上痱子粉，婴儿出汗，痱子粉就开始和泥了，浸湿的痱子粉就会糊在皮肤上，刺激皮肤，痱子粉中的一些化学成分还可能被皮肤吸收。尽管痱子粉有吸汗、凉爽的作用，但在炎热的夏天，这种作用被大大削弱了。痱子粉更适宜在夏末初秋使用，那时也是宝宝比较易起痱子的时候，但那时出汗不是很多了，痱子粉能够较好起到防痱的作用。一般来讲，痱子水要优于痱子粉。如果痱子上有小白尖即俗称"毒痱子"，可以擦抗菌素药水。

缺钙宝宝睡觉时很爱出汗，妈妈往往会以为宝宝缺钙。其实，小宝宝睡觉爱出汗是很正常的，并不是有病或缺钙的表现。爱出汗也与遗传有关，如果爸爸妈妈睡觉爱出汗，宝宝往往也爱出汗。有的妈妈说"我和他爸爸都不爱出汗"，这说的仅是现在的状况，他们小的时候可能很爱出汗，只是他们的老人记不清楚了，或没有告诉他们。

盛夏到来，蚊虫多了起来，更要防止蚊虫叮咬宝宝。

夏季天黑得晚，亮得早，室外比较嘈杂，加上晚上天气热、气压低，人人睡眠不安，宝宝也会哭闹。使用空调的家庭，晚上睡眠时可能会把空调关闭，门窗也紧紧关闭，以免室外热气进入室内。但没有空调换气，室内氧气浓度会变稀薄。婴儿不能忍受缺氧，会因氧气不足而哭闹。最好的办法是不关空调，把温度调高些，如28摄氏度。如晚上室外不是很热，可关闭空调，打开门窗，爸爸妈妈和宝宝都会安静下来，睡个好觉了。

清晨起来，一定要通风换气半个小时绝不能门窗关闭仅靠空调换气，使用空调时，不能让空调风口对着宝宝吹，还要注意室内湿度不要低于45％。使用电风扇时，更不要让风直接吹着宝宝。

还有，五六个月的宝宝不能吃冷饮或喝冰镇饮料。可以给宝宝喂食常温酸奶，每天50～100毫升。酸奶有助消化的作用，夏季喝些对婴儿有好处。配方奶、牛奶、辅食不能吃凉的，但也不要太热，沸后放温的就可以了。

秋季是宝宝最不易患病的季节，但秋初婴儿还易生痱子，这时使用痱子粉就比较有效了，洗澡后给宝宝擦些痱子粉。不要因为秋季来临，天气不再那么热了，就突然不给宝宝洗澡了，或一天仅洗一次，这样也会造成婴儿出痱子。秋季温差比较大，早晚凉，可中午还会很热。所以秋季宝宝还是要勤沐浴。

秋季腹泻几乎是小宝宝每年都要流行的疾病，只是程度有所不同。口服或静脉补液盐的使用，使腹泻不再是婴儿死亡的主要病因了，但腹泻仍然是危害婴儿健康的杀手，要注意预防。虽然说不要过早添加衣服被褥，但也不要让宝宝受凉。一旦宝宝出现腹泻，及时补充丢失的水分和电解质。口服补液盐的及早使用，可免除宝宝静脉输液之苦。

秋季不要早早关窗关门，早早把宝宝捂起来，穿圆了，这对宝宝是很不好的。要让宝宝做耐寒锻炼，穿得太多，会影响宝宝活动。宝宝一活动就出汗，宝宝烦躁，还容易感冒。所以，仍要"春捂秋冻"。

秋季的蚊子咬人更厉害，还要注意防止蚊虫叮咬宝宝。

在冬季，五六个月的宝宝尽管在户外接受了日光浴，也仅仅是面部能够接受到阳光，光照也不一定充足，不能通过紫外线照射产生足量的骨化醇，所以仍然要通过药物来补充。进入冬季后，每日要保证一定的维生素D的摄入量。

冬季婴儿食欲大多比较好，也是婴儿长体重的时候。对于食欲好，食量大的婴儿，爸爸妈妈要注意避免宝宝肥胖。

到了冬季，北方的爸爸妈妈多不敢再带宝宝到户外，整天闷在家里。这种喂养方式是不对的。即便是冬季，只要天气晴朗，风不大，中午带宝宝到户外活动两个小时，是很理想的安排。半岁以后，婴儿从母体中获得的抗体会逐渐消失，如果不加紧锻炼，让婴儿自身产生抗体，适应气候的变化，就难以抵御病毒细菌的侵袭。冬天户外活动能增强宝宝呼吸道耐寒能力，对预防呼吸道疾病有很大作用。

关于室内温度，没必要把室内温度弄得很高，18～22摄氏度是适宜的室内温度。如果室内温度过高，婴儿户外活动时呼吸道会受不了冷空气的刺激。另外，室内温度过高且空气不新鲜，宝宝本来已经消失的湿疹可能会卷土重来。

室内湿度如果过低，会造成呼吸道黏膜干燥，纤毛运动能力降低，对病毒细菌的抵御能力降低，易患呼吸道感染。室内干燥还会让宝宝口鼻分泌物黏稠，不易被清理，嗓子呼噜呼噜的；鼻黏膜干燥，诱发鼻出血。冬季室内湿度保持在40%是比较适宜的，妈妈最好买个湿度计挂在家里，时刻能观察到室内湿度。加湿器是保持室内适宜湿度的理想电器，对婴儿没有伤害，但要放在婴儿碰不到的地方。室内放水盆，暖气上放湿毛巾，地上泼水，也会增加室内湿度，但这种方法提高的湿度，对婴儿呼吸道黏膜的保护并没有太大的意义。

另外,五六个月的宝宝应该接种第三针白百破疫苗了。接种后七八个小时可能会出现低热,一般不需要处理,一两天后就不发烧了。如果出现高热且持续不退,或伴有其他异常,应及时看医生。

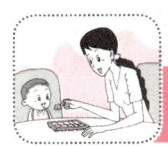

5~6月宝宝的生活护理和疾病预防

1.衣物等项护理要点

五六个月宝宝穿的衣服要舒适、宽大、柔软、安全、易穿易脱、吸水性强、透气性好、色彩鲜艳、款式漂亮。五六个月的宝宝感觉更灵敏了,如果穿着不舒适,就会哭。衣服瘦小,会影响宝宝生长发育;衣服不柔软,会伤及婴儿稚嫩的皮肤。

五六个月的宝宝很可能会拿起比较小的东西,而一旦拿到手里,就会马上放到嘴里。如果小纽扣或饰物被宝宝拽下来放到嘴里,那是很危险的,气管异物危及生命。因此给婴儿选择衣服,安全性第一。

一般来说,小宝宝喜欢脱衣服,不喜欢穿衣服。五六个月的宝宝不能总是穿着衣服睡觉了。当妈妈给宝宝脱衣服时,宝宝会手脚乱动,不让脱;穿就更困难了。所以给宝宝买衣服,一定要买那种易穿易脱的衣服。

宝宝容易出汗,要选吸水性强、透气好的衣服。宝宝对色彩已经有认识了,穿在身上的衣服可通过镜子映照出来,对宝宝色彩感觉的正常发育有很好的刺激作用。妈妈最好能告诉宝宝这是什么颜色,那是什么颜色,宝宝通过自己的衣服就开始了解彩色的世界了。

宝宝穿着色彩鲜艳、款式漂亮的衣服,就会得到周围人的赞赏。宝宝已经能够感受陌生人说话的语气,周围人在夸奖宝宝时,宝宝会很愉快。这对婴儿社交能力的正常发育有很大好处。

五六个月宝宝对被褥、床的要求,与上个月没有太大区别。床旁边要不断更换新玩具,让宝宝躺在床上踢玩具玩,用手摸打玩具。这么大的婴儿如果长时间躺在床上,会大声哭叫以示抗议。而且也不应该让宝宝总躺在床上。尽管宝宝已经会翻身了,但无论仰卧、侧卧、还是俯卧,宝宝的视野都没有坐着或站着开阔。看到的东西少,宝宝会感到寂寞。多抱着宝宝到处走走,比俯身逗宝宝玩更好些。

五六个月的宝宝对玩具的兴趣增强了,但他真正感兴趣的还不是玩具,而是我们日常的东西。妈妈会发现,再高级的玩具,宝宝玩熟了,就会把它扔到一边,淘汰玩具的速度越来越快。可对日常生活中的东西,却表现出极大的兴趣。比如一把吃饭的小勺,宝宝会不厌其烦地玩好长时间,还很开心。

等宝宝会迈步走的时候,对户外的一草一木会投入更大的兴趣。有的宝宝家里玩具几乎应有尽有,可宝宝玩几下就够了,喜欢到外面玩地上的小树枝、小树叶、小石头,抓把土,看到小蚂蚁会兴奋得不得了,还拿着不同形状的树枝对妈妈表示:看这个像我的手!妈妈一看,还真像宝宝的小手呢!

妈妈不解,宝宝为什么喜欢那些"破玩意",而不喜欢高档玩具。其实这是宝宝的天性,喜欢大自然不正是人的天性吗?再高级的玩具也代替不了自然界的"破玩意",不让宝宝在外面玩,怕脏了,怕碰了,这会扼杀宝宝对外面世界的探索,扼杀宝宝的兴趣。因此,不必买太多的玩具,把日常用的东西拿给宝宝玩,带宝宝到外边玩,边玩边认,这是引导宝宝认识世间万物的很好的方法。

2.睡眠的护理

五六个月的宝宝晚上应该睡多少,白天应该睡多少,应该睡几觉等并没有统一标准。如果宝宝每天都挺精神,吃得也不错,体重、身高增长也正常,妈妈就不要为宝宝睡眠少而着急了。但宝宝晚上睡得过晚,会影响大人休息。因此晚饭前尽量不让宝宝睡觉,和宝宝做些游戏,把觉都赶到晚上去睡。如果宝宝不喜欢这样,那就依着他好了,别让宝宝哭个没完。睡眠时间经常哭的宝宝,会成为闹夜的宝宝。另外,爸爸妈妈和宝宝对着干,会挫伤宝宝自尊心,长大后可能性格孤僻,情感有障碍,社交能力差。

逐步养成规律的睡眠习惯是最好的事情。但有的宝宝就是不同寻常，睡眠时间令人大惑不解。或者从出生开始，父母无意间给宝宝养成了奇特的睡眠习惯。矫正是比较困难的，要慢慢来。

有的宝宝睡眠少，夜里可能醒几次，妈妈心中很是着急，不知宝宝是否正常。不必急，先回答这几个问题：宝宝出生开始睡眠就差吗？睡眠是逐渐变少的吗？是从宝宝五六个月才开始变少的吗？宝宝的生长发育是否正常？睡眠少是否伴随其他异常？如果宝宝生长发育正常，也无任何其他异常，那么睡眠少可能就仅仅是单纯的睡眠不好，不意味有什么病变，妈妈就不必着急了。

如果宝宝生下来睡眠就少，那可能与遗传有关，属于睡眠少的宝宝。如果睡眠是逐渐减少的，那可能是随着月龄的增加而改变了睡眠习惯。如果是从这个月才开始睡眠减少，就要寻找一下宝宝睡眠减少的直接原因了。诸如是否大人改变了睡眠习惯；是否是季节问题，如在炎热的夏季和寒冷的冬季等；是否母乳不足，宝宝吃不饱，又不爱吃辅食；是否宝宝因病扎针受了刺激，梦中惊醒；是否户外小狗对着宝宝汪汪叫，吓着了宝宝；是否生病不吃药，妈妈强行灌药，宝宝很生气，睡眠中仍心情不安；是否近日曾掉到地上或没有坐住突然仰过去了。这些情况都可能使宝宝睡眠不安，妈妈要考虑到。

常有这样的情况，小保姆看护宝宝没经验，宝宝掉到地上了，小保姆害怕主人责备，隐瞒了事实，这样宝宝睡眠不安，爸爸妈妈就不知道怎么回事。要仔细观察，多询问，不要动不动就带宝宝上医院，增加宝宝感染疾病的可能。如果掉到地上的宝宝常哭闹，精神差，睡眠增多，就要警惕是否摔伤了脑组织，及时看医生。如果宝宝突然在睡眠中哭闹，一阵阵的，不要忘记"小儿肠套叠"的可能。

不要动不动就认为宝宝缺钙，除非有疾病情况，宝宝是不会缺钙的。宝宝睡眠多些，妈妈总是因为担心宝宝不聪明而把宝宝叫醒，这是非常不妥的。只有宝宝睡眠时间太长了，才有必要看一下医生，及时发现异常，解除疑虑。

3. 尿便的护理

因为对五六个月的宝宝开始正式添加辅食，所以宝宝的大便可能会变稀、发绿，次数增多，有些奶瓣。这不是婴儿腹泻，不需服药。如果宝宝大便次数一天超过了8次，水分较多，确实不正常，要带宝宝到医院化验大便，确定是否有感染。

如果没有细菌感染性肠炎，就不要吃抗菌素。否则不但不能治疗好腹泻，还会破坏肠道内环境，加重腹泻。如果怀疑病毒性肠炎，要注意补充丢失的水和电解质。如果是新添加的辅食导致婴儿消化不良，就吃助消化药，并暂停添加那种辅食。

腹泻护理常见错误一是滥用广谱抗菌素，尤其是广谱抗菌素，会杀灭肠道内的正常菌群，导致菌群失调，使肠道内环境遭受破坏，从而出现肠道功能紊乱，致病菌就会乘虚而入，引发细菌性肠炎。随便使用这些药物只能加重腹泻，破坏肠道正常菌群，严重者引起伪膜性肠炎，这是致命的抗菌素并发症。

二是宝宝腹泻时输液无效。道理很简单，腹泻是肠道疾病，肌肉注射抗菌素甚至用青霉素先吸收入血，再到肠道作用，效果当然不如直接肠道给药好。若是非感染性腹泻，肌肉注射抗菌素就更无效了，采用灌肠疗法要比输液打针有效得多。况且腹泻对小儿的危害主要是丢失电解质和水分，口服补液盐是补充电解质的重要措施，若能经口补充丢失的液体，要比输液具备更大的优势。

三是把腹泻和辅食对立起来。随着宝宝月龄的增加，乳类食品已经不能满足宝宝的需要，有的婴儿还会从这个月开始对乳糖或牛奶蛋白质不耐受，而乳量不足和乳糖不耐受都会使宝宝肠蠕动增强，排出又稀又绿的大便，大便次数也增多了。所以，如果宝宝这时大便一直不好，妈妈就不敢添加辅食，那就错了，可能一添辅食大便状况就好转了。

四是限制食量。有的宝宝便稀时间比较长，妈妈就限制宝宝食量，造成宝宝营养不良。宝宝不是拉瘦的，而是饿瘦的，这一点也要提醒妈妈注意。

在对五六个月宝宝的尿便护理方面，便秘护理也是个需要关注的问题。母乳喂养儿本月大便次数还会保持一天四五次。牛乳喂养而便秘的宝宝，会因为添加了辅食而使便秘有所改善。但从出生就便秘的婴儿，通过饮食调整改善便秘也是不容易的。多吃香蕉、绿叶菜泥可能会改善便秘。但有的宝宝无论采取什么方法，都效果不佳。临床中遇到这种情况，往往让宝宝吃较多胡萝卜泥，喝胡萝卜水，效果明显。蜂蜜和芝麻油对改善婴儿便秘的作用，并不像妈妈期望的那样明显。况且蜂蜜也不适宜1岁以内的婴儿服用。给宝宝做腹部按摩也是比较有效的方法。从宝宝右下腹部轻轻向上、向左、向下揉到左下腹部，也就是从升结肠到降结肠，刺激大肠蠕动，使大便排出。

护理婴儿便秘，无论如何也不能用导泻药。用开塞露或灌肠也要有医嘱。如果宝宝几天才大便一次，每次大便前腹部都很胀，一次拉得很多，就要及时到医院，诊断宝宝是否是"巨结肠"。

五六个月宝宝大便时会脸发红，眼神发呆，肢体活动减少，突然变得安静等。如果妈妈有经验，知道宝宝要大便了，可以让宝宝坐便盆，或把一把宝宝。宝宝顺利把大便拉出来，妈妈很高兴，以为这就是在训练宝宝大便，其实这是不切实际的。这么大的婴儿还不会控制自己的大便，把便成功只是妈妈的经验，并不是宝宝的控制。把便不会每次都如愿以偿，有的时候宝宝就是打挺，不让妈妈把，可刚一放下，就拉了。妈妈很恼火，而这恰恰是再正常不过的事情。不要把精力用在训练宝宝拉大便上，同样也不用训练宝宝解小便。能够把到便盆中，就把一把；一时不能，也很正常。

夜里排大便的宝宝不多，但夜里尿尿的宝宝不少。有的宝宝即使排尿也不醒，妈妈换尿布也不影响宝宝睡眠。有的宝宝排尿前就醒，甚至还哭，排尿后不能马上入睡，可能会玩一会儿，也可能会哭一会儿。有的宝宝尿在了尿布上，妈妈怕宝宝淹屁股，就换尿布，结果宝宝醒了，还大声哭。如果宝宝并没有尿布疹，尿湿了也并不哭闹，就不必急着换尿布。宝宝睡眠不受打扰是最重要的，换不换尿布，要看宝宝睡眠的需要。

五六个月宝宝的尿便异常，其实反映了某种病变，尤其应该引起大人的注意，需要结合医生诊断做到准确判断，确定科学合理的护理指导方针。冬天或宝宝缺水分，便盆中的尿会有白色沉淀，这是尿酸盐析出，不是宝宝病变的反映。如果尿黄，恐怕也与缺水无关，因为多喝了橘子汁，就会排出很黄的尿。男婴排尿时哭闹，要看是否包皮过长或臀红。女婴排尿时哭闹，要看是否尿道口发炎。宝宝排大便时哭闹，要看是否有肛门疾患，如肛周感染、肛门裂伤、臀红等。如果把尿把屎宝宝就哭闹打挺，自己排尿排便并不哭闹，那就不要再把了，不用怀疑宝宝有什么不正常。

4. 老人和保姆带婴儿户外活动需要注意的问题

老人带宝宝到户外活动，大多是把宝宝放在婴儿车里，找一处阴凉地，坐在婴儿车旁看着宝宝，说说话，推一推车，像摇婴儿的摇篮。这样的户外活动，安全系数很高，但利用外界景观开发婴儿潜能的努力是不够的。爸爸妈妈一方面要尽量通过游戏、画报、电视、玩具、实物等方式开发宝宝潜能，一方面也要告诉老人，多抱抱宝宝。抱的方法是让宝宝背靠老人前胸，坐在老人腿上，老人用一只胳膊揽住婴儿胸部（从婴儿两腋下绕过），另一只胳膊揽住婴儿的下腹部。这样抱着宝宝，宝宝的视野会增大，对外界景物的观察也比较容易了。

年轻保姆看护宝宝的情形，常常体现着她的品行、性格、受教育程度、家庭背景、责任心、生长环境等因素。但也有共同之处，那就是她们一般不是做了母亲的女性。她们对宝宝的感情，更多的是像对待小弟弟小妹妹，有喜欢，有疼爱，有讨厌，有气愤。喜欢时会和宝宝疯玩，讨厌时会怒视宝宝，表情比较丰富，随意性很强。如果居住区有几个年轻保姆凑在一起带宝宝户外活动时，常会聚在一起说笑，交流主人家的种种情况，而把宝宝晾在一边，有意外事故发生的隐患。年轻的父母们一定要提醒小保姆注意，防止意外事故发生。

户外活动常出现的意外伤包括意外摔伤、呛奶、意外烫伤、意外窒息、宠物抓伤等。随着生活水平和文明程度的提高，受过专门培训的保姆，婴儿看护水平大大提高了。让专业人员看护婴儿会减轻爸爸妈妈的负担。双职工家庭把宝宝送到服务质量好的托婴机构，也是不错的选择。

5.把尿打挺，放下就尿

五六个月的宝宝经过训练能否建立排尿规律？能否控制小便？答案是否定的。婴儿大小便是无条件反射，这么大的婴儿神经系统发育尚未完善，对大小便是不能自主的，全靠先天的生理机能自动排便，还不会主动地通过小腹肌运动来挤压排便，更不会意识到大小便来临，有意控制使其不出。

妈妈通过声音、姿势，可以建立宝宝大小便的条件反射。但这种条件反射与训练宝宝大小便，是不同概念的两件事。五六个月的宝宝对尿便排泄没有什么意识，不会参与主观控制。当婴儿的直肠或膀胱充满以后，就会产生一系列连锁反应，排出尿便。通过嘘嘘的声音，或通过把尿、坐盆的动作，建立起来的条件反射，不是宝宝学会了控制大小便，而是妈妈学会了观察宝宝排泄的信号，如眼神发呆、脸发红、突然停止玩耍、放屁、肚子咕咕响、小鸡鸡挺立、暗暗使劲等。

过早训练宝宝大便，让婴儿长时间坐便盆，这是不好的。如果妈妈能够判断出宝宝马上要大便，可以让宝宝坐便盆。如果不能判断，就不要长时间把着宝宝了，这样可能会造成宝宝能力衰退。总是把小便，宝宝建立了排尿非主观意识反射，妈妈一把，尽管宝宝膀胱并没充盈到排尿的程度，宝宝也会排尿，造成尿频。

6.闹夜多护理

五六个月的宝宝闹夜的较多，原因不是有什么疾病，而是闹着玩。一般的闹夜是不用就医的，只有突然闹夜或与往常完全不同的闹夜，才有可能是疾病所致。

五六个月的宝宝突然闹夜，最有可能的病因仍是肠套叠。一般情况下，妈妈无论如何也找不到宝宝闹夜的原因，也没有对付闹夜的方法。就在妈妈烦恼至极时，宝宝突然不再闹夜了，变成了乖宝宝。妈妈心头一热，"我的宝宝长大了"。是的，宝宝不会总闹夜的。

另外，新手爸爸妈妈如果能冷静对待宝宝闹夜，尽最大可能寻找闹夜的原因，想尽办法平息宝宝哭闹，宝宝闹夜的持续时间就会缩短，乖宝宝的日子就会早日到来。如果新手爸爸妈妈面对宝宝闹夜焦躁不安，并把烦恼、生气、无可奈何、相互抱怨、吵架等不良情绪传递给宝宝，宝宝会越闹越凶，闹夜也会持续更长的时间。

7. 添加辅食护理

尽管这个月婴儿喜欢吃乳类以外的食品，但仍会有辅食添加困难的婴儿。妈妈最想知道也最难知道，怎样才能使婴儿爱吃辅食。其实知道这些并不难，只需分析一下宝宝不爱吃辅食的原因就可以了。

宝宝不爱吃辅食可能有这些原因：母乳充足，吃不下辅食；依恋母乳；厌食牛乳刚刚结束，一时很喜欢吃牛乳；喂完奶不长时间就喂辅食，宝宝根本没有食欲；辅食太没有滋味了；不喜欢吃购买的现成辅食；不喜欢使用喂辅食的餐具（母乳喂养儿不喜欢吸吮人工乳头，不喜欢用小勺往嘴里送饭）；喂辅食时烫着过宝宝或呛过宝宝等（婴儿已经有记性了）；用喂过苦药的奶瓶、小勺、小杯、小碗喂宝宝辅食（这事宝宝记得清楚着呢，他不想上当）；喂奶时抱着宝宝，喂辅食时却让宝宝坐在小车里；喂奶是妈妈抱着，喂辅食却让爸爸或其他人抱着；早就缺铁缺锌了，食欲已经下来了，什么也吃不出味道来，开始厌食了；宝宝还不能消化谷物，对肉、油消化也不是太好，肚子总是胀胀的，实在不舒服；辅食消毒不严，细菌感染了肠道，患了肠炎，不用说辅食，就是奶也要少吃了；没有把放在冰箱中的辅食熬沸，只是热热，虽然不凉，但吃了肚子不舒服，影响了下一顿辅食添加；天气太热了，成人消化功能都减低了，对小婴儿的影响就更大；宝宝爱吃某种辅食就多喂，就上顿下顿地喂，直到吃够了，什么辅食也不想吃了；宝宝本来不想吃了，可爸爸妈妈按照某个标准认为今天辅食添加的任务还没有完成，就合起来对付宝宝，生往嘴里灌，哭也不管，正好张开嘴巴，顺势把辅食往嘴里放；宝宝睡得迷迷糊糊的，把奶嘴塞进宝宝嘴巴，让宝宝迷迷糊糊地把辅食喝进去，宝宝会非常反感；宝宝积食了，应该歇歇了；宝宝真的生病了。

上述这些可不是教爸爸妈妈如何对付宝宝的,是提醒爸爸妈妈引以为戒的,针对不同的可能,分析宝宝不爱吃辅食的原因,提高喂养技巧。

8. 翻身练习

五六个月的宝宝如果仍然不会翻身,应首先考虑护理方面:是不是冬季宝宝穿得比较多,影响自由活动;是不是新生儿时期盖被时用沙袋或枕头压在宝宝两边,限制了宝宝的活动;是不是看护人对宝宝训练不够。训练宝宝翻身的办法是很简单的。首先要给宝宝穿少些,盖少些,可以先教宝宝向右翻身,方法是把宝宝头偏向右侧,托住宝宝左肩和臀部,使宝宝向右侧卧。从右侧卧转向俯卧的方法是妈妈一手托住宝宝前胸,另一手轻轻推宝宝背部,使其俯卧;如果右侧上肢压在了身下,就轻轻帮助宝宝抽出来。宝宝的头会自动抬起来,这时再让婴儿用双手或用前臂撑起前胸。经过锻炼,宝宝就学会翻身了。

如果练习多次宝宝仍然不会翻身,应该带宝宝看医生,排除运动功能障碍的可能。一般来说,运动功能障碍会出现一系列运动能力的落后,不会单单翻身落后。

9. 改掉吮手指和流口水的习惯

五六个月的宝宝吸吮手指是发育过程中的正常表现,科学研究证实,大约50%的婴儿会吸吮手指,有关专家还发现胎儿就有吸吮手指的现象。这个时期吸吮手指与"吮指癖"是两码事。六个月以前的婴儿,差不多都有吸吮手指的欲望,六个月以后就逐渐减弱了。

看到婴儿吸吮手指,应该用积极的态度来对待,比如抱起宝宝亲亲小手,把玩具送到宝宝手中,喂宝宝一些果汁、水等。不要试图管住宝宝吸吮手指,而是要尽量避免宝宝吸吮手指,以免发展成吸吮手指癖。

除了吸吮手指外,这个月的宝宝会把拿到手里的任何东西放到嘴里啃,这也是婴儿特有的表现。所以给婴儿的东西要卫生、安全,能啃下来的玩具不要给宝宝玩,能放到宝宝嘴里的东西不要给宝宝玩,如小球、糖块、纽扣等,以免出现气管被异物堵塞的危险。

五六个月的宝宝唾液腺分泌增加了,添加辅食后唾液分泌更多,再加上出乳牙宝宝流口水就很多了。在婴儿胸前戴一个小兜嘴,同时多备几个,只要湿了就换下来。口水会把宝宝下巴淹红,因此不要用手绢或毛巾擦,而应用干爽的毛巾沾干,以免擦伤皮肤。如果喂了有盐、有刺激皮肤可能的辅食,就要先用清水洗一下,不能只是用毛巾沾,那样刺激物的成分仍会留在宝宝下巴上。

10.预防蚊蝇叮咬

蚊虫叮咬可传播痢疾、乙脑、肝炎等多种疾病。夏季防止蚊虫叮咬,最好的办法就是挂蚊帐。蚊香的主要成分是杀虫剂,通常是除虫菊酯类,毒性较小。但也有一些蚊香选用了有机氯农药、有机磷农药、氨基甲酸酯类农药等,这类蚊香虽然加大了驱蚊作用,但它的毒性相对就大得多,一般情况下,宝宝的房间不宜用蚊香。

电蚊香毒性较小,但由于婴儿新陈代谢旺盛,皮肤吸收能力也强,最好也不要常用电蚊香;如果一定要用,尽量放在通风好的地方,切忌长时间使用。

宝宝房间绝对禁止喷洒杀虫剂,婴儿如吸入过量杀虫剂,会发生急性溶血反应,器官缺氧,严重者导致心力衰竭,脏器受损,或转为再生障碍性贫血。采用纱门纱窗和挂蚊帐等物理方法避蚊,是最有效且无副作用的好办法。

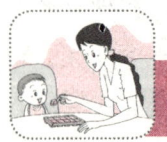

6~7月宝宝的身体发育和季节护理

1.身体发育

一是身高。这个月婴儿身高平均增长2.0厘米。但这只是平均值,实际可能会有较大的差异。婴儿身高增长有时也像芝麻开花一样,一节一节的。这个月没怎么长,下个月却长得很快。父母要动态观察宝宝的生长。

二是体重。这个月婴儿体重平均增长0.45~0.75千克。这也是平均值。

体重与身高相比，有更大的波动性，受喂养因素影响比较大。对于宝宝的体重问题，父母要学会分析，不要盲目认为宝宝有病了，不要随便给宝宝吃各种各样的消化药，那样会破坏宝宝肠道内环境。

宝宝不是越胖越好，胖虽然可爱，但不能为了儿时的可爱，埋下疾病的祸根。有一些儿童成人病的形成，肥胖就是元凶。胖不是宝宝健康的标志。

三是头围。这个月婴儿头围平均增长1.0厘米。1.0厘米的增长，对于头围来说，测量起来可能比较不出太大的差别，因此必须是比较精确的测量。

四是前囟。在一般情况下，六七个月的宝宝前囟不会闭合，但也不会很大了。极个别的已经出现膜性闭合，就是外观检查似乎闭合了，但经X线检查并没有真正闭合。

遇到前囟闭合父母会很着急，怕囟门过早闭合影响宝宝大脑发育。为了这个问题，给婴儿照射X线是不值得的。如果婴儿头围发育是正常的，也没有其他异常体征和症状，没有贫血，没有过多摄入维生素D和钙剂，可动态观察，监测头围增长情况。如果头围正常增长，就不必着急，可能仅仅是膜性闭合，不是真正的囟门闭合。

2. 季节护理要点

春季气候不稳定，冷热不均。如果上一年一冬天也没怎么做户外活动，到了开春带到户外，呼吸道对冷空气的抵御能力低下，容易患呼吸道感染。因为六个月的宝宝从母体中获得的抗体慢慢消失，自身抗体尚未产生，所以对病毒细菌的抵抗能力下降；如果是人工喂养儿，缺乏初乳中抗体的摄入，容易引起呼吸道感染，较之母乳喂养儿抵抗力可能低些。如果上一年的一冬天都坚持户外活动，到了开春就不会出现这种情况。但也不要急于减衣服，带婴儿外出时，时间不要过长，多给宝宝喝水。六七个月的宝宝容易发生出疹性疾病。如幼儿急疹、疱疹性咽峡炎、无名病毒疹等（详见后面"常见疾病治疗与护理"）。

在炎热的夏季，婴儿食欲会有不同程度下降，如果是在夏季开始添加辅食，就比较困难，宝宝本来就不爱吃奶，也不会喜欢吃辅食。妈妈不要强迫婴儿吃你认定的辅食和奶量，会使婴儿积食，甚至腹泻。

夏季炎热，要注意奶瓶及配奶器具的消毒灭菌。最好买桶装配方奶粉，放在冰箱冷藏室内。鲜奶很容易变质，所以夏季最好不选择鲜奶喂养。

宝宝在夏季长痱子后，如果被抓破，感染化脓菌后形成脓包，可能会引起婴儿发热。脓包也会出现疼痛，婴儿会为此哭闹，应及时治疗，可涂用雷夫奴尔霜。另外夏季如果宝宝缺水或天气过热，可能会发生夏季热病。

六七个月的宝宝可能没有赶上接种乙脑疫苗，但有感染乙脑病毒的危险。蚊虫叮咬是传播乙脑病毒的主要途径。

在这个季节里，胖宝宝容易发生皮肤褶皱处糜烂，要勤洗皮肤褶皱处。对于爱出汗的宝宝，使用爽身粉或痱子粉是不适合的。用清水勤洗是预防皮肤糜烂和痱子的最好方法。

过冷的食品进入宝宝的胃内，会使婴儿胃内血管收缩，胃黏膜缺血，使胃分泌功能受到抑制，消化酶减少，影响婴儿的消化吸收功能，因此不宜吃过凉过热的食品。可以把常温的酸奶，作为冷饮给宝宝喝，对宝宝的消化有益。

秋季是个好季节，是婴儿最不爱患病的季节，食欲也会随着天气的凉爽而增加。值得注意的是，不要因为宝宝爱吃饭了，就拼命给宝宝吃，这会使宝宝积食的。尽管宝宝很爱吃奶，也要适当掌握奶量。

随着天气转凉，有的宝宝会逐渐开始出现咳嗽，嗓子里呼噜呼噜的，好像有很多的痰，爱长湿疹的宝宝更是如此。妈妈就以为是患了气管炎，开始给宝宝吃药打针，结果，宝宝也没见好，却吃了一冬天的药。其实，宝宝根本不是感冒，也不是气管炎，更不是肺炎。这样的宝宝就是气管分泌物多。天气一凉下来就会这样。如果一看宝宝咳嗽了，就不敢带宝宝到户外了，一直到第二年开春才敢把宝宝带出去，会使宝宝气管分泌物更多。户外锻炼是很重要的，尽管宝宝嗓子里呼噜呼噜的，也不妨碍带宝宝进行耐寒锻炼，耐寒锻炼会改善这种状况。

在冬季里，六七个月的宝宝爱患感冒，冬季是患感冒的高发季节，所以要注意预防感冒。室内空气新鲜，应定时开窗开门通风。保持室内温湿度适宜。在室内，不要给宝宝穿得过多，如果宝宝总是有汗，脸红红的，到室外就会受凉外感风寒。

在这个季节，父母预防感冒也是很重要的，这个月婴儿，被父母传上感冒是最常见的。父母一旦感冒，要注意与婴儿隔离，给婴儿喂奶喂饭时或抱宝宝时，最好戴上口罩，以免喷嚏、咳嗽飞沫传到宝宝的呼吸道。爸爸妈妈患感冒后会经常擦鼻涕，病毒会沾在手上，如果没有清洗干净，可能会传到宝宝手上，宝宝吃手时，可能会感染病毒。还有给宝宝用的餐巾手绢等都要注意，不要被大人手上的病毒污染。

六到七个月的宝宝应该接种第三针乙肝疫苗了。

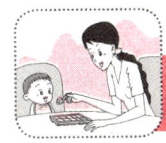

6～7月宝宝的生活护理和疾病预防

1. 衣物、被褥、床、玩具

六七个月的宝宝开始会在床上翻滚，也开始学习爬，坐得也比较稳了。当宝宝醒着时，最好放在成人的大床上，或放在铺着地毯或木地板的地板上，使宝宝有足够的空间锻炼翻滚，爬着坐着也舒服。如果是坐在带栏杆的床里，床栏杆会挡住宝宝的视线，让婴儿感到很不舒服。婴儿床比较小，宝宝翻滚时很容易撞在栏杆上，宝宝的头会磕一个大包，脚也可能被卡在栏杆缝隙中。所以，妈妈不要为了安全而不顾宝宝的感受。

六七个月的宝宝对电动玩具会非常感兴趣，带响的玩具仍是婴儿喜欢的，婴儿会更加熟练地摇晃拨浪鼓、花铃棒。把电动玩具放在离婴儿一米远的地方，宝宝趴着时，会努力向前爬。尽管这时还不会爬，但爬的愿望促使婴儿学习爬行。

当婴儿坐着时，把电动玩具放在婴儿一米远的地方时，婴儿会非常高兴地看着玩具，还可能会由坐位向前倾斜变成俯卧位，企图去够玩具，这是个比较复杂的体位变换，即使不能成功，对婴儿运动能力的提高也是有好处的。

玩玩具时，应该注意的还是安全问题，气管异物堵塞可危及婴儿生命，一定要时刻想到。给宝宝玩具前，每次都要仔细检查是否有破损，如掉下的破损碎片可能会被宝宝吃到嘴里，也可能会划破宝宝皮肤，有无易脱落的螺丝和其他部件，还要注意玩具清洁。

患儿呼吸道异物的主要原因是玩具零部件脱落，儿童服装上的纽扣及装饰物，商品上粘贴的各种标签，比较薄软的塑料包装袋等。还有胶皮玩具底座的金属响笛、玩具上的球珠、铅笔上的铁环橡皮、曲别针等易造成呼吸道异物的东西，不胜枚举。异物堵住口、鼻、咽部，往往造成缺氧后脑损伤、脑瘫，甚至死亡。异物卡在气管、支气管中，则引起肺不张、肺感染、气胸、气管—食管瘘等，危害严重。这种现象，必须引起家长的高度重视。

保护幼小的生命，消除他们身边的隐患，是全社会的责任。为了严防这类情况的发生，婴幼儿服装、玩具、用品设计生产者，应具备婴幼儿用品安全意识。有关行业管理机构应将婴幼儿用品是否对婴幼儿安全这一指标纳入产品生产标准。对市场上流通的危及婴幼儿安全的产品及劣质产品，应坚决取缔。另外，国外玩具上有适宜年龄的明显标识值得借鉴。家长为婴幼儿购物时，要仔细检查有无可能脱落的异物，不要购买来路不明的劣质商品，衣服、玩具在用过一段时间之后，应注意纽扣、零部件等是否可能脱落。

2. 睡眠护理

六七个月的宝宝白天的睡眠减少了，玩的时间延长了，还可以留出时间吃辅食，晚上睡觉时间也向后推迟了。有的宝宝可能到了晚上10点还没有睡意，可早晨却起得很晚。父母都上班，保姆作为宝宝的看护人，会以喂饱了喝足了为目的，至于和宝宝玩，做户外活动等，都不放在重要位置上。宝宝又天生亲妈妈，所以，妈妈回来后，就不舍得睡觉，妈妈也会和宝宝做游戏，逗宝宝玩，母乳喂养的宝宝还会喂母乳，这就使得婴儿睡眠时间向后逐渐推延。有的宝宝到了傍晚还补上一觉，要等到妈妈七八点回来后又醒来，宝宝就不可能早睡。

宝宝到了23时以后还不睡觉，父母开始担心宝宝会因睡眠太少而影响了长个子。爸爸妈妈知道，晚上是生长激素分泌的高峰，错过了这个时期，就会导致生长激素分泌减少，宝宝可能会长不高。有这种担心的父母，往往会带着宝宝看医生。但这个问题医生往往是解决不了的，只能提些建议。

如果是保姆看护的宝宝，要改变这种状况，需要和保姆谈话，让保姆帮助改变这种睡眠习惯，早晨尽量叫醒宝宝，带宝宝到户外活动，傍晚不要让宝宝再睡上一觉。这样会使宝宝晚上八九点钟入睡。但如果宝宝已经养成了这种睡眠习惯，即使不让傍晚睡，早晨也早早把宝宝叫醒，宝宝还是很晚才入睡，那就不能勉强了，以免宝宝睡眠不足，真的影响长个。

六七个月的宝宝一天应该睡多长时间，答案并不是统一的。这要看宝宝的生长发育是否正常，醒后是否有精神。如果一切正常，即使睡得不如别的宝宝长，也不必担心，这就是睡眠少的宝宝，可能父母也不是那种很能睡的。

有的宝宝，睡的时间比较长，妈妈就以为是宝宝不很机灵，总是睡着。有的宝宝就喜欢睡觉，妈妈也不要干预。如果宝宝一夜都不醒，能睡十几个小时，白天睡得少，父母也没有必要非要延长宝宝白天睡眠时间。白天睡得少，就增加白天活动的时间。

3. 大小便护理

六七个月宝宝的大便比较固定了，有的会从每天五六次大便改为一两次大便，也有的婴儿，隔一两天大便一次，这会让父母着急，如果是第一次，妈妈就会向医生咨询，或抱着宝宝上医院。如果总是这样，父母也就习以为常了。如果干燥得排不出来，才会着急。

尽管宝宝隔一两天大便一次，如果大便不干燥，拉得很痛快，宝宝也没有什么不适，父母就要分析：父母也是这样吗？有便秘家族史吗？宝宝从来都没有发生过大便干燥？是否有喂养不当的地方？比如母乳不足，宝宝又吃很少的辅食。宝宝生长发育正常吗？如果没有什么问题，隔一两天大便一次就不能视为异常。

大便干燥，可能会把肛门撑破，肛门的疼痛会让宝宝不敢大便，结果大便就更干燥。一旦宝宝出现大便干燥，要及时看医生，不要自行使用开塞露或服用泻药。

大便干燥不一定是停止添加辅食的原因，添加蔬菜和水果可使大便变软。以母乳为主的婴儿，大便次数可达三四次，增加辅食种类时，可能使大便变稀，色绿，只要不是水样便，没有消化不良，肠炎，就不要停止添加辅食。

有的时候添加辅食后，出现了大便次数增加，妈妈可能会停止喂辅食，结果很长时间也不能使大便转为正常，宝宝还会不停地哭闹，体重增长也不理想了，这可能是饥饿性腹泻。已经习惯吃辅食的婴儿，重新以牛奶或母乳为主，就会出现这种情况。所以，即使是添加辅食后出现了稀便，消化不良等，也不能长期停止添加辅食，要考虑饥饿性腹泻的可能。

六七个月宝宝的小便次数多数在10次左右，夏季出汗，皮肤蒸发水分多，尿量可能会有所减少，次数也可能在六七次，注意多喝水。夏季容易患尿布疹，要勤换尿布。

这么大的婴儿，对于妈妈把尿多不会反抗，有时很容易成功，但这并不是真的控制小便的表现。如果正赶上宝宝没有尿，妈妈可能会把的时间长些，有的婴儿就会不满意了，打挺或哭闹。有的婴儿似乎很识相，一把就尿，妈妈就频繁把尿，几乎是一两个小时就把一次。这并不是好事，这样会使宝宝的尿泡变得越来越小，到了该自行控制排尿的时候反而会很困难。

对于这个月的婴儿训练尿便要掌握火候。如果能够观察出宝宝要排泄，把一分钟就能排，可以把尿便，甚至可以坐便盆，如果不是这样，就不要勉强。即使周围的宝宝被妈妈训练得很好，也不要着急，1岁以后才进入训练排便时期。

婴儿的尿发浑，尤其是女婴在排尿时哭闹，要想到患了尿道炎，要及时到医院化验尿常规。男婴排尿时哭闹，要看一看尿道口是否发红，小婴儿的尿道口可以发炎，致使排尿疼痛，可以用很淡的高锰酸钾水浸泡几分钟阴茎。是否有包皮过长，要请医生诊断。但小婴儿即使有包皮过长，也不要轻易手术，随着年龄的增长，包皮可能并不过长。过早切除，会导致包皮过短，使龟头裸露。

4. 夜啼的护理

六七个月的宝宝可能会出现夜啼；原来有夜啼的宝宝，到了这个月，夜啼也许会消失，也有可能变得更加严重。对于真正的夜啼儿，要寻找夜啼的原因和解决办法是不容易的，针对夜啼的一些对策也很少能够奏效。对于这样的夜啼，可能会使父母感到带宝宝异常艰辛。医生也很同情这种情况，但却没有好的解决方法。

夜啼体现了六七个月宝宝的"高要求"。既然是"高要求"，父母也要给予更高的照顾，不然的话，可能会使这样的宝宝变得灰心丧气，烦躁不安，哭得就更频繁，更剧烈了。

或许会有人告诉你，对付夜啼的婴儿就是不理睬他，让他尽管哭个够，这是消极的办法，可能会使情况变得更糟。对于高要求的宝宝，父母要耐下心来，共同担当起养育宝宝的重任，而不是相互埋怨，甚至影响到婚姻的稳定。

要想使这样的宝宝度过夜啼期，爸爸的作用是不可低估的。只靠妈妈是不行的，即使是全职妈妈，也很难达到高要求儿的需要。白天，妈妈要给宝宝做辅食，喂奶，喂饭，做户外活动，洗涮，收拾家务。晚上，妈妈要哄宝宝，不能好好睡觉，妈妈会感到筋疲力尽。如果爸爸因为白天上班，宝宝影响他的睡眠，会对妻子大吼："连宝宝也看不好，明天带宝宝到医院。"或者干脆搬到另一间屋子里，可宝宝的哭声仍然不绝于耳。爸爸可能会气愤不已。夫妻间产生了隔阂，但婴儿仍然是我行我素，还是哭个没完，而且在爸爸的吼声和妈妈的抱怨中越哭越厉害。

如果您的宝宝是个高要求儿，就应该正确面对。多给宝宝一些关心和爱护，宝宝不会一直哭下去的，在爸爸妈妈耐心呵护下，终会有一那么一天，宝宝突然不哭了，夜间能睡整觉了。

事实上，有些婴儿夜啼是有原因可寻的，诸如吃不饱；白天活动过少；白天受到刺激，夜间被噩梦惊醒；对母乳依赖，不吸着乳头就睡不安稳；肚子不舒服，可能是吃得太多，消化不了；室内空气不新鲜，缺氧，宝宝感到出气不畅快；温度太高，热得睡不着觉；室内温度太低，冻得睡不塌实；有蚊子叮咬；空气干燥，嗓子不舒服；咳嗽以至于把奶都吐出来了，很不舒服；大便干燥，晚上肛门堵着大便；肚子发胀气，又不能把气排出来；感冒鼻塞，嗓子里有痰，通气不畅；皮肤湿疹或尿布疹，又痒又痛；要出牙了，可能多少有些痛，等等。这些原因可能是医生找不出来的，还要靠父母仔细观察，寻找可能的原因，试着改善一下，宝宝可能就不会再夜啼了。

5. 正确认识宝宝趴着睡

从这个月开始，有的婴儿会趴着睡，父母不知道宝宝趴着睡是否正常，有的老人就会告诉年轻的妈妈，小儿趴着睡，可能是肚子有虫子或小儿肚子痛。其实，这个月的婴儿由于能自由翻身了，所以，虽然睡觉时妈妈明明看到宝宝是仰着睡的，怎么现在趴过来了呢？而且，有许多婴儿开始喜欢上了这种睡觉姿势。妈妈把宝宝变成仰卧，可是不一会，宝宝就又趴过来了。

婴儿如果能够自由地变换体位，大多是采取他舒服的姿势睡眠。喜欢趴着睡的婴儿，大多是感觉这样睡比较舒服，而不是有什么疾病。婴儿可能也不会整个晚上都采取趴着睡的姿势，可能会仰卧或侧卧一会，再俯卧一会，不断地变换睡姿，这是很正常的，父母不必担心。

当然，六七个月的宝宝总是趴着睡可能有的异常情况。如果脑后或背部臀部有疖肿，挨到床会疼，婴儿会被动采取俯卧位睡眠。但是，长疖肿的宝宝，当妈妈让他仰卧时，会因为疼痛而哭闹。

6. 继续努力改掉吸吮手指和流口水的习惯

通常情况下，婴儿在出生后最初的三个月里，非常渴望吸吮，如果哪一天，碰巧婴儿的手指挨到了嘴唇，宝宝就会吸吮起来，而且往往是一发不可收拾，吸吮得很来劲。六七个月的宝宝如果还是不断地吸吮手指，或从来不吸吮手指的婴儿，在这个月的某一天，开始吸吮手指了，就不是本能了，也不表示这个婴儿需要吸吮。

通常认为，人工喂养儿要比母乳喂养儿更易吸吮手指，可能的原因是，吸吮母乳的婴儿，能够较长时间地吸吮；母乳喂养次数多，是按需按时哺乳。这就使得人工喂养儿不能满足吸吮的欲望，吸吮手指正好弥补了这种不足。婴儿长期得不到满足，吸吮的欲望不但不会随着月龄的增加而减轻到消失，反而会增强这种难以满足的欲望，结果宝宝长到了六七个月，吸吮手指的现象就延续下来，而且会越演越烈，最终发展成"吮指癖"。

那么，如何对待吸吮手指的宝宝？做父母的只能是帮助宝宝改变这种状态，而且还要默默帮助，而不能采取任何强制性的措施；要通过转移注意力的方法，如：和宝宝玩耍，把玩具递到宝宝手中等。不论你采取什么措施阻止，都不要采取强制性的。另外，宝宝在长牙期间，如果偶尔出现吸吮手指或啃手指的现象，可能会随着牙齿的萌出而很快消失，不必介意。

六七个月的宝宝大部分开始萌出乳牙，因而口水流得更厉害了。要为婴儿多准备几个小布围嘴，湿了要及时更换，以免潮湿的围嘴浸坏了宝宝的下颌和颈部皮肤，长出湿疹。有的婴儿流口水比较严重，下颌总是湿湿的，把皮肤都淹了。可以用清水洗净下颌后，涂一点香油，能够保护皮肤不被口水浸破。婴儿流口水不需要药物治疗。

7. 温和对待宝宝耍脾气

这时的婴儿，情感丰富了。如果父母不尊重宝宝的选择，宝宝会反抗的。比如你喂他辅食他不喜欢吃时，会用手打翻你拿着的饭勺或饭碗，再如你非要把尿，宝宝就会打挺哭闹，把两腿伸直甚至把尿盆弄翻。

婴儿耍脾气，并不是坏事，说明宝宝已经有了自己的主见，不能一遇到宝宝耍脾气，就认为这样的宝宝应该管教，否则，长大了就管不了了。对于这么大的婴儿，这样认为是不对的。

教育宝宝以讲道理为主，而不能在宝宝耍脾气时，父母就耍态度。况且，这么大的婴儿还不能明白一些事理。在宝宝耍脾气时，父母生气，或抱怨，或耍态度，都是不应该的，这会加剧宝宝耍脾气的势头。以温和的态度对待宝宝是最好的。

8. 宝宝拒绝奶瓶的应对措施

单纯母乳喂养儿，平时没有使用奶瓶习惯，由于母乳不足，开始用奶瓶喂牛奶了。奶瓶的奶嘴和母乳的乳头有很大的差别。婴儿不接受这种奶嘴也是情有可原的。如果原来用奶瓶喝水、喝果汁或菜汁都很好,偏偏用奶瓶喂牛奶就拒绝奶瓶。最让妈妈难以理解的是,不但不喝奶瓶里的牛奶,现在连奶瓶里的果汁和菜水也不喝了。妈妈不要为了婴儿不吃奶瓶就急得不得了,这种情况也是正常的。

在护理拒绝奶瓶的宝宝时父母不要着急,不要为此不知所措;不要为此绞尽脑汁想方设法非要婴儿吃奶瓶不可,方法不当反而会使婴儿更加拒绝奶瓶了;如果宝宝不喜欢使用奶瓶,就暂时用杯子或小勺喂,也许过一段时间,宝宝自然就使用奶瓶了;妈妈可以隔三差五给婴儿奶瓶试一试,即使一直都不喜欢用也不要紧的,再过几个月宝宝就开始从断奶过渡到正常饮食了,那时喝水、喝奶、喝饮料都可以使用杯子了。

9.使宝宝喜欢喝白开水的办法

新生儿的味觉已经比较发达了,喜欢甜味。如果出生后给新生儿喝糖水,再给白开水时宝宝就很不情愿去喝。六七个月的宝宝对味道的品尝能力已经很强了,喝惯了果汁、配方奶、咸淡适中的菜水、菜汁,对白开水就不感兴趣了。这时的宝宝对于吸吮已经有更具体的目的了,那就是喝他喜欢喝的东西。越明白事的宝宝越不爱喝没有味道的白开水,就像成人一样。所以,婴儿不喜欢喝白开水是很自然的。但是任何饮料都不能代替水,尽管婴儿不爱喝白开水,也要想办法喂一些水,哪怕喝几口也是好的。

让六七个月的宝宝自己拿着奶瓶喝水是最好的方法。婴儿喜欢自己做事,把喝水的任务交给婴儿自己,妈妈在一旁看着,宝宝会喝下不少的水。这个方法很有效。妈妈不要怕婴儿自己拿不好奶瓶。不要担心,你只要在一旁看着,不会出什么问题的。这个时候的宝宝每天应该喝30~80毫升的水,如果是牛乳喂养,应该喝100~150毫升水。用奶瓶喝水是比较省事的,如果用小杯子或小勺喂水就比较麻烦了,还是养成用奶瓶喝水的习惯比较好。

10.不要强迫宝宝吃辅食

六七个月的宝宝添加辅食仍然是初期,只要宝宝吃就行,不要求必须按照这个月婴儿辅食添加的种类和量。每个宝宝对于辅食的需要程度是不同的,不能千篇一律要求每一个婴儿。

给这个月的宝宝添加辅食有时会遇到困难,原因是添加的辅食不适合婴儿的口味;添加辅食过晚了;母乳很充足;牛乳吃得很多;不喜欢使用辅食的小勺小杯;被妈妈撑着了,已经积食了;食量小;很爱吃奶的婴儿更不爱吃辅食。如果没有以上这些可能的原因,就要考虑疾病问题了。如果添加辅食困难,又找不出什么原因,就要少加,只要吃一点就可以。如果一点也不吃,就改一改辅食的种类。一口辅食也不吃的宝宝,还是很少见的。

这里给您推荐添加辅食的方法,供参考:

一是180毫升果汁或菜汁。每天分两次喝,但有的婴儿一次就可以喝180毫升的果汁,下顿又喝180毫升的菜汁。有的婴儿一次只喝80毫升果汁,菜汁只喝50毫升。

二是一个鸡蛋。但有的宝宝就像咽药那样难以把一个鸡蛋吃进去,可有的婴儿可以三下五除二,几口就吃光了一个鸡蛋。

三是固体食物。这个月可以试着给宝宝吃些固体食物,如面包、磨牙棒、馒头。有的婴儿吃半固体的粥还咽不痛快呢,吃固体食物就咽不下去。还会出现干呕,最后还是把它吐出来了。老人就说这宝宝嗓子眼细。其实成人也一样,有的人吃饭狼吞虎咽,不挑食,吃什么都香,可有的人吃饭细嚼慢咽,不爱吃的一口也难以下咽。这就是个体差异,不能说前者健康没病,后者就有病。

11. 预防宝宝厌食

什么阶段都可能会有不爱吃饭的宝宝,但真正厌食的宝宝并没有那么多。大多数宝宝根本不是厌食,而是妈妈在喂养方式和观念上有问题。食欲低下,什么也不肯吃,看到吃的就会不高兴,把放在嘴里的奶头吐出来,把喂进的辅食吐出来。如果强迫喂进去,可能会发生干呕。体重增长缓慢,生长发育落后,头发稀疏,缺乏光泽。对于这样的宝宝,要看医生,做必要的检查,服用必要的药物。

那么，如何预防宝宝发生厌食呢？这里给家长一些建议：

一是在添加辅食过程中，妈妈按照食谱或书上推荐的食量喂宝宝，如果不能把妈妈做的辅食吃下去，或不喜欢妈妈做的辅食，这可不是宝宝厌食，是妈妈错怪了宝宝。

二是如果宝宝很爱吃某种食物，妈妈就没有限制地喂给宝宝，而且第二天又做给宝宝吃。这样，就会使宝宝吃腻了。宝宝不但不再吃他喜欢的这种食物，还会影响其他食物的摄入。

三是合理采纳别人的意见和建议。有的父母，不知给宝宝吃什么好，很喜欢听周围人的经验之谈，周围人说什么好，就不假思索地买给自己的宝宝吃。你的宝宝也许不适合吃这些，如你宝宝添加辅食时间晚，是五个月才添加的辅食，而那人的宝宝是三个月开始添加的，那个宝宝是人工喂养，你的宝宝是母乳喂养，那人推荐的恰好是含油脂大的食品，不适合给刚添加辅食不久的宝宝吃。结果导致宝宝消化功能障碍，积食了，宝宝辅食量和奶量都下降了，也不爱吃了。凡此种种，父母都要加以辨别，不要动辄就认为宝宝是厌食症。

另外，应做好六个月后的宝宝的疾病预防工作，如湿疹和打呼噜的防治，预防发生意外隐患的措施等。本书有相关内容可参照。

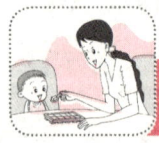 7~8月宝宝的身心发育和季节护理

1.身体发育

一是体重。七到八月的宝宝体重有望增加0.22~0.37千克。虽然从过去的记录中发现月体重增长速度逐渐缓慢，但宝宝体重的绝对值是上升的。妈妈可以根据男婴和女婴不同的体重百分位曲线图，来监测宝宝体重增长趋势是否正常。连续性检测的结果要比偶尔一次测量的具体数值更有意义，因为

婴儿体重不是每天均匀增长的，而是呈现跳跃性，存在"补长"的现象，不连续检测就不能跟踪宝宝体重发育的内在规律。因此也可以说，体重以及其他身体发育指标是受多方面因素影响的。比如护理不当可导致营养不足，这是婴儿体重增长缓慢的又一主要原因。

二是身高。七到八月的宝宝身高有望增长1.0~1.5厘米。根据过去的记录来看，宝宝身高增长和体重增长都遵循一个规律，即逐渐减缓。和检测体重一样，连续、动态的监测，要比一次具体测量的数值有意义。

三是头围。七到八月的宝宝头围增长进一步放缓，平均数值在0.6~0.7厘米。头围增长规律和身高、体重的增长规律也是一样的，月龄越小，增长越快；月龄越大，增长越慢。

四是前囟。七到八月的宝宝前囟发育变化不大，和上个月差不多。

另外，在满八个月那天，不要忘记给宝宝接种麻疹疫苗。

2. 心智发育

一是直观思维能力。这个月龄的婴儿对看到的东西能有直观的思维了。如看到奶瓶就会与他吃奶联系起来，看到妈妈端着饭碗过来，就知道妈妈要喂他吃饭了。这是教宝宝认识物品名称并与物品的功能联系起来的好时机。通过游戏活动认识了物质是客观存在的，宝宝逐渐理解了，一种物品被另一种物品挡住了，那种物品还存在，只是被挡住或蒙上了，这是认识能力质的飞跃。玩具看不见了，不是没有了，而是蒙在布的后面。一开始，不能把玩具全蒙上，露出一点。宝宝根据露出来的那一点，知道整个玩具是蒙在了布后面；慢慢的，妈妈就在婴儿的眼前，把玩具全部蒙起来。宝宝会用手把布掀开，看到蒙在后面的玩具又重新回到了他的眼前，会很开心地笑。

二是开始有兴趣有选择地看。这个时期已经不用教婴儿看什么了，训练婴儿把看到的东西和其功能、形状、颜色、大小等结合起来。进行直观思维和想象，是潜能开发的重点。这时的婴儿开始有兴趣、有选择地看，会记住某种他感兴趣的东西，如果看不到了，可能会用眼睛到处寻找。当听到某种他熟悉的物品名称时，宝宝会用眼睛寻找。如果父母经常指着灯告诉宝宝：

"这是灯,晚上天黑了,会把房子照亮。"慢慢的,妈妈问:"灯在哪里?"宝宝就会抬起头看房顶上的灯。这是了不起的能力,父母要鼓励宝宝。

三是有了初步看的记忆。开始认识谁是生人,谁是熟人。生人不容易把宝宝抱走。可以给宝宝买婴儿画册。让宝宝认识简单的色彩和图形。在画册上认识人物,动物,日常用品,再和实物比较。帮助宝宝记忆看到的东西。

四是对自己的名字有反应。开始对某些特定的音节产生反应,如对自己的名字有反应。对"妈妈、爸爸"有比较强烈的反应。听到妈妈爸爸说话声,即使看不到妈妈爸爸,也知道这是妈妈或爸爸在说话。能够辨别人说话的语气,喜欢听亲切和蔼的语气,听到训斥的语气会害怕、哭啼。父母可以利用宝宝的这种辨别能力,培养宝宝知道什么是应该的,什么是不应该的。听到有节奏的音乐,会坐在那里随着节拍左右摇晃身体。会听小动物的叫声。能够把听到的和看到的结合起来。这对婴儿的语言发育有很大的帮助。

五是会说"妈妈","爸爸"。开始发出简单的音节,如"妈妈","爸爸","打打","奶奶"等。对婴儿语言能力的训练,要靠妈妈爸爸及看护人,不断通过婴儿听和看的能力来进行,随时随地向婴儿传授语言。这时的婴儿已经开始逐渐懂得语言的意义,通过听到的语言来认识周围事物。

六是活动能力进一步增强。婴儿开始坐得比较稳当了,宝宝能够自由地利用胳膊和手,能自由地转动头颈部,视野扩大了;能自由地转动上半身,活动空间增大了。宝宝手的活动能力也增强了,能有目的地够眼前的玩具,会用拇指和四指对捏抓起物体,能把物体从一只手倒到另一只手,会把物体主动放下,再拿起来,但大多数情况下,还是不自主地把手里的物体掉下来。会把两只手往一块够,有时好像在鼓掌欢迎,但总是不能很好的把两只手合在一起。妈妈可以帮助宝宝做出拍巴掌的动作。

这时的宝宝在爬的时候可能会肚子不离床匍匐爬行,但四肢运动是不协调的。有的婴儿比较早就会爬,有的婴儿很晚了才会爬。但无论早晚,父母都要把爬作为训练的重点。

3.季节护理要点

春季病毒开始活跃，宝宝比以前易得病了。常见的疾病是春季小儿疱疹性咽峡炎、风疹、幼儿急疹、无名病毒疹、咽结合膜热等。

如果宝宝患病了，能在社区医院解决的，就不要非去大医院了，那里就诊的病儿多，肺炎、气管炎等疾病完全可能交叉传染。要保证宝宝与患有流脑的病儿脱离接触，做好隔离。

冬天很少有户外活动的婴儿，到了开春终于可以出来沐浴阳光了。这个月宝宝白天睡眠少了，一天可以在户外活动三四个小时。户外活动的增加，可能会造成宝宝血钙暂时降低。轻的可能会出现睡眠不安、易惊等症，重的会出现婴儿手足搐搦症。妈妈不必紧张，适当补充一两周钙剂即可。

春季风沙大，扬尘天气不要带宝宝到户外。有风时，抱宝宝到户外，要让宝宝背对风向。带宝宝出去活动一定要带上水，随时补充水分对宝宝咽部有益处，在比较干燥的北方地区尤为必要。

盛夏护理重中之重就是防止蚊虫叮咬，因为七到八月的宝宝还没有接种乙脑疫苗，蚊子又是传播乙脑病毒的媒介，预防蚊子叮咬就是预防乙脑病毒感染，爸爸妈妈绝不可掉以轻心。

在南方或中原一带，春季或春末就有蚊子了，乙脑病毒五六月份就有可能流行，传染高峰是七八九三个月。及时挂上蚊帐是很好的预防措施；傍晚到户外活动，不要带宝宝到草多的地方。另外，夏季宝宝护理，预防痱子也同样重要，预防方法与前几个月龄大致相同。

到了秋季，比较胖的宝宝、长了湿疹的宝宝、食物过敏的宝宝，都容易在气候渐冷的秋季，重新出现痰鸣，就是呼吸时嗓子发出呼噜呼噜的声响。摸摸宝宝的后背、前胸，你会感到宝宝像小猫一样发喘。越到秋末，痰鸣就越严重了。

痰鸣是否就医要看具体情况。如果宝宝只是嗓子里呼噜呼噜的，睡眠时偶尔咳嗽几声，可能还会吐奶，但并不发热，也没有流鼻涕、打喷嚏等感冒症状，吃饭、睡眠、精神状态都还好，那就不用紧张。

其实秋季痰鸣无非两种可能，一是支气管哮喘前期，一是小儿体质问题。体质问题造成痰鸣的宝宝，多是渗出体质，即虚胖、爱出汗、少活动、长湿疹、起风包、不爱吃菜和水果、爱吃甜食、水里不加奶就不喝、大便总是发稀、对牛奶和鸡蛋过敏、户外活动时间少、像温室里的幼苗等等。对于这样的宝宝，解决痰鸣的根本办法不是药物，而是多做户外活动，锻炼宝宝的耐寒能力，增加宝宝的运动量。如果痰鸣是支气管哮喘前期，就要在医生指导下给宝宝服用药物。

即使在北方寒冷地区，七到八个月的宝宝也可以每天到户外活动了。天气好，就多活动一会儿；天气不好，就活动几分钟。最好是每天都能到户外，如果隔几天不出去，再出去时，宝宝可能会受凉感冒。

冬季要坚持给宝宝洗澡。不见得要一天一次，但一周要洗两三次。一冬天都不洗澡的婴儿，开春一洗澡就会患病。

冬季室内空气要流通，不能闷得燥热难耐。另外，这么大的婴儿在室内不要穿得太多了，宝宝活动量在增大，穿得过多容易出汗，冬季出汗易外感风寒，发高烧。穿得过多也限制宝宝活动，七到八月的宝宝正是学爬时期，穿得太多，学爬进度自然减慢，而爬对促进小儿智力开发是有极大益处的。越早学会爬，智力发育就越好。

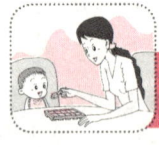

7~8月宝宝的生活护理和智能训练

1.衣物、被褥和玩具

七八个的月宝宝在衣服、被褥、床、玩具等方面的要求和上个月差不多。值得一提的是，七到八月龄的宝宝特别容易发生气管异物。宝宝可能会把玩具上不结实的零件鼓捣下来，放到嘴里，也可能会把已经啃坏的玩具啃一块下来。宝宝长乳牙了，动手能力也增强了，危险系数也增加了，气管异物的危险一定要注意、注意、再注意。

2. 尿便的护理

七八个的月宝宝通常每天有一两次大便，呈细条形；也可能是黏稠的稀便，无便水分离现象，可呈黄色或黄绿色，有的也呈黄褐色，这与添加的辅食种类有关。宝宝的大便臭味增加了，不再像单纯乳类喂养时那样"清淡"了。

个别宝宝可能一天要大便三四次，但只要不是水样便，宝宝也没什么异常表现，就不用担心了。添加不同的辅食，宝宝大便就会出现不同的改变，比如次数增多了，大便不成形了，颜色发绿了，等等。这样的变化都属正常，不要停喂辅食。如果回到单纯乳类喂养，宝宝会发生饥饿性腹泻，而且不会自愈。

与此相反，有的宝宝却是隔天或两天才大便一次，爸爸妈妈很是担心。这时要注意观察。只要宝宝大便不干燥，排便也不困难，喂养方面也很正常，就没什么可担心的了。可以用这样的办法训练宝宝排便：每天在固定时间让宝宝坐便盆一次，不超过两分钟；宝宝坐便盆时，妈妈在旁边发出"嗯、嗯"的声音，做出使劲排便的样子。这样持之以恒，宝宝排便问题就迎刃而解了。

七八个的月宝宝易患感冒，感冒后多数宝宝会出现大便异常，主要是腹泻。这主要是因为宝宝受病毒感染后，服用了清热解毒的感冒退热药物。停用药物后可逐渐好转，如果同时合并了病毒性肠炎，腹泻症状比较重，就需要治疗了，如果是药物所致，感冒后，特别是发烧时，可使胃肠道消化功能减弱，食量会减少，妈妈不要强迫宝宝吃更多的东西，增加肠道负担，出现消化不良或腹泻。

如果妈妈能够掌握宝宝的排便规律，可成功地把宝宝的大便接到便盆里，那就这样做。如果让宝宝坐便盆，宝宝很反感，甚至会以哭来抗议，就不要强迫婴儿必须把大便排到便盆中，对于这个月的婴儿来说，排便训练是没有效果的。

七八个的月宝宝是离不开尿布的，小便次数仍然不少，如果妈妈每次都试图让宝宝把尿排在尿盆里，就会很劳累。倘若宝宝小便比较有规律，妈妈已经掌握了这些规律，能把大部分的尿接在尿盆里，那也是很好的。假如妈妈为了不让宝宝尿湿尿布，总是把宝宝尿尿，就有可能使宝宝出现尿频。不如放开，让宝宝随便尿在尿布上。

对于那些喜欢把尿的婴儿，妈妈要掌握好时间，不要频繁地把宝宝，找到宝宝排尿的规律，适时地把尿，对以后尿便训练是有帮助的。

小便是反映宝宝是否缺水的一项指标，如果婴儿小便量少、色黄，就是宝宝缺水的信号。夏季宝宝通过皮肤丢失的水分比较多，尿量会比冬天有所减少，但如果尿色发黄，就说明尿液被浓缩了，应该多喝水以稀释尿液，否则会加重肾脏负担，对婴儿的健康不利。

宝宝在冬天将小便排到便盆中，妈妈偶尔发现宝宝的尿发白，甚至像米汤样的，这是尿中尿酸盐较多，遇冷后结晶析出所致，把尿液稍微加热乳白色结晶即消失。父母不要害怕，这种情况在冬季时有发生，让宝宝多喝水，尿酸盐浓度就会得到稀释。

3.睡眠的护理

婴儿睡眠时间和踏实程度有了更明显的个体差异。大部分婴儿在这个月里，白天只睡两觉，即10时左右和13时左右，能睡一两个小时。长的可睡两三个小时，一般下午睡的时间长些。如果妈妈陪伴着睡眠，会睡得踏实些，时间也相对长些。

如果傍晚不再眯一觉的婴儿，晚上睡的比较早，多在晚上八九点钟睡觉，一直睡到第二天早晨六七点钟，贪睡的宝宝可睡到七八点钟。睡前能好好吃奶的宝宝，半夜多不再醒来要奶喝。喂养母乳的，多在半夜醒了要奶，但不能很彻底醒来，只要妈妈把奶头塞入宝宝的嘴里，就会边睡边吸吮着，再慢慢地把奶头吐出来，又进入甜甜的梦乡。

大部分婴儿都能安稳地睡上一夜。即使宝宝在睡眠中翻来覆去地滚动，还不时地出声，或哼哼唧唧的，或有一两声的抽啼，或咳嗽一两声，或干呕几下，但并不呕吐，或用手臂狠狠地蹭几下脸，或用小嘴来回地找妈妈的奶头等，这都是宝宝在睡眠中出现的正常表现，睡在一旁的父母不要介意，不要去打扰宝宝。

常常有这样的父母，把宝宝上述的正常现象视为异常，总是不放心，就把大灯打开，又是把尿，又是换尿布，又是喂奶，看看这儿，摸摸那，结果是如果是安静的宝宝，可能会玩一会就睡了；如果是爱闹的宝宝，就会要求父母陪同一起玩，否则的话就会哭闹；正睡在劲头上的宝宝可能会因为父母的打搅而大耍脾气，父母就会又哄又抱，不奏效就只好用吃的把宝宝嘴堵上了。食量好的宝宝会吃饱了接着睡，食量不好的宝宝，会拒绝吃，还可能会为此哭得更厉害。

这一连串的问题，都是父母自己找的。如果宝宝从此养成了半夜醒来吃奶的习惯，半夜醒来让父母陪着玩的习惯，半夜醒来啼哭的习惯，父母困得痛不欲生的育儿生活就来临了。父母会感到很冤枉，但事实就是如此。绝大多数宝宝的疾病其诱因或直接因素都是父母及看护人喂养、护理造成的。对某一环节的忽视或疏忽，或错误认识，或对护理知识理解上有偏差，或固执己见等，导致宝宝不能健康成长。

可见，怎样缓解护理中的压力和矛盾，让父母在困惑中解脱出来，纠正错误观念，矫正偏差，使父母回到正确、轻松、愉快的养育宝宝的轨道上来，这一切都要建立在对宝宝问题的正确分析，对疾病的准确诊断、合理的治疗，传授切实可行的正确护理方法的基础之上的。

4. 掌握宝宝出牙的规律

七八个的月宝宝先萌出一对下乳中切牙，再萌出一对上乳中切牙，以后其他乳牙大致顺序由前向后，左右相继成对萌出，一般是左右对称，同时萌出，先出下牙，后出上牙。到了九个月，萌出一对下乳侧切牙，再萌出一对上乳侧切牙。到了1岁两个月，先萌出一对下第一乳磨牙，再萌出一对上第一乳磨牙；到了1岁半，先萌出一对下乳尖牙，再萌出一对上乳尖牙；到了两周岁，先萌出一对下第二乳磨牙，再萌出一对上第二乳磨牙。这样，到了两周岁，20颗乳牙就出齐了。

但并不是所有的婴儿都是按照如此规律萌出乳牙,有的婴儿早在生后四个月就开始有乳牙萌出了,可有的婴儿迟到生后1岁才开始长牙。妈妈如果因为宝宝乳牙萌出迟了就认为宝宝缺钙,给宝宝喂钙片钙水,是没有必要的,如果宝宝吸收不了这些钙,会使宝宝大便干燥。吸收了过多的钙对宝宝的身体同样是有害的。况且乳牙早在胎儿期就开始生长了,只是没有萌出牙床,妈妈看不到而已,父母尽管放心。

5. 让宝宝好好吃饭

这个月的婴儿开始有了个人爱好,出现不好好吃的问题也多了起来。有的婴儿就是不喜欢吃粥,爱吃米饭。妈妈不敢喂米饭,怕呛着宝宝,认为宝宝还没有牙,不会咀嚼。这种担心是没有必要的,做烂一些的米饭,并不会呛着、噎着宝宝。

有的宝宝不爱吃蔬菜,这可能是前几个月给菜水或菜汤吃,味道比较单调,宝宝吃够了。试着给宝宝一口大人吃的菜,如果宝宝很爱吃,说明宝宝已经喜欢美味了,做菜时就要讲究味道,不能是水煮菜了。也有的宝宝不喜欢剁得非常碎的菜,看起来像菜泥,更喜欢吃大一点的菜了。

有的宝宝喜欢吃香的,在菜里放上肉汤,会很喜欢吃,宝宝长大了,开始喜欢吃滋味浓厚的菜。有的父母一直不敢给宝宝吃盐,这是不对的,应该少放些,肉类食品如果不放些盐,一顿就会让宝宝吃够。有的蔬菜可以没有咸淡味,有的菜没有咸淡味是很难吃的。不能给宝宝吃咸的,并不是不能放盐,要适量,不能放多。

到了这个月,宝宝最不爱吃的可能是蛋,有的婴儿从生后三四个月就开始吃蛋黄,而且都是吃不放盐的蛋黄,有时还放到奶里。如果也不爱吃牛奶了,就会更不爱吃蛋。宝宝不爱吃蛋了,没有关系,肉里的蛋白质也是很丰富的,而且更有利于蔬菜中铁的吸收,可以暂时停蛋一段时间,再吃时也许就喜欢吃了。做鸡蛋的方法要不断更换,不能每天都是鸡蛋羹、鸡蛋汤,很容易吃够的。

宝宝在这个时期可吃的食品种类多了,肉类食品可以代替蛋类了,要不断更换食物种类。当你认为宝宝不好好吃的时候，首先要看宝宝的生长发育是否正常，如果一切都正常，宝宝吃的就不少，偶尔吃得少也是正常的。然后，就是在合理搭配营养的前提下，兼顾宝宝的喜好，不喜欢吃的食物不能硬塞，玩使宝宝快乐，吃也要使宝宝快乐。不管宝宝多爱吃的食品，总吃都会吃够的，所以妈妈不要无限制地让宝宝吃，也不能每天都吃同一种食品。要穿插着，不断更换食品种类，才能使宝宝不厌食某种食品。

6. 预防宝宝流口水加重

宝宝以前流口水也没有这么重，以前一天换一次围嘴就可以了，现在一天换三四次也是湿的，怎么越大口水流得越重了？父母不能诠释这种现象，只好跑到医院看医生。医生看看宝宝的口腔，没有溃疡，也没有疱疹，没有糜烂，也没有红肿，口腔黏膜、嗓子、牙龈都没有异常。下牙床有隐隐的小白牙要出来了。医生告诉妈妈：宝宝是要出牙了，在乳牙萌出时小儿会流口水。而且添加辅食后，宝宝的唾液腺分泌增加，但婴儿吞咽唾液的能力还不够，所以婴儿会流口水。

其实，不用医生看父母也能判断，如果婴儿口腔里有病，宝宝会很好地吃奶吗？会不疼得哭吗？会不发烧吗？会睡得安稳吗？不会的，至少要有一种异常。宝宝不会因为出牙发烧，但有口腔炎症可免不了发烧。有的宝宝出牙时可能会有疼痛感，但那是很轻微的，可能仅仅在晚上睡觉前闹一会儿，或半夜醒了哭一会儿，不会很严重的。这个月的宝宝容易感染上病毒和传染病。如果因为宝宝只是流口水或较前加重，就跑到病人聚集的医院去，是不安全的，说不定，明天还真的有病了。可以先咨询一下，有必要再带宝宝上医院。

7. 注意不要让宝宝磕脑袋

人们都说小孩的脑袋抗磕，认为婴儿颅骨的骨缝没有闭合，还有变形能力，对外力的缓冲能力也比较强。尽管婴儿有这些特点，婴儿的头也不是随便能磕的。而且婴儿是头重身子轻，头大身子小，只要从床上摔下来，就会头着地，最易磕的是头部。头里是脑组织，纵横交错着神经中枢，是人体的指挥部，是枢纽，保护还来不及呢，怎么能让随便磕呢！可偏偏婴儿受伤最多的地方就是头部。挨磕，挨碰的就是头部。说宝宝头不怕磕完全是错误的。

8.宝宝咬乳头怎么办

这个月的婴儿已经开始长牙了，即使没有萌出，也就在牙床里，已经是兵临城下，咬劲不小了，出牙期间的婴儿还就爱咬乳头。如果是咬了妈妈的乳头，可能会把乳头咬破，妈妈可能会为此遭受乳腺炎的痛苦，即使不患乳腺炎，咬乳头也是很疼的，有的妈妈无奈断了母乳。如果咬的是人工奶头，可能会咬下一块橡胶来，咽到了嗓子眼，如果能顺利咽到食管里，还没有危险，如果卡在气管里，可就危险了。

有咬奶头习惯的婴儿，妈妈要多加注意，可给宝宝固体食物，让婴儿有磨牙的机会，让宝宝自己拿着磨牙饼干吃。这个月的宝宝不会因为妈妈痛得叫而不再咬妈妈的奶头，宝宝还不知道心疼妈妈。如果宝宝把奶头咬破了，要涂上龙胆紫，把奶挤出吃，或套上奶罩。发现宝宝咬人工奶头，妈妈要时不时把奶头拿出来，如果咬破了，要及时把咬掉的那块橡胶从婴儿口里取出。

9.多进行益智游戏

婴儿的能力包括很多方面，语言、运动、感觉、尿便、吃等。在婴儿的整个发育过程中，发育水平存在着很大的差异性。不但存在着个体差异，就是同一个婴儿，发育水平也不是均等的。有时会出现暂时的倒退现象。其实，父母不必为你的宝宝能力倒退而抱怨，抱怨只能挫伤宝宝的自尊心。不要认为小婴儿什么也不懂，婴儿也有丰富的情感。也会看脸色，也会听语气，能够感受父母是爱他，还是不爱他。对于小婴儿来说，鼓励的作用总是胜过批评的作用。

婴儿快乐，是身心健康成长的重要因素。父母要送给宝宝更多的快乐，通过一些有益的游戏，开发宝宝的潜能。这里举出几例供参考。

一是藏猫猫。一开始是妈妈把手绢蒙在脸上，以后可以藏在婴儿的身后，把手藏在身后，把奶瓶、玩具藏在身后，通过藏猫猫认识物品。妈妈和爸爸可以互相配合，让爸爸藏在不同的角落或房间，妈妈抱着宝宝寻找，边找边不断地说："爸爸藏到哪里去了呢？让我们看看是不是在那个房间里"。让宝宝感受到空间的距离，爸爸可以在另外一间房子，为以后让宝宝自己睡打基础。爸爸妈妈可以常常和宝宝说："宝宝长大了就在这个房间睡，妈妈爸爸在另一个房间，随时会来到宝宝的房间。"如果爸爸藏在某个角落，可以不断小声地说："爸爸在这里，宝宝能找到吗？"妈妈这时就对宝宝说："爸爸的声音是从哪里传出来的呀？"宝宝就会倾听爸爸的声音。让宝宝学会循声找人。妈妈爸爸可根据具体情况，开发更多藏猫猫的方法，在有趣的游戏中开发宝宝潜能。

二是照镜子。站在镜子前，妈妈可先说："宝宝的鼻子呢？"这时就指着宝宝的鼻子说："鼻子在这里。"这要比指着宝宝的鼻子说这是鼻子又进了一步。让宝宝有一个想的过程，培养宝宝思维能力。宝宝对镜子里的妈妈开始有了认识，镜子里的妈妈和抱着他的妈妈是一个人。当妈妈问宝宝的鼻子在哪里，宝宝能用手指着鼻子，那可是太大的进步了，妈妈应该非常高兴地亲宝宝，赞赏和鼓励宝宝反复练习。

三是找玩具。把几种差异显著的玩具放在一起，让宝宝认识不同玩具的名称，然后说出一种玩具的名称让宝宝找出来。如果宝宝不能够找出来，妈妈就帮助宝宝找出来并说："是这个吗？是的，这个就是小布熊。"反复多次，宝宝就能准确地找到了。有的婴儿不喜欢这种游戏，就不要强迫，可以换一种宝宝能够接受的游戏。只要能够让宝宝在快乐的游戏中得到体能锻炼和潜力开发，不拘泥形式，父母要开动脑筋，找到适合宝宝的最佳游戏。

四是让宝宝自己用杯子喝水，用勺吃饭。妈妈总是怕宝宝把衣服弄脏了，把水洒了，不让宝宝自己拿杯子、奶瓶或饭勺，这是不对的。这时的婴儿对自己拿着奶瓶喝奶，拿着杯子喝水，拿着小勺吃饭，已经开始感兴趣了，妈妈要不失时机地给宝宝锻炼的机会，哪怕一天一次，也要给宝宝创造这个条件。

这个月的宝宝对玩也开始表现出独立的愿望。宝宝对周围的事物充满了好奇心。喜欢探索周围的环境，见什么都想抓，不喜欢父母的摆布和限制了。父母要在安全的前提下，给宝宝一定的空间，让宝宝有独立玩耍的机会。当需要父母帮助时，父母再及时过来帮助一下，不是完全代劳。宝宝在自己玩的过程中，会不断发展大脑的潜能。

五是对宝宝进行语言训练。宝宝虽然还不会说话，但已经开始理解语言，要帮助婴儿逐渐建立起语言与动作的联系。教宝宝每种能力时，都要使用确切的语言。

如客人走了，要教宝宝说再见，并教宝宝做出再见的动作。如果外公外婆给宝宝送东西来了，要教宝宝说谢谢，并教宝宝做出谢谢的动作。这不但锻炼了宝宝的语言能力，还使宝宝与人交往能力得到了提高。

听到小动物叫声时，要指着耳朵，问宝宝听到小狗叫了吗？使宝宝明白耳朵是用来听声音的。宝宝已经认识一些玩具和日常用品，妈妈有意让宝宝把奶瓶、小勺、布熊、拨浪鼓递过来，让宝宝能在几件物品中找到你要的。这是训练婴儿理解语言的一种简便易行的方法。宝宝还感到有趣，找到了妈妈要的东西，妈妈不断赞扬宝宝，使宝宝感受到母爱。

对宝宝输送的语言信息越多，宝宝掌握的语言能力越强，一旦会说话了，就会释放出极大的语言能力。会让父母大吃一惊，好像一夜之间就学会了说话。其实，宝宝学习语言的基础是从出生就开始了，再早些，是从胎儿期就开始了；父母日复一日、不厌其烦和宝宝交流，为宝宝创造了丰富的语言环境，开发了宝宝的语言能力。3岁的幼儿已经基本掌握了母语的语言基础，能比较自由地用语言来表达了。1岁以前是婴儿语言能力开发的关键期。

六是鼓励宝宝做手指练习。七八个月的宝宝会把手里的物体拿到眼前端详一会。如果妈妈不断地教宝宝再见，当爸爸出门上班时，宝宝可能会向爸爸摆摆手。但也许就这么一次，妈妈不要气馁，这已经是非常不错了。大多数宝宝要在1岁才学会和别人再见。喜欢撕纸张，妈妈可以找些不带字的干净白纸让宝宝撕着玩，这对锻炼手指运动有好处，但不要给宝宝画报或带字的纸，因为这样会养成宝宝撕书的习惯，而且宝宝把撕下的纸放到嘴里，油墨或墨迹会被吃下。宝宝把纸放进嘴里，要及时抠出来，以免噎着宝宝。

婴儿的手指活动能力与智力发展密切相关，父母要锻炼宝宝的动手能力，如让婴儿拿各种物品，锻炼宝宝以拇指和食指捏取小的物品。这是很重要的一个动作，要反复不断地让宝宝练习。

拇指和食指对捏动作，是婴儿两手精细动作的开端。能捏起越小的东西，捏得越准确，说明宝宝手的动作能力越强，开展精细动作的时间越早，对大脑的发育越有利。

父母可以给宝宝找不同大小、不同形状、不同硬度、不同质地的物体让宝宝用手去捏取。训练时，必须有人在场看护，因为这个月的婴儿还是喜欢把拿到的东西放到嘴里。小的物体如果被宝宝吃到嘴里是很危险的，可发生气管异物。

也可以给宝宝购买一个算盘，算盘上的珠子很适合婴儿用手指拨拉，这样既安全又能锻炼宝宝手的运动能力，宝宝也比较有兴趣。宝宝会把算盘当做玩具来玩。带按键的玩具琴也可以用来锻炼宝宝的手指活动。

七是对宝宝进行爬的训练。爬行是一种非常好的全身运动，身体各部位都要参与，锻炼全身肌肉，使肌肉发达起来，为以后的站立行走做准备。爬行时肢体相互协调运动，身体平衡稳固，姿势不断变换，都可促进小脑平衡功能的发展，手、眼、脚的协调运动也促进了大脑的发育。

爬行还可以促进婴儿的位置觉，产生距离感。爬行还有很多好处，父母不要因为怕宝宝危险就不让宝宝爬，要让宝宝在床上爬，在地上爬（铺木地板或地毯或婴儿玩具拼图）。利用各种方式鼓励宝宝爬行。

刚开始学习爬的婴儿，不但不会向前爬，可能还会向后倒退，父母为此奇怪了，一直在教宝宝向前爬，怎么没学会向前爬，却向后倒退呢？向前爬要比向后倒退容易得多，向前走或跑是很容易的，但要是向后退着走或跑就难了。宝宝却恰恰与成人相反。父母要帮助宝宝，使其克服害怕向前爬的心理，克服距离障碍。要让宝宝知道，向前爬并没有危险。

大人可以在宝宝面前放上他喜欢的玩具，鼓励宝宝向前爬，够到玩具，并给予鼓励。妈妈或爸爸可站在宝宝前面，呼唤着宝宝的名字："点点，快爬过来，妈妈在这里，爬过来，让妈妈抱抱。"当宝宝爬到你的跟前时，把宝宝抱起来，并高兴地说："点点真勇敢。"如果宝宝还是不敢向前爬，爸爸可以用手掌心抵住宝宝的足，施以外力，使宝宝在后面阻力的作用下，向前爬。也可以在宝宝的脚底放上可以蹬的东西，作为一种阻力使宝宝向前爬，但不如父母用手施以的向前的推力作用大。

八是让宝宝懂得"不"的含义。婴儿已经能够感受妈妈爸爸的语气了，也会看父母的表情了，开始有了独立活动的意愿。这时父母要巧妙地让宝宝知道什么是不应该做的，什么是不能吃的，什么要求不能得到满足。这是训练宝宝心理承受能力的开始，是训练其分辨是非能力的开端。

当父母告诉宝宝这样不行，这个不能放到嘴里时，要同时用动作表现出来，如摇头，摆手，做出很严肃的表情。让宝宝逐渐理解，父母在告诉他这个事情是不能做的，是错误的。但这时的婴儿还是很难理解不能做的含义。不要过分表现，也不要使用带有惩罚性质的办法，让宝宝有承受能力，但不要伤害宝宝。

九是进行户外活动。七八个月的宝宝的各项能力有了明显的增强，户外活动的意义就更大，也更重要了。父母及看护人要尽最大可能，多带宝宝做户外活动，不要老是把宝宝闷在家里教宝宝"知识"，这是最愚蠢的育儿方法。

宝宝户外活动的范围大了，要避免危险，如周围有踢球的儿童，要防止球砸在宝宝头上；周围玩耍的小儿，可能会互相扔石子，如果恰好砸在宝宝头上也是比较危险的。

如果到远一些的地方游玩，一定要有充分的准备。比如要带足宝宝喝的，吃的，尿布，备好天气变化时的衣服褥褥和雨具。要考虑携带物品的数量与乘坐交通工具的方便度。

带宝宝到户外不是单为了晒太阳，呼吸新鲜空气，还为了宝宝认识外面的世界。父母要不断地把看到的事物讲给宝宝听，不要认为宝宝听不懂，就沉默不语。父母说的每个字，每句话都对宝宝有作用。

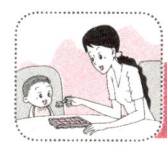
8~9月宝宝的生长发育和季节护理

1.身体发育

八到九个月宝宝生长发育规律与上个月差不多，体重是每月平均增长0.22~0.37千克。这个月龄婴儿体重平均值是：男婴9.00~9.22千克，女婴8.36~8.58千克。

身高每月平均增长1.0~1.5厘米。这个月龄婴儿身高平均值是：男婴71.3~72.5厘米，女婴69.7~71.0厘米。

头围每月平均增长0.67厘米。

在前面的章节中，已经比较详细阐述了关于身高、体重、头围和前囟的生长规律，婴儿间个体的差异性、监测方法等，在这一节中就不复述了。

2.季节护理

在春季，父母敢抱宝宝到比较远的地方游玩了，也敢带宝宝串门了，到奶奶家、姥姥家看看去。接触人的机会增加了。对婴儿穿的、盖的不再那样小心翼翼了。父母开始把注意力集中在如何培养宝宝的能力上，而不再是吃、喝、拉、撒、睡。

在春暖花开的春季，妈妈不要过早给宝宝脱衣服；也不能很热还捂着冬天的衣服，比大人多一层单衣就可以；大人换了薄被，也要给婴儿换薄被，如果一直盖厚被，宝宝就会踢掉被子，出汗更容易着凉；春季虽然天气转暖，但风沙比较大，要注意空气质量，污染指数大时，比如扬沙天、雾天时，不要带宝宝到户外；北方春季干燥，要注意补充水分；在户外玩耍的儿童多了起来，要预防皮球、石子等砸到婴儿。

夏季炎热，而这时宝宝的汗腺已经比较发达了，也爱活动，出汗比较多，尤其是睡觉时和吃奶时，会出很多汗。汗液和空气中的尘土和在一起，堵塞汗毛孔，引起痱子和脓包疹。皮肤的褶皱处更容易被汗液浸泡发生糜烂，尤其是比较胖的宝宝更易发生。要勤给婴儿洗澡。也可以带宝宝到海边或游泳池游泳，但要注意安全。

这个月的婴儿几乎没有接种乙脑疫苗的，但却有可能患乙脑，来自于母体的抗体已经消失了。所以预防乙脑是很重要的，蚊子是传播乙脑病毒的媒介，一定要防蚊虫叮咬。

秋季是比较好过的季节，但要注意，不要天刚有些凉就马上给宝宝添加比较厚的衣服，让婴儿自身有个适应天气变化的过程，使婴儿能顺利度过寒冷季节。不要天气一凉就不敢带宝宝到户外活动，或明显缩短户外活动时间。这个月的婴儿，即使在寒冷的季节也要到户外活动，哪怕是十几分钟。这样才能使婴儿呼吸道能够抵御寒冷刺激，不易患呼吸道感染。

北方地区，秋末季节，可能会流行小儿秋季腹泻，要注意预防。一旦发现宝宝腹泻，首先想到的是病毒感染引起的秋季腹泻，而不要仅仅认为是消化不良。及时补充丢失的水分和电解质。不要等到脱水，需要静脉补液的程度，那会给婴儿带来痛苦。

进入冬季，宝宝可能就开始呼噜呼噜的，喉咙中总是有痰，晚上咳嗽时，可能会把吃的奶吐出来。由于婴儿不会咯痰，总有一口痰在嗓子里来回滑动。当婴儿咳嗽时，如果能够把痰咽到食管，会清静一会儿，可不久，又会有痰出现。当婴儿睡眠时，如果出现这种情况，动一动体位，可能会有所减轻。

如果宝宝把奶都吐出来了，妈妈会急得连夜到医院。医生检查后，会诊断为气管炎或喘息性气管炎。如果不发热，一般医生不会留院治疗，开一些口服药物，但是，难以收到预期效果。由于治疗效果不满意，妈妈可能会走遍各家医院。有的医生可能会建议拍X线胸片，结果报告是肺纹理增粗，放射医生诊断为气管炎，或支气管肺炎，吃过不少药物，甚至是打针输液，效果均不佳。

对于这样的婴儿，单纯的药物治疗，往往难以奏效，要针对可能的原因加以治疗。如果婴儿比较胖，应调整饮食结构，降低体重增长速度；如果缺乏维生素AD或钙，贫血，要在医生指导下积极补充；过敏体质或家族中有哮喘病史，婴儿发生支气管哮喘的几率偏高，应进行抗过敏和预防支气管哮喘的治疗；婴儿生活环境也很重要；不要马上把宝宝困在室内，过早添加衣物，使宝宝对冷空气的耐受性很差；如果痰液很多，可购买家庭用的吸痰器，帮助婴儿清理痰液；多给宝宝喝水，使痰液变稀薄，容易咳出；要清理气管内的痰液是比较困难的，请医生帮助。

有的婴儿虽然嗓子总是呼噜呼噜的，但精神很好，不影响吃，也不影响睡，生长发育也很好，婴儿很快乐。除了注意日常护理外，尽量不要使用抗菌素，也不必让婴儿遭受治疗的痛苦，天气转暖后，宝宝会自愈的。

来年的秋季到来时，对婴儿进行冷空气浴锻炼，坚持让婴儿每天在户外活动，即使在寒冷的冬季也要坚持。提高呼吸道黏膜抵御风寒能力，来年的冬季情况会有所好转。

另外，满八个月的婴儿不要忘记接种麻疹疫苗。

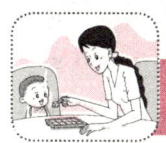 **8~9月宝宝的生活护理和疾病预防**

1.衣物、被褥和玩具

八九个月的宝宝对于衣服、被褥、玩具与上个月相比，没有特殊的要求。但有一点要特别提醒父母，这个月婴儿手的活动能力增强了，有发生气管异物的危险。比如衣服上的纽扣钉得不牢，会揪下来放到嘴里；衣服上的小饰物、小带子等如果钉得不结实，会被婴儿放到嘴里；玩具上的螺丝、各部位的零部件、粘贴的商标、镶嵌在玩具上的零碎部件，如塑料娃娃眼睛、金属响笛等，都可能成为气管异物的隐患。

那么，如何消除这些隐患呢？

在购买衣物、儿童用品、玩具时，一定要充分考虑其安全性和可靠性；注意儿童用品上适用年龄的标志，不要给婴儿购买超过其年龄的用品；应该选择质地安全的儿童用品，不能购买生产厂家不明，没有注册商标的小商品；要严格检查亲朋好友赠送、转赠的儿童用品，一旦发现不安全因素，要舍弃不用；婴儿正在使用的用品，如童车、婴儿床、玩具、衣服和被褥等，也要定期检查，保证其安全性。定期检查是非常重要的，不要有侥幸心理，即使是万分之一的危险，也要彻底消灭，一旦发生意外事故，那就是百分之百的不幸了。请记住：侥幸心理是意外事故的根源。

2. 睡眠的护理

这个月婴儿睡眠和作息时间与上个月相比，差异不是很大，可能会有这些情况。有的婴儿午前可能不再睡觉了，这对增加户外活动有好处，也会给喂养带来方便。但是这样的婴儿中，午前不睡觉的原因，大都是因为早晨起得比较晚；有的婴儿，能睡到早晨八九点钟，甚至到九十点钟。晚起的原因是头天晚上睡得比较晚，可能要到23时以后才入睡。有的婴儿是因为晚上夜啼，天快亮了，才开始睡得香甜了。

对于这个月宝宝睡眠的护理，父母不要轻易放弃帮助宝宝养成良好睡眠习惯的决心。当然了，绝不能采取强制办法。要合理安排婴儿的生活节奏，尊重婴儿的某些个性。随着婴儿的成长，个体间的差异会越来越明显。现在养成良好的作息习惯，对将来的养成教育和健康大有好处。如果为了增加宝宝的睡眠时间，总是不断哄宝宝睡觉，会导致宝宝入睡困难，养成宝宝必须靠哄才肯入睡的毛病，不利于培养宝宝的独立生活能力。

当宝宝晚上睡得很晚时，不要首先想宝宝这是怎么回事，应该先想想客观原因，想想前几个月有没有培养良好的睡眠习惯，最后才考虑宝宝本身问题。

婴儿是很难一觉睡到天明的，有的婴儿醒后并不哭闹，或把把尿，或喂喂奶，或干脆不用父母管，就自己入睡了。可有的婴儿就是哭闹，自己不哭够，是不会停止的，尽管父母使出浑身解数也无济于事。实践证明，当宝宝醒来哭时，父母反应越早，宝宝哭的时间越短，停止闹夜的年龄越小。如果宝宝从来没有这样闹过，过夜很安静，就要想到疾病的可能，打个电话给医生，咨询一下是否需要请医生看一看。

3.尿便的护理

八九个月的宝宝还不具备控制大便的能力，尽管一直能把大便排在便盆中，也不能说明妈妈已经成功地训练出婴儿的排便能力，以后还是要重新开始。

这个月婴儿辅食添加种类比较多了，大便比原来的更臭。屁也增多了，大便的色泽也开始多变了，与辅食种类有关，尤其是蔬菜的种类对大便色泽影响较大。大便颜色比以牛乳为主时变深、变黄，比以母乳为主时变硬、变绿。不要一见到宝宝排一次不太正常的大便，就马上停止辅食或减少乳量，也要观察一两次大便情况。轻易停辅食或减少乳量，会导致营养摄入不足，使婴儿发生营养不良。

这个月没有生理性腹泻，只要大便成稀水样，次数多，就是异常大便，应该及时化验、治疗。但不能乱用药物，尤其是抗菌素，一定要在诊断以后，确诊有细菌感染性肠炎时才能使用。

偶尔一次大便不好，不要马上给宝宝吃药，再观察下一次大便，如果比上一次大便变好，就继续观察。只有连续3天排不正常大便，或一天排两次稀水大便时，才需要化验大便。

如果除了大便不好，婴儿没有什么异常，也不发烧，没有必要带宝宝去医院，带着大便到医院就可以（大便装在小瓶子里，不能拿纸包着，或放在纸盒中，大便干了就不能化验了），以免增加宝宝到医院后被传染疾病的可能。

八九个月的宝宝可能会让妈妈成功地把尿，但妈妈希望宝宝把所有的尿都排在尿盆中就有些苛刻了，宝宝还不能控制小便。晚上可能会因为有尿醒来，如果把完尿或换尿布后，宝宝很快入睡的话，就不用给宝宝喂奶，如果啼哭，喂奶后能使宝宝很快入睡，就不妨给宝宝喂奶。认为这个月的宝宝晚上不应再喝奶了，而一直让宝宝哭下去是不对的。

膀胱里有尿不舒服，睡眠轻的婴儿可能会醒来，妈妈习惯这时把尿，宝宝也能很快把尿排出来，放下又睡了，这是很好的。但是，冬天把宝宝从温暖的被窝中抱出来，宝宝是不满意的。宝宝睡得正香，不希望妈妈打扰他，他会自己把尿尿在尿布上，妈妈替他换了干爽的尿布，马上又会进入深睡眠状态。妈妈不要总是按照自己的想法护理婴儿，应该时时刻刻想到婴儿是怎样感受的。

4. 增加户外活动

户外活动的范围可以增大了，可以到远一些的街心公园去，让宝宝看到更多的外界景观。还应该让宝宝看到更多的自然现象，如真实的太阳、月亮、星星、雨、雾、风等，告诉宝宝，太阳一出来，天就亮了；天一黑，月亮就会爬上天空，还有许多星星，像宝宝的眼睛一样，一眨一眨的。

下雨时，让婴儿伸出小手，接一接雨水，感受一下雨水打在手上的感觉，和在脸盆里用水洗手是不同的，和在自来水上接水是不一样的。但是不要让婴儿头和身上淋到雨水。下雾时，看不清楚远处的东西了，婴儿虽然不能理解，但是这种实际的感受会给婴儿留下记忆。风可以把树叶刮得摆动，会把树枝刮得摇动。父母也可以用嘴吹动一张纸，告诉婴儿这就是风，是爸爸吹出来的风。

先把能看到的告诉宝宝，不要认为宝宝不懂而不和宝宝讲，宝宝能学会的东西会自然学会的。要让宝宝在游戏中开发能力，在快乐的游玩中学习知识，不要枯燥地传授知识。

父母带婴儿到户外活动，最重要的是安全问题。不要带宝宝到危险的地方，如小河沟旁，不小心会把宝宝掉到水里；不要在高压线旁，电线旁玩耍；不要在建筑工地旁玩耍。

5. 饮食护理

不爱吃辅食的宝宝，多是不爱吃蔬菜和鸡蛋，另外还有牛奶。多数婴儿是比较爱吃鱼虾和肉的，爱吃大米粥或大米饭的婴儿比较多。

最直接的解决办法就是给宝宝吃大人的炒菜。用炖肉汤做的面条宝宝会很爱吃的。即使很不爱吃辅食的婴儿闻到饭桌上的饭菜味，都会着急的。把宝宝放在大人吃饭的饭桌上一同进餐会增加宝宝食欲。主食和副食分开喂，会增加婴儿食欲，让婴儿品尝出不同食物的味道，如果都是放在一起吃，饭菜混合着，宝宝就总是吃味道不明确的饭食，不利于刺激宝宝吃饭的兴趣。吃一口饭，吃一口菜，再喝一口汤，婴儿会在不断的饮食变换中增加进餐兴趣。每天要尽量不吃同样的食品，一周尽量不重复上一周的菜谱。如果种类相同，做法要更换一下。

爱吃辅食的宝宝不吃牛奶是可以的，可以在晚上夜里醒来或早晨刚刚醒来时喝些奶。如果这时也不喝，也不必着急，过一两个月也许会重新喜欢，不会一直不喜欢喝的。不喝鲜奶，喝奶粉也可以，也可以喝酸奶，吃奶酪、奶片、黄油等奶制品。

6. 防止宝宝用手指抠嘴

婴儿手的活动能力比上个月灵活了，会把手指头伸到嘴里抠。乳牙萌出时，婴儿会感到轻微的不适，婴儿有了支配手指的能力，嘴里不舒服，就会用手指去抠。当婴儿把手指伸得很深，抠到上颚，会引起干呕，甚至把吃进去的奶吐出来。这会令父母很不安。

这么大的宝宝还听不懂道理，但会看脸色、听语气。当宝宝抠嘴时，如果父母把宝宝的手拿出来，表现出不高兴的样子，这就足够了。如果父母要给宝宝讲道理，也要和颜悦色的，尽管不能收到很好的效果，但是利用这样的机会，让宝宝开始认识什么是让妈妈生气的事情，"不好"和"好"的概念会慢慢的灌输给宝宝。不能超越婴儿所能接受的程度，以爱为前提，对婴儿进行必要的约束是应该的。

7. 防止宝宝咬衣物

喜欢吸吮手指的婴儿可能也开始吸吮身边的物品，如枕头上的小枕巾，毛巾被角，衣服袖口等。这种吸吮物品的倾向，发展下去，也许会成为恋物癖的开端。父母应该努力削弱这种倾向，咬衣物毕竟不是正常现象。

如果发现您的宝宝有这种倾向，要不断更换宝宝身边的衣物，让宝宝没有固定的衣物可以依恋。

另外,要做好八九个月宝宝的疾病预防工作,如易发顽固性便秘等。详见本书相关内容。

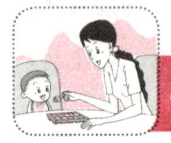

9~10月宝宝的身体发育和季节护理

1.身体发育

一是身高。身高的增长速度与上个月相同,一个月可以增长1.0~1.5厘米。男婴平均身高是72.5~73.8厘米,女婴平均身高是71.0~72.3厘米。婴儿身高存在着个体差异。如发现异常需要到医院检查。

二是体重。体重的增长速度与上个月没有大的差别。一个月可以增长0.22~0.37千克。男婴是9.22~9.44千克,女婴平均体重是8.58~8.80千克。

婴儿体重的差异性更大,有的婴儿到了这个月就已经超过了10千克。如果每天体重增长如果超过20克,就应该调整饮食结构,少吃米面,少吃高热量低蛋白的饮食,多吃蔬菜水果;如果食量比较大,在喂奶前,可以喝些果汁或白开水;每天牛奶量不要超过1000毫升,晚上尽量不喂奶;多让宝宝活动;喂鲜牛奶,要加热后把上面的奶皮去掉,降低脂肪摄入量;少吃含糖饮食,降低热量供应,增加蛋白质、维生素、矿物质的摄入;即使是肥胖的婴儿也不能减肥,在控制总热量的同时,不减少蛋白质等营养物的摄入。

如果快到十个月了,男婴体重还不足7.36千克和女婴6.96千克,就要引起父母高度注意,必要时看医生。

三是头围。这个月婴儿的头围增长速度还是和上个月一样,平均一个月增长0.67厘米。头围的测量需要经验,最好由医生测量分析,父母做的话,可能会有些误差,给父母带来不必要的烦恼。

四是前囟。有的婴儿到了这个月,前囟可能还是比较明显,妈妈还能清晰地看到宝宝的囟门跳动；大部分婴儿到了这个月，已经很难看到前囟搏动了，可能会在婴儿发高烧时见到，平时，仅仅看到一个小小的浅凹；头发浓密的婴儿，什么也看不出来。

由于随着颅骨的增长，婴儿头皮张力增大，前囟门也不像很小时那样软了，会误以为宝宝的囟门就要闭合了。这会让父母很着急，父母会认为，一旦婴儿囟门提前闭合，头颅可能就停止增长了，可能会影响宝宝大脑发育，这种担心是不必要的。父母是和宝宝朝夕相处的，宝宝的异常表现，父母都是第一个发现。在婴儿没有任何异常情况下，一次偶然的测量是不能说明问题的。对于一些需要动态观察的指标，要综合考虑。当您发现宝宝确实异常而且还伴有某些疾病征兆时，才需要看医生。

7.季节护理要点

春季是婴儿进行户外锻炼的好季节，春暖花开，柳树发芽，小草变绿，可以增加婴儿户外活动时间。每天在户外活动3个小时以上是最理想的；可以带宝宝到公园去玩。

如果能把宝宝带到有动物，有花草，有假山，有人工湖，有小船穿梭，有小鱼游动的公园里，让婴儿接触更多的自然景象，比让婴儿看几本画报有用得多。

这么大的婴儿不是要教给多少知识，重要的是让婴儿认识周围事物，了解生活中的方方面面。而户外活动是婴儿了解周围事物最好的方法，既达到了空气浴、日光浴、水浴目的，又能开发宝宝潜能。

夏季，天气炎热，宝宝容易患热病，口腔炎，手足口病。因此也要把住病从口入关。制作辅食要注意卫生，剩下的饭菜，只要是动过的，一定不能留到下顿吃，冰箱不是保险箱，放在冰箱里的食物也会变质的，不注意会使宝宝感染。

夏季宝宝穿的少，这个月的婴儿活动多，缺乏衣服保护，要避免肢体破皮出血，不能洗澡是很麻烦的。夏季宝宝水分蒸发快，出汗多，要注意多饮水。仍要避免蚊虫叮咬，以防乙脑。

夏季婴儿食量会减少，不要要求宝宝按辅食食谱吃饭。其实，到了夏季，大人也不爱吃饭，宝宝和大人是一样的，也会"苦夏"。体重增长不理想，也不要着急。天气凉爽下来，会有个补长的过程。

天气转冷后，易患咳嗽的宝宝开始有痰，咳嗽，喉咙里总是呼噜呼噜的。只要宝宝精神挺好的，也不发烧，吃饭不减少，睡觉时虽然出气很粗，但不憋醒；咳嗽重时可能会把饭吐出来，但吐后精神好，不影响吃饭，父母就不要着急，也不要老是带宝宝到医院。

尽管医生说宝宝没有什么病，妈妈还不相信，吃遍各种各样的药物。结果吃几个月的药也不见效，第二年春天，天气一暖和，喉咙中的痰就消失了。这样的宝宝可能每到天气转凉时都会有痰。1岁半以后，可能就好了。

耐寒锻炼对于总是患感冒的婴儿更加重要。因为宝宝患感冒，嗓子里总是有痰，就不敢让宝宝到户外，总是怕宝宝冻着，那就错了。不到户外活动，宝宝抵御寒冷的能力更差，更易患感冒。这个月的婴儿，即使在寒冷的北方地区，也不应停止户外活动。如果一冬天都不到户外，宝宝可能会出现睡眠困难、闹夜现象，甚至成了夜哭郎。到了第二年的春天，再出去，很可能会感冒，患上春季肺炎。也可能会因为捂一冬天，没见阳光，患上佝偻病，或婴儿手足搐搦症。这么大的婴儿冬天也不应该停止每天洗澡。洗澡有利于婴儿身体抵抗力的提高。不要给婴儿穿得过多，会影响宝宝活动，"要想小儿安，三分饥与寒"。如果冬季总是让婴儿满头大汗，给婴儿穿得太多，或室内温度太高，宝宝对寒冷的适应能力就不能提高，成了温室里的弱苗。

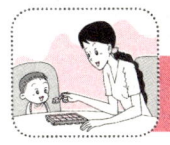
9~10月宝宝的生活护理及习惯的培养

1.训练宝宝学会站立

这个月婴儿不会站立的不多了，但是有的婴儿不会自己站起来，这不能说明婴儿的运动能力差，如果婴儿正赶上冬季，穿的很多，运动不灵活，可能就不会自己站起来了。如果是老人或保姆帮助看护，对婴儿缺乏训练，运动能力可能就相对落后，不过经过训练会慢慢赶上的。如果确实不会站，就要看医生了。

2.突然夜间啼哭怎么办

夜间能睡得很安稳的婴儿，到了这个月突然在夜间啼哭起来。没有经历过宝宝夜间啼哭的父母，会不知所措。如果哭得不厉害，哄一哄可能就会停止啼哭；如果哄不好，父母就会带宝宝到医院看急诊。偶尔哭一次就上医院是没有必要的。

从来不哭的婴儿突然啼哭，哭一阵子后，就安静下来了，父母以为没有事了，躺下睡了，可没有几分钟，又开始哭了起来，比上次可能更厉害，反复几次，父母首先要想到是不是肠套叠。如果是比较胖的男宝宝，就更应该想到这个病。这个月的婴儿仍是肠套叠易发月龄。

如果只是啼哭一会儿，哄一哄就睡了，父母是不会在意的。如果哭的时间很长，即使没有什么疾病征兆，父母也会很着急，把宝宝带到医院看医生。到了医院后，宝宝不哭了，可能会香香地睡着了，也可能对着妈妈笑，什么事也没有，回到家里宝宝不再哭了。第二天再哭的时候，父母就不那么着急了，但是父母还是感到很疑惑，原来睡得一直很好，怎么都快十个月了，开始闹夜了。这种现象是有的，并不一定有什么原因。

3. 吐饭菜怎么办

这个月的婴儿自我意识强了，小小婴儿大多是妈妈给什么吃什么，随着婴儿的不断增长，个性越来越明显了，在饮食方面有了自己的选择，爱吃的就会很喜欢吃，不爱吃的就会把它吐出来。这是很正常的反应。

如果婴儿是很理性地把饭菜吐出来，而不是呕吐，也没有什么异常情况，多是表示不喜欢吃，或不想吃（不饿、吃饱了都会这样）。这不是疾病症状，是婴儿自己的问题，如果婴儿把喂进去的饭菜吐出来，父母就不要再喂了。

到了这个月，大多数婴儿能够吃炒菜或炖菜了；如果婴儿连炒菜炖菜也不爱吃，还可做蔬菜馄饨、饺子、丸子等；一定要鼓励婴儿吃蔬菜，哪怕少一些，也可以多吃些水果补充维生素，但不能就此一点也不给吃了。

4. 进行排便训练

从现在开始学习排大小便，虽然路还很长，在父母的帮助下，会最终学会控制大小便的，妈妈不必着急，2岁以后大小便都会控制得很好。妈妈要求几个月的婴儿就会控制大小便，会嚷嚷着要尿尿排便，这是不现实的。

5. 进一步干预宝宝吸吮手指

上个月还吸吮手指的婴儿，到了这个月就不吸了的情况是很少见的，其程度可能会有所减轻，如果只是在睡觉前或醒来时，或妈妈不在身边时，才吸吮手指，到了1岁以后，大多能够停止吸吮了。如果到了这个月，吸吮手指不但没有减轻，反而加重了，或没有什么变化的婴儿，可能会一直吸下去，最终形成吮指癖。这样的话，父母就要重视了。

干预婴儿吸吮手指，父母对婴儿不能采取任何强制措施；要不露声色地转移宝宝注意力；把手从婴儿的嘴里拿开，把玩具放到婴儿手里；妈妈掰着宝宝的小手，数"一、二、三"，和宝宝做游戏；多带宝宝到户外活动；睡前吸吮手指的婴儿，不要在婴儿不困时就哄睡觉。

这个月龄的婴儿已经没有吸吮的欲望了，吸吮手指成为了一种习惯，用橡皮奶头代替手指的方法，并不能阻止婴儿吸吮手指的习惯。父母应该做的，就是采取非强制性方法，改变婴儿非进食性吸吮习惯。

6. 仍然不出牙怎么办

到了这个月仍然不出牙，妈妈可能会着急。如果和同事或邻居谈及，多说宝宝缺钙。如果带到儿科看医生，有的医生也会开些钙片，并让多吃含钙食物。如果带到牙科看医生，可能会照一张牙槽骨片，乳牙根发育正常，乳牙冠还没有萌出齿龈。就是说，乳牙还没有破床而出。婴儿乳牙萌出时间存在着个体差异，1岁以后才开始萌乳牙的也为数不少。为了让婴儿快长牙，过多补钙是没有用的，所以妈妈不用担心。

7. 男婴抓"小鸡鸡"怎么办

无论是爸爸妈妈、爷爷奶奶、外公外婆，还是亲朋好友；无论是男人，还是女人；无论是年轻的，还是年老的；没有避讳男婴的"小鸡鸡"的。男婴爱抓小鸡鸡，是大人训练的结果。婴儿是一张白纸，写的时候画的时候，父母要想一想。拿男婴的"小鸡鸡"开玩笑的人很多，总是有人把婴儿的注意力，转到他的"小鸡鸡"上，把这当作一种喜欢宝宝的方式。所以，婴儿自己开始模仿大人，揪"小鸡鸡"。

婴儿尿道口黏膜薄嫩，经常用手触摸可引起尿道口发炎，表现为尿道口发红，肿胀，痒，排尿时引起尿道口疼痛。这种做法不但引起婴儿生理疾患，还可能对婴儿的心理健康产生不良影响。极个别男婴长大后有可能发展成手淫。建议父母尽量给男婴穿死裆裤。

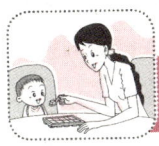

10~11月宝宝的身体发育和季节护理

1. 身体发育

一是身高。这个月婴儿身高增长速度与上个月一样，平均每月增长1.0~1.5厘米。男婴平均标准身高是73.08~75.20厘米，女婴平均标准身高是72.30~73.70厘米。低于或高于这一平均数，不能就认为宝宝身高不正常，要结合婴儿身高增长曲线图进行判断。

二是体重。体重的增长速度与上个月一样，平均每月增长0.22~0.37千克。男婴平均体重是9.44~9.65千克，女婴平均体重是8.80~9.02千克。低于或高于这一平均标准，不能就认为宝宝的体重不正常，要根据婴儿体重增长曲线图进行评价。

在体重方面，父母更重视的是宝宝体重低的问题，而往往忽视偏高问题，在父母看来，只有瘦是异常的，胖是正常的。现代儿童中，肥胖儿童的比例越来越高，应该引起家长的重视。

三是头围。头围的增长速度仍然是每月0.67厘米。这个月的婴儿看起来头不是那么大了，与身体比例显得相称了。从外观上，比较容易发现宝宝头颅大小的程度，是否正常，父母也就不用像宝宝小的时候那么害怕了。

四是前囟。前囟快闭合的宝宝多了起来，囟门还是挺大的也有，要结合具体情况分析。

2.季节护理

春季护理要考虑到患病的机会多了起来，注意防病，主要是病毒性感冒。如果前一冬天父母都没怎么带宝宝到户外，开春后，宝宝开始到户外活动，一开始可能会不适应，可能会感冒发烧。妈妈不要为此就不敢把宝宝带到户外了。

夏季更易患尿布皮炎，所以尿布不要垫得过厚，也不能兜得过紧，尤其是不要使用塑料布。勤换尿布，洗净后要在日光下暴晒，不要使用尿布裤衩。

夏季气温高，有利于细菌的生长繁殖，婴儿本身也减少了消化酶的分泌，消化功能降低，所以一定要把住病从口入关，注意饮食卫生，不要强迫宝宝过多进食，慎吃熟食成品。

婴儿夏季不宜长时间晒太阳，婴儿的真皮角化层的保护能力很差，且婴儿的体温调节系统尚不成熟，极易被阳光灼伤，发生中暑，造成脱水。因此婴儿夏季多补充水分也同样重要。

为了防止出痱子，为了使宝宝更凉快，家长往往给宝宝的头发剃得光光的。其实这样不好，头发剃得过光，头皮完全暴露在日光下，被日光晒得"冒油"，会损伤毛囊。因此剃短寸就可以了。

不要让冷风直接吹到宝宝，不要让腹部着凉，可吃西瓜解暑，不要吃冰箱内储存的食品，这么大的宝宝不宜吃冷饮。

不要在夏季断奶，夏季小儿的消化功能降低，食欲低下。断奶后小儿不适应，过度哭闹。牛乳不易吸收消化，容易被污染，母乳是最好的食品。因此，等到秋季断奶最好。

夏季最好用蚊帐防蚊，不用电蚊香或熏蚊香。凉席最好是选择亚麻凉席或软草席，不宜睡竹席、水褥或水枕，因为竹席和水褥过凉。

有的宝宝不满1岁就已经会走了，要注意避免外伤，尤其是膝关节，是夏季最易伤到的部位，一定要注意保护。因为膝关节的损伤有时是很难恢复的，还可能留下永久的伤残。让宝宝走时，最好穿上薄些的半长裤子，以保护膝盖。

秋季气温不恒定，忽冷忽热，特别是一天之中温差较大，往往是早晚凉爽，正午也许就闷热，太阳灼人。如小儿不能及时增减衣物，就会造成凉热不均，易患感冒。秋季湿度下降，空气逐渐干燥，应多给小儿喝水，注意保持室内的湿度。

宝宝感冒最大的诱因是出汗后受凉。11个月的宝宝正是学走路，有的刚刚学会走路，非常喜欢自己走路，活动量比较大，过早地加衣服会使小儿大量出汗，易致外感风寒。所以不要过早给宝宝加衣服。

随着秋季的到来，有的家长开始给宝宝断奶，准备送到托儿所，第一次上托儿所的宝宝，相互感染的机会增加。玩具等公共设施都可以作为传播病毒和细菌的媒介，要勤剪指甲，用流动的水洗手，不用公共毛巾。显然，集体生活增加了患病的概率，但是不必为此而担心，随着宝宝年龄的增长和抵抗能力的增强，患病的次数会逐渐减少。

秋末是秋季腹泻的流行季节，腹泻要及时看医生。

寒冷季节，做户外活动时，要预防冻疮，主要是手脚和两腮容易受冻。从户外回来后，可用温水洗洗脸和手，轻轻揉一揉，促进血液循环，婴儿末梢循环差，即使戴手套，也会发生冻疮；在户外时，妈妈不时地给宝宝捂捂手，捂捂小脸蛋，也是很有效的。如果今年冬天发生冻疮了，明年发生冻疮的机会就很高了，有时在初冬就可发生，所以要避免冻疮。

冬季开始使用取暖设备，对于没有包上的暖气片，一定不能让婴儿触摸，如果使用电暖气，一定要放置在婴儿摸不到的地方。

有的妈妈把暖水袋放到婴儿脚下，如果暖水袋的水太热，会烫了宝宝；如果不是很热，半夜就可能凉了，所以没有必要使用暖水袋。更不能给婴儿使用电褥子。环境温度适宜了，局部温度就不会太凉。

如果晚上宝宝因为冷而啼哭，妈妈可以把宝宝搂到自己被窝里，大人的体温对婴儿的保暖是最安全的。这个月龄的婴儿不用担心妈妈会压到宝宝而发生窒息。

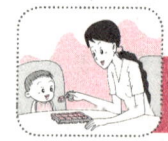

怎样解决好10~11月宝宝的护理困难

1. 解决好喂饭困难问题

一是边吃边玩怎么办。宝宝大了，开始淘气了，边吃边玩的现象是常见的，爱动的宝宝，就像个小皮球似的，动来动去的，一会儿也不停息。追着喂总是不好的，会养成吃饭随便移动的习惯，想让这样的宝宝一口气吃完饭是比较难的，把吃饭当玩，对于这样的婴儿，妈妈可适当给予制止，可以绷着脸看着宝宝，告诉宝宝这样不好。千万不要一个人喂饭，另一个人在旁边用玩具逗着，这样会让宝宝养成边吃边玩的习惯。

二是饭送到嘴边用手打掉怎么办。当宝宝不高兴，不爱吃，吃饱了时，妈妈把饭送到宝宝跟前，宝宝会抬手打翻小勺，饭撒了。遇到这种情况，妈妈千万不要再把饭送到宝宝跟前，应该马上把饭菜拿走。

三是用手抓碗里的饭菜怎么办。这是很正常的事情，但是不能让宝宝抓，让宝宝拿着饭勺。即使不会使用，也要锻炼。能用手拿着吃的，就让用手拿着吃，不能用手拿着吃的，就让宝宝使用餐具，规矩要从最初立下。

四是挑食怎么办。这是很常见的，什么都吃的宝宝不多，每个宝宝都有饮食种类上的好恶，有的宝宝就是不喜欢吃鸡蛋，有的宝宝就是不喜欢吃蔬菜。要慢慢养成不偏食的习惯，但不能强迫宝宝吃不爱吃的东西。可以想办法，如果宝宝不爱吃鸡蛋，可以把鸡蛋做在蛋糕里，把鸡蛋和在饺子馅里，慢慢就适应了。

五是吐饭怎么办。从来不吐饭的宝宝，突然开始吐饭了，首先要区分是宝宝故意把吃进的饭菜吐出来，还是由于恶心才把吃进的饭菜呕出来的。吐饭和呕吐不是一回事，到胃里后再吐出来的是呕吐，把嘴里的饭菜吐出来，是吐饭。呕吐多是疾病所致，吐饭多是宝宝不想吃了。如果宝宝把刚送进嘴里的饭菜吐出来，就不要再喂了。呕吐要看医生。

六是不会嚼固体食物怎么办。真正不会的宝宝并不多，主要是父母或老人不敢喂，喂一点，宝宝噎了一下，这没关系。就此不喂了，宝宝就总也学不会吃固体食物。要大胆一些，慢慢训练，都能吃的。

七是喜欢上大人的餐桌抓饭怎么办。这是很自然的，哪个宝宝都有这样的兴趣，不能为此就拒绝让宝宝上餐桌。不要让宝宝把饭菜抓翻，不要烫着宝宝的小手。可以告诉宝宝，给宝宝禁止的信号，如妈妈绷着脸，说不能抓。但不能惩罚宝宝，最常见的是父母打宝宝的手，这是不好的。

2. 解决好看护困难问题

一是发生意外事故怎么处置。保姆看护的宝宝，要不断提醒，一定要注意安全，这个月的婴儿，是意外事故高发时期。小的意外事故，也会给欢乐的家庭蒙上一层阴影。如果是大的意外，那对家庭可能就是灾难了，如大的烫伤、头部摔伤、需要缝针的脸部伤、电伤等。一定要消除意外事故的隐患，爸爸抽烟的烟头、妈妈的化妆盒、煤气开关、电插头、开水瓶、药瓶都要注意。宝宝睡觉时，妈妈即使干活也要在宝宝房间里。

二是尿裤子怎么办。宝宝还不会说要尿尿拉屎，这时把尿布撤了，尿裤子、拉裤子是很正常的。不要要求这个月的宝宝就能控制大小便。如果宝宝会蹲了，告诉宝宝有尿蹲下，如果知道这样做就已经是非常乖的宝宝了。

三是踢被子怎么办。有的婴儿无论春夏秋冬，都是踢被子，身上冻得冰凉，盖上被子，还是很快就踢下去。如果妈妈就这样踢了盖，盖了踢，那一夜恐怕也不能睡觉了。几乎所有的宝宝都喜欢踢被子，这是管不了的，也不是教育的事，只有想办法，首先是不能盖得太多，热了就更踢被子。

如果不是冬天，盖被子时，把脚露在被子外面，这样宝宝抬脚时，被子在腿上，踢也踢不下去，只是腿露出来，还盖着大半个身体，是冻不着宝宝的。

有的宝宝是满床滚，一会儿趴着，一会儿撅着，一会儿仰着，三下五除二，就把被子翻到身下了，就是盖不住被子。如果放到有栏杆的儿童床上，可能会一会儿磕头，一会儿磕腿，磕疼了，就哭起来；放到没有栏杆的大床上，可能会滚到床下去；放在父母中间睡，肯定影响大人睡觉。如果是睡觉沉的爸爸，可能会把大胳膊或大腿压在宝宝身上，是不安全的，所以不能让这样的爸爸和妈妈夹着宝宝睡。

放在有栏杆的床上还是安全的。给宝宝穿着贴身的棉质内衣睡觉，和被子的摩擦大，不容易踢掉被子。即使踢了，也冻不着宝宝。不要把宝宝放在睡袋里。

3. 解决好睡眠困难问题

无论哪个月龄的宝宝都有睡眠不好的，尤其是夜眠问题。从这个月开始出现夜啼的婴儿，可能是夜间做了噩梦。比如白天摔了、打了预防针、小狗冲着他汪汪叫了、爸爸训斥了宝宝，这些可能都会刺激宝宝出现夜啼。大部分夜啼是找不到原因的，不管使用什么方法，能让宝宝很快入睡就行，不要让宝宝哭个够；宝宝哭，是向妈妈发出需要帮助的信号，妈妈应该帮助。但是，如果宝宝要求半夜陪着玩耍，父母就不要答应这样做，要让宝宝尽快入睡。

白天不再睡长觉的宝宝多了起来。有的宝宝晚上从20时一直睡到第二天早晨七八点钟，这样的宝宝，可能白天只睡一觉，时间也不长；有的宝宝能睡两三觉，可一觉只睡不到一个小时。白天一觉能睡几个小时的宝宝已经很少了。

有的宝宝会按照自己的睡眠习惯，不管父母多晚睡觉，都是在固定的时间入睡，可有的宝宝就不同了，如果父母不睡觉，单单哄他睡觉，他就是不睡。一直要等到父母睡觉为止。如果父母有晚睡晚起的习惯，让宝宝早睡早起的话，也会影响父母休息，宝宝五六点钟就起床了，父母也就睡不成了。还不如让宝宝晚睡一两个小时，早七点钟左右起床，父母也不受影响。

总之，不管怎样的睡眠习惯，保证宝宝充足的睡眠时间是很重要的。睡眠不足，会影响宝宝的生长发育。

4.纠正宝宝不良习惯

宝宝大了，个性明显了，开始有了自己的主见，想按自己的意愿做事。这个时期，可能会让宝宝养成某种不良习惯，如抓"小鸡鸡"；用哭要挟父母，达到目的；吸吮手指，恋自己的小毛巾被，不蹭着它就睡不着觉；打人；追着喂饭，边玩边吃饭，含着奶头睡觉等等。父母要帮助宝宝克服这些毛病，不要使其发展为不良习惯。

以前宝宝都是被动地接受父母的哺育，随着年龄的增长，宝宝开始有了主动的要求，如要自己动手干事情了；要求父母做什么了；自己拿勺吃饭，下手抓饭；自己选择玩具坑；指着门，要妈妈带到外面去玩；不想吃的就吐出来，扭过头去，不张开嘴；递给他不喜欢的东西，或者不去接，或者推开，或者接过来扔掉；喜欢的东西，要想从手里要过来也难了，硬抢可能会大哭以示不满；动辄会大哭表示不满；不喜欢妈妈领着走，要自己走了，尽管摔倒了，爬起来会接着走。

父母要学会尊重宝宝的爱好，满足宝宝的合理要求，鼓励宝宝自己动手，给宝宝自己锻炼的机会。如果一摔倒了，父母马上就把宝宝扶起来，就会削弱宝宝克服困难的决心和毅力。不要小看这一小小的举动，培养宝宝就是从细节开始的。

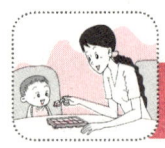

11~12月宝宝的身体发育和季节护理

1. 身体发育

一是身高。11~12月宝宝身高平均值是男婴75.2~76.5厘米，女婴73.7~75.1厘米。一般情况，今年身高可增长25厘米。

二是体重。11~12月宝宝体重平均值是男婴9.65~9.87千克，女婴9.02~9.24千克。一般全年体重可增加6.5千克。

三是头围。这个月婴儿头围增长速度同上个月，一个月可增长0.67厘米，一般情况下，全年头围可增长13厘米。满1岁时，如果男婴头围小于43.6厘米，女婴头围小于42.6厘米，被认为头围过小。

四是前囟。1岁半左右开始闭合。

2. 季节护理要点

春季是带婴儿进行户外活动的好季节。可以带宝宝到稍远的地方游玩，但要注意安全。春季里，对于有过敏体质的婴儿来说，可能会出现咳嗽、喘息，有的婴儿会在手足等处，长出红色的小丘疹，这就是春季出现的湿疹。有明显的瘙痒感，不需要特殊处理。

夏季勿过多食用冷饮。冷饮是小儿喜欢的食品，但过多摄入冷饮会引起小儿胃肠道疾病，也会伤害牙齿。冷饮一般要比胃内温度低而易被传播上，即使是接种了乙脑疫苗也有被传染的可能。

夏季日光中的紫外线指数大，应注意避光。尤其要注意对小儿眼睛的保护。配戴太阳镜一定要注意太阳镜的质量，劣质的太阳镜不但不能有效防止紫外线的辐射，反而会损害眼睛。涂抹防晒霜也要注意质量和防晒系数。

不要把室内温度调得太低，一般情况下，室内与室外温度之差不超过7摄氏度。夏季开窗睡觉时注意不要有对流风，空调的冷风口和电扇不要直接对着小儿吹，尤其在小儿出汗时更应远离风口。即使是有空调的房间，也要定时开窗通风一定的时间。

室外是烈日炎炎，进入商场、游乐场、冷饮厅、快餐店等带有空调的场所时，小儿汗毛孔突然关闭，会发生外感风寒，很易患感冒。要擦干身上的汗水，穿上长裤长袖衬衫，到室外后再换上短衣。这样虽然费事，却能避免小儿患病。

生瓜果、生菜中可能附有虫卵，吃进后可在人体中生长、繁殖，到秋季时，虫卵变成成虫，是小儿罹患肠虫症、胆道蛔虫症等的主要原因。小儿不宜食半生食品，如涮海鲜品、肉类等，吃半生的淡水海螺、螃蟹等可能感染上肺吸虫病。小儿手上和指甲缝中可存在蛲虫卵，通过口腔进入肠道使小儿患肠蛲虫症。

另外，小儿夏季出汗多，适当增加盐的摄入；夏季日照时间长，晚间睡眠时间相对少，要让小儿午睡；因夏季炎热，小儿食欲差，但消耗不少，要摄入富含蛋白质的食物，以保证小儿生长需要；不要让小儿在烈日下玩耍，尤其是婴幼儿，家长总是怕宝宝着凉受风，往往给穿太多，不敢开窗，造成小儿中暑；任何饮料都不能代替白开水，多饮白开水既能补充水分，又没有色素、碳酸、糖精、香精等化学添加品。

夏秋交替时节，气温不稳定，忽冷忽热，日温差比较大，很易感冒。由于小儿的体温调节中枢和血液循环系统发育尚不完善，不能及时调节体内和外界的急剧变化，很容易出现发热、咳嗽、流涕等感冒症状。不要过早给宝宝加衣服，每天要根据天气变化给宝宝增减衣服。

当宝宝已经出汗时，不要马上脱掉衣服，应该让宝宝静下来，擦干汗水，再脱掉一件衣服；不要把出汗的宝宝放到风口处乘凉，更不能使用电风扇或空调等方法为宝宝降热；不要让宝宝快速喝冷饮，应给宝宝喝温白开水，这样不但可预防感冒，更重要的是对小儿胃肠道和肺部有益。

秋季更应预防呼吸道感染。感冒是上呼吸道感染，气管炎、肺炎则是下呼吸道感染，下呼吸道感染要比上呼吸道感染严重得多。让小儿到大自然中去锻炼，有氧锻炼是提高机体抵抗力的好方法。可大多数父母都是怕宝宝冻着，很少有怕宝宝热着的，早早就给宝宝穿上厚厚的衣服，盖上厚厚的被子，天气刚刚有些凉意，就闭门闭窗，这无异于剥夺了小儿在大自然中锻炼的机会。

当秋季来临时，不要急于给宝宝添加衣服，加上后就不好减掉了，因为天气一天天冷，只能是越加越多；最好的办法是您与小儿穿一样厚薄的衣服，如果您静坐时不感到冷，小儿就不会冷。小儿虽然没有大人耐寒，但小儿始终是在运动状态，即使是睡着了也不会安静。

当小儿患感冒时，最常见的症状是发热、流涕、打喷嚏。呼吸道分泌物中有许多病毒和炎性细胞。流涕、打喷嚏是清除病毒及异常分泌物的有效途径。抗感冒药多数是针对发热、流涕、喷嚏症状的，服用感冒药后，症状减轻了，但呼吸道黏膜却干燥了，不但不能清除病毒，还可使细菌乘虚而入，发展致下呼吸道感染。所以，小儿感冒不要服用过多的抗感冒药。

抗生素不是治疗感冒的药，百分之九十以上的感冒是病毒感染，尤其是在感冒初期，不要动辄就使用抗生素，这不但不能治疗感冒，还使宝宝对抗生素产生耐药性，是药三分毒，当它对疾病没有治疗作用时，就只剩下副作用了。

多休息、多睡眠、多饮水，适当退热，注意护理是治疗感冒、预防下呼吸道感染的好方法。

秋季腹泻是由轮状病毒引起的感染，好发季节是秋冬。易发于2岁以内小儿，是流行较广的小儿传染病。秋季腹泻是传染病，患有秋季腹泻的患儿可从大便中排出大量的轮状病毒，可于感染后1～3天开始排出，最长可排6天。

父母处理完秋季腹泻患儿大便后要彻底清洗手部、被粪污染过的物品，以免传播病毒在腹泻流行季节，不要接触患病儿，不要带宝宝到人群多的场所玩耍，要保持室内空气新鲜、流通。

有的宝宝在炎热的夏季没有患痱子，到了夏末秋初却生了痱子。夏季父母都比较注意预防，到了秋季，天气还不稳定，某一天，气温可达夏季那样高，但这时父母已经不再给宝宝勤洗澡，擦痱子粉了，结果就造成了夏季不得痱子，秋季得的现象。

秋季湿度下降，空气逐渐变得干燥，小儿出汗减少，喝水也减少，大多不会主动要水喝，咽部干燥，在咽部长存的细菌就会繁殖导致咽炎、气管炎等，这是造成小儿易患咽炎的外在原因。

父母要督促宝宝多喝水，饮料不能代替白开水，尤其含糖多的饮料；注意室内湿度，可使用加湿器，调解室内湿度；减少宝宝之间相互感染的机会。

秋末冬初季节，婴儿容易患病毒性肠炎，要注意预防。在腹泻流行时期，少去公共场所，不要接触患腹泻的婴儿。一旦出现腹泻，要及时补充水分。

一般小宝宝大便后，家长都给宝宝清洗屁股，这是正常的，但是对于小男孩，很多家长做得还很不够。在儿童期，阴茎的包皮都包着龟头，其内温度高、湿度大，易于细菌繁殖，引起炎症，而且还容易产生一些白色物质，这些物质叫包皮垢。包皮包盖龟头的地方为"藏污纳垢"之处，是主要的清洗部位。所以，家长要经常将宝宝的包皮轻轻翻开，暴露出龟头，用洁净温水清洗。清洗时，动作要轻，忌用含药性成分的液体和皂类，以免引起刺激和过敏反应。清洗后，要轻轻擦干，将包皮轻轻翻转回去。

也有部分男孩包皮口过紧或生来就很狭小，千万不能强行翻转，否则会引起外伤或引起嵌顿性包茎。对这样的宝宝，除经常注意保持局部清洁、干燥外，应在4~6岁到正规医院泌尿科进行包茎手术。

对于女婴来说，应该注意不要在肛门和尿道处混合着洗，应该是先洗尿道口和阴道口处，后洗肛门处，一定要避免从后向前洗。擦屁股也一样，更要从前向后擦。

另外，宝宝满1岁时，可接种乙脑疫苗。

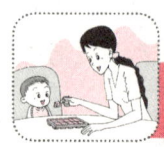 做好11~12月宝宝的生活护理和常见病的预防

1. 走路不好会慢慢纠正的

不到1岁的婴儿刚刚学习走路，有的婴儿走得比较早，十一个月可能就会独立走几步了，有的婴儿要到1岁半时才能独立走路。刚刚学会走路的婴儿可能用脚尖踮着走，这是很正常的。还有的婴儿开始走路时，右腿成"罗圈腿"，左腿好像拖拉着，像个"小拐子"，这也是正常的。随着婴儿走路的平稳，慢慢就纠正过来了，父母不必着急。

宝宝学习走路是有个过程的，不可能上来就走得那么好。不要动辄就认为宝宝"腿不直，缺钙了"。又是照X光片，又是验血。刚刚学会走路的宝宝就有笔直的小腿，走路很标准，这不大可能。走路早晚，与婴儿智力没有直接的关系。

2. 吃饭问题仍然困扰着父母

对于一些父母来说，这个问题可能是个永久的话题。出生后食量就小的宝宝，到了这个月龄，食量突然变大并不多见。父母为了让宝宝多吃些，可以说是伤透了脑筋。几乎是什么办法都想了，就是没有效果。我们在实际工作中，也发现了这样的问题，父母来就诊，主述宝宝不吃饭的很多。事实上，在这些"厌食"的宝宝当中，真正由于疾病导致的，可以说是微乎其微。能称得上"厌食症"的，更是少之又少。绝大部分都由于父母在护理宝宝的方法不当所致。

对于宝宝吃饭问题，要有科学的态度，在认为宝宝不吃饭时，首先要看一看宝宝的生长发育情况如何，如果宝宝身高体重正常，运动能力也正常，精神、睡眠都很好，不要总是强迫宝宝吃更多的东西。这个月龄的婴儿，应

该吃什么妈妈再也说了不算，宝宝自己有主意了，妈妈在喂养上，要学会尊重宝宝的选择了。食量小的婴儿对食物往往比较挑剔。

宝宝更喜欢和家人共同进餐。单独喂饭不如放到餐桌边一起吃更好。更多的婴儿喜欢吃大人的饭菜，这是好事，可以节省妈妈做饭的时间，腾出更多的时间陪宝宝玩。婴儿逐渐成了美食家，会品尝妈妈的手艺了。不用心做，就会罢餐。

3.睡觉还是个问题

有夜啼习惯的婴儿，可能还会继续夜啼，哭的声音更大了，几乎使邻居都不能好好睡觉。这确实是个问题。如果宝宝是闭着眼睛哭，就更不好哄了。有的宝宝给吃的也不行，就是要哭够了才罢休。对于这样的婴儿，父母还是应该给宝宝认真检查一下，观察其是否有轻微的多动症，即脑轻微障碍综合征。这样的婴儿到了幼儿期，可能会发展成多动症，如果能够早期明确，早期干预，会减轻症状。但是，妈妈也不要看到这里，就很担心，给宝宝对号入座，医生的诊断才是最可靠的。

如果婴儿过去一直睡得很好，突然有一天出现阵发性的哭闹，哭闹时，宝宝可能会拱着腰，或打挺；不哭时，比较安静，但是面色可能不像以前那样红润；停了十几分钟，再次重复哭闹，这时，要想到肠套叠的可能，及时看医生。

从这个月开始出现夜啼，这样的婴儿多是夜间做了噩梦惊醒。不要怕惯坏了宝宝而不理睬，这会使婴儿感到无助，哭啼更厉害，要马上把宝宝搂在怀里，给宝宝一种安全感，让宝宝的恐惧心理消失。宝宝白天时，受到一些刺激，如摔伤、打针、狗叫声、大人呵斥、异常响声等，都会使宝宝在夜间睡眠中惊醒而哭闹。有的宝宝怕黑，半夜可能被尿憋醒，睁开眼睛看到漆黑一片，可能会哭闹，这时，妈妈上前安慰一下，或打开台灯，可能会使宝宝安静下来。

睡觉晚的婴儿，可能到了23时还不能入睡。对于这样的婴儿，妈妈不要早早地把宝宝弄到被窝。让宝宝玩困了，再让宝宝睡，以免养成不哄就不睡的习惯。白天让宝宝少睡，如果午睡起得太晚，或傍晚又睡一觉，要进行睡眠时间调整。如果父母也喜欢晚睡晚起，宝宝睡晚些，对父母有利，否则宝宝睡得早，起得就早。

有的父母可能会担心宝宝睡得太晚，会影响宝宝长个。只要能够保证充足的睡眠时间，就不会影响宝宝身高增长的，当然宝宝还是早睡些好，以不超过晚上22时为限。有的婴儿白天不爱睡觉，即使勉强睡了，也是一会就醒。这是精力旺盛的宝宝，晚上宝宝的睡眠质量很好，对于这样的宝宝，也不必非要像其他宝宝那样白天睡两觉。只要宝宝精神好，生长发育正常，睡眠习惯是有个体差异的。不能认为一天睡14个小时的宝宝，就比一天睡12个小时的宝宝好。

宝宝困了就会睡觉，宝宝不困非哄睡不可，是导致宝宝睡眠障碍的原因之一。有的婴儿开始喜欢听故事了。入睡困难时，妈妈不妨试一试。但半夜醒来的宝宝，可不要讲故事。这会养成半夜听故事的习惯。半夜醒来，必须让宝宝尽快入睡，把尿，换尿布，吃奶，搂抱等都行，不要和宝宝玩。

4.培养宝宝良好的厌食习惯

厌食指的是比较长时间的食欲减低或消失，因而不能摄入每天所需的热量和营养物，阻碍了宝宝的生长发育，使宝宝失去了健康的体魄。事实上，由于疾病引起小儿"厌食"在临床中所占的比率是非常低的。不良的饮食习惯和喂养方式所导致的婴儿非疾病性"厌食"是最常见的。

父母以及宝宝身边的亲人，对宝宝的影响和熏陶是深远的。父母具备了良好的饮食习惯，还用费尽心机去教导宝宝？即使使出浑身解数，也是徒劳的。身教永远大于言教。多想想自己做得如何，宝宝吃饭的问题就好解决了。是谁在影响宝宝吃饭，导致越来越多非疾病性厌食？说是宝宝身边的亲人们，实际上并不为过。

宝宝每天的食量不可能一成不变，今天吃得少一点，明天吃得多一点都是很正常的现象。宝宝的食欲也不会每天都像妈妈所期望的那样旺盛，今天可能很爱吃饭，明天可能就不那么爱吃了；这顿吃得还很香，下顿就把吃饭当儿戏，就是不想吃，这也是很正常的。宝宝偶尔不爱吃饭不是厌食，如果妈妈把宝宝偶尔不爱吃饭视为厌食，或带宝宝看医生，或强迫宝宝进食，或表现出急躁情绪，这不仅不能增进宝宝的食欲，反而会引起宝宝对吃饭的反感。

感冒的宝宝食量会有所减少，发热时宝宝也不爱吃饭；胃部着凉或吃了过多的冷食，因摄入过多食物或高热量食物摄入过多，导致宝宝积食等等，都有可能造成宝宝短时间食欲欠佳，不能因此而认定宝宝厌食。

由于一些原因导致宝宝在某一段时间内食欲不振，如在炎热的夏季，患胃肠疾病后导致消化功能不良，会使宝宝在某一个阶段内食欲不振，这也不能视为宝宝厌食。随着季节的转凉，消化功能的改善，宝宝食欲会恢复正常的。

那么，怎样培养宝宝良好的饮食习惯呢？一是不要让宝宝像羊吃草一样吃饭。父母一味地迁就宝宝，让宝宝边吃边玩，东游西荡，想吃就吃，不管是不是吃饭的时间，这样长久下去会严重影响宝宝食欲。要让宝宝养成良好的进食习惯，到了吃饭的时间和环境就产生条件反射，胃液分泌，食欲增加。把吃饭当成一种有序的事情，如饭前洗手、搬小椅子、分筷子等，有意识地造成一种气氛，让宝宝感觉到吃饭也是一件认真愉快的事情。

二是不让宝宝过多吃零食，尤其是在饭前。如果父母不限制宝宝吃零食，血液中的血糖含量过高，没有饥饿感，到了吃饭的时候，就没有了胃口。过后又以点心充饥，造成恶性循环。要想解决宝宝"吃饭难"，应该坚决做到饭前两小时不给宝宝吃零食。零食不能排挤正餐，应该安排在两餐之间，或餐后进行。

三是按时按顿进餐，按顿吃饭。三正餐两点心形成规律，消化系统才能劳逸结合。

四是节制冷饮和甜食。冷饮和甜食口感好，味道香，宝宝都爱吃，但这两类食品均影响食欲。中医认为冷饮损伤脾胃，西医认为会降低消化道功能，影响消化液的分泌。甜食吃得过多也会伤胃。最好安排在两餐之间或餐后1小时。

五是膳食结构要合理。每天不仅吃肉、乳、蛋、豆，还要吃五谷杂粮、蔬菜、水果。每餐要求荤素、粗细、干稀搭配，如果搭配不当，会影响小儿的食欲。如肉、乳、蛋、豆类吃多了，会因为富含脂肪和蛋白质，胃排空的时间就会延长，到吃饭时间却没有食欲；粗粮、蔬菜、水果吃得少，消化道内纤维素少，容易引起便秘。有些水果过量食入会产生副作用。橘子吃多了上火，梨吃多了损伤脾胃，柿子吃多了便秘，这些因素都会直接或间接地影响食欲。

六是烹调有方。食物烹制一定要适合宝宝的年龄特点。如断奶后，宝宝消化能力还比较弱，饭菜要做得细、软、烂。随着年龄的增长，咀嚼能力增强了，饭菜加工逐渐趋向于粗、整。为了促进食欲，烹饪时要注意食物的色、香、味、形，这样才能提高宝宝的就餐兴趣。

七是睡眠充足、增加活动、按时排便。睡眠充足，宝宝精力旺盛，食欲感就强。睡眠不足，无精打采，宝宝就不会有食欲，日久还会消瘦。活动可促进新陈代谢，加速能量消耗。按时大便，使消化道通畅，促进食欲。

八是吃饭环境，愉快又轻松。父母同宝宝一起进餐，可营造一种和睦、轻松、愉快的氛围，好的情绪有助于调节宝宝植物神经系统和大脑摄食中枢的功能，促进消化酶的分泌和活性的提高。

九是强迫宝宝进食不可取。对确有厌食表现的宝宝，如果是疾病所致应积极配合医生治疗。同时爸爸妈妈要给予宝宝关心与爱护，鼓励宝宝进食，切莫在宝宝面前显露出焦虑不安、忧心忡忡，更不要唠唠叨叨让宝宝进食。如果为此而责骂宝宝，强迫宝宝进食，不但会抑制宝宝摄食中枢活动，使食欲无法启动，甚至产生逆反心理，拒绝进食，就餐时情绪低落。

十是纠正不良饮食习惯。不良饮食习惯是导致厌食原因之一。比较常见的不良饮食习惯有饮食结构不合理，如过多摄入高糖，高蛋白、高脂肪等浓缩食品可导致食欲下降。如巧克力、奶糖、果奶、奶酪、干奶片等。过多食入话梅、果冻及膨化食品可损伤脾胃；暴饮暴食，如有的父母见宝宝喜欢吃的食品就毫无限制地让宝宝吃个够，养成了暴饮暴食的不良饮食习惯；偏食、挑食，如尤其喜欢吃烧烤、油炸食品；过多摄入冷食，使胃肠道长期处于缺氧、缺血状态，致使胃肠道功能受损，出现一系列胃肠道功能紊乱症状，导致食欲下降，甚至厌食；过多饮用饮料，引起小儿腹部胀气，嗳气，消化不良，使宝宝食欲减低。

十一是不要过分溺爱。过分溺爱的宝宝，往往会用各种方法来"制裁"父母，以不吃饭达到所需目的，是要挟父母的一种手段。尤其父母以"只要多吃饭，就可以……"助长了宝宝的不良饮食习惯，把吃饭当作筹码，久而久之可导致宝宝厌食，形成恶性循环。

十二是人为造成宝宝咀嚼功能下降。在给宝宝添加辅食时，怕宝宝噎卡，过晚添加固体食物，使宝宝的咀嚼功能没能得到充分锻炼。结果吃什么都囫囵吞下，碰到稍硬的食物，不是吐出就是含在嘴里。使宝宝食欲降低。为了让宝宝将食物咽下，就给他喂大量汤水，冲淡了胃酸，久而久之宝宝食欲减退了。

疾病导致的厌食，要及时看医生；非疾病性厌食，可不是药物能够解决的，即使是医生，也不能解决宝宝的吃饭问题。父母惹的祸，就要由父母解决。方法有了，原因找到了，不愁解决不了。问题就在于父母是否认识到这一点。

5. 改掉宝宝不好的生活习惯

一是尽量避免宝宝寻找安抚物。有吸吮手指习惯的婴儿，到了这个月龄，可能不再吸吮手指，而开始寻找安抚物了。如婴儿用的枕巾，小毛巾被，布娃娃，绒毛小狗，都可能成为宝宝的安抚物。宝宝开始把这些东西作为自己的安抚物，对这些东西产生某种依恋，有的宝宝喜欢搂抱着，有的宝宝用手攥着，有的宝宝放到嘴里吸吮或啃咬，有的宝宝用它蹭身体的某一部位，如脸颊、手背等，有的宝宝要闻着它入睡。父母发现有这种倾向时，不能加以鼓励，如果宝宝很喜欢绒毛小狗，就要有意把小狗拿走，换上其他玩具。不断更换宝宝的用物，就可避免宝宝寻找到安抚物。

二是改掉宝宝吸奶瓶入睡的习惯，有的婴儿不吸奶瓶就不能入睡，这对很小的婴儿来说是很正常的。到了这个月龄，仍然有这种习惯，要一下子改变过来，也不是件容易的事情。但是，妈妈要有这种意识，要在今后的日子里，想着这个问题，慢慢把这个习惯改过来。这没有什么技巧，靠的是耐心。不能强迫婴儿，如果强迫，不但不能使宝宝改变这种习惯，可能会使宝宝更加依赖了，宝宝就有这种牛劲。

三是改掉宝宝玩生殖器的坏毛病关键在于大人。这个问题在前面已经谈过。需要强调的是，不要对宝宝玩生殖器加以赞赏，不要让宝宝知道，父母及周围的人，都对他的小鸡鸡很感兴趣，很关注，是他的光荣。让宝宝"忘记"他有小鸡鸡，是避免宝宝玩小鸡鸡的好办法。如果大了还这样，就会成为男孩手淫的雏形，这是非常糟糕的事情。

四是改掉"交叉腿综合征"的毛病。有的女婴两腿夹得很紧，肌张力比较高，停止活动，面色发红，两眼凝视，片刻转为正常，妈妈看到这种情况时，及时抱起宝宝，或转移宝宝的注意力。这种情况多在睡醒后或入睡前发生。出现这种情况时，妈妈可在入睡前和宝宝在一起，给宝宝讲故事，宝宝睡醒后，及时给宝宝把尿，更换尿布。要保持外阴清洁。任其发展就可能会成为交叉腿综合征的雏形，过去称为手淫。这同样是非常糟糕的事情。

五是坚决制止打人这一暴力行为的雏形。有的大人通过假装打宝宝的小屁股，也会假装打别人来逗宝宝，这样不好。婴儿会模仿，举手打妈妈的脸。如果妈妈和周围的人不但不反对，反而对着宝宝笑，宝宝就会认为这样很好，从小养成打人的习惯。长大了，可能会形成暴力倾向。

六是不要吓唬宝宝，清除自闭症和孤独症的隐患。总是吓唬宝宝，动不动就斥责宝宝，或者夫妻之间关系紧张，总是吵闹打架，对宝宝的心理影响很大，是导致宝宝自闭症和孤独症的隐患。应该创造一个和睦幸福的家庭，让宝宝在宽松和谐的气氛中成长。

七是切忌娇生惯养。对宝宝娇生惯养，什么都不让宝宝自己做，一切都代劳，这会使宝宝的社会交往能力低下。

另外，对这个月龄的宝宝更要做好疾病一方工作，同时要加强防范宝宝发生意外事故，以免造成伤害。疾病和意外安全隐患有关事宜可参见本书其他部分的内容，这里不赘述。

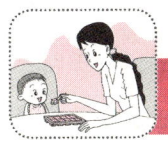

2岁宝宝的身体发育和心智特征

1.身体发育

一是身高。2岁的男宝宝平均身高可增长5～10厘米，女宝宝平均身高可增长5～9厘米。尽管妈妈看不出宝宝长个了，可宝宝至少会长高六七厘米，多的可长10厘米，甚至更多。但也有极个别的宝宝，在这一年里身高增长并不是很理想，可能只长三四厘米，甚至两三厘米。如果全年身高增长不足4厘米，应先看医生。

二是体重。2岁的男宝宝平均体重增长1.5～2.5千克，2岁的女宝宝平均体重增长1.5～2.2千克。体重过低，应考虑有病理性原因存在，及时看医生；体重偏低，应考虑喂养上是否存在问题，向保健医生或营养师咨询。

三是头围。2岁以后的宝宝头围增长速度明显下降，生长曲线趋于平稳。从外观上看，父母很难发现经过一年的生长，宝宝的脑袋长了。相反，由于宝宝胸廓的增加，（男宝宝胸围为50.20厘米，女宝宝胸围为49.02厘米），身体各部比例不断趋于均衡，父母会感到，宝宝的脑袋不但没有长大，看起来比原来还小了。

2.心智特征

一是感觉与运动。2岁的宝宝行走稳步自如，能爬上爬下，会用脚尖踢球；平稳地跑步，自由轻松地起步和迈步，能避开障碍物；不扶成人的手自己试跑，但脚尖不离地；有的宝宝会模仿鸭子走路能并随意脚跳几下，跨越8～10厘米高的竹竿，能扶梯独自上下台阶3～4级。

随着精细动作的发展，宝宝已经可以拿起细小的物体，能搭起积木再把积木打翻，还会脱鞋、翻书页、用一只手端起杯子。大动作也有所发展，双脚立定跳远的距离可以达到15厘米，越来越大的宝宝现在能单腿做金鸡独立了，可以不扶任何物体，单脚站立3~5秒，能从最后一级台阶上跳下来，也能双脚同时做立定跳远。宝宝能用脚尖比较自如地在一条线上走，拐弯的时候还能保持平衡不摔倒。探险精神不分大小，这么大的婴幼儿经常从台阶上往下跳，还对爬高特别有兴趣，能在父母的护卫下往攀登架上爬。会骑小三轮车，但是有的宝宝不太会拐弯。有时你把宝宝独自关在房间里，他能独自转动门把手拉开门跑出来。当家里吃饺子和面时，宝宝会乐意帮助你捏弄面团。

　　二是记忆。2岁的宝宝能完整地背一些儿歌，语言发育快的宝宝掌握的儿歌会更多。随着记忆和理解能力的增强，能熟练地背诵简单的唐诗，还能认识大、小、山、水等笔划少的字。可以跟随录音机哼唱三个音阶以内的歌曲。

　　三是认知。2岁的宝宝最先认知的颜色是红色，现在已经能分清两种以上的颜色，而且对大和小的概念也非常明确，知道大人和小婴幼儿的区别，也知道小盒子可以放在大盒子里面。能说出穿衣服、吃饭、喝水、睡觉的要求。宝宝对空间的理解力加强，搭积木时能砌三层金字塔。宝宝已经能分清楚内和外，前和后、长和短等概念的区别。并对圆形、方形、三角形等几何图形有了认识，许多宝宝对几角形划分还不明确，常用三角形、圆角形、方角形等来表达。宝宝已经掌握了常用的礼貌用语，并且他在帮你做事以后，会要求你说谢谢。一些简单的英语单词如香蕉、苹果、橘子等已经能正确地发音。

　　四是自我意识。2岁的宝宝情绪已经很稳定了，但常会由于愿望不能满足而大声哭闹。有时会表现出某种具有攻击性的行为，会打、咬、指挥身边的人，还会产生强烈的逆反心理。宝宝对所有的事情都充满兴趣，什么事都想干一干，但又不可能认认真真地做完一件事，经常把家里搞得乱七八糟。已经能自己穿袜子和松紧裤了。有较强的自我意识，表现在对喜欢的食物或玩具的占有欲强，自己的妈妈不许抱别的小朋友等方面。经常反抗妈妈的话，和小朋友之间吵架，缠着妈妈撒娇，自我意识强，对黑暗的恐怖心理加重。

五是自理能力。2岁的宝宝走路已经不是问题了，能独自上下楼梯，有时还可以帮助你拎购物袋呢！能独立吃饭，控制大小便的能力也加强了，有大小便意的时候能及时叫人，有的宝宝现在还可以自己脱松紧裤，但还不能穿好裤子。月龄变大自理能力也随之加强了，能自己穿脱简单的开领衣服，并且知道一些日常用品的用途，还会自己洗手洗脸，虽然洗不干净。

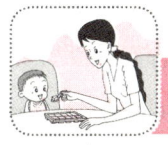

对2岁宝宝的生活护理和情绪关照

1.饮食和营养护理

2岁的宝宝已经能吃很多大人的食物了，但是你仍然要提防他被噎住的危险。所以，不要给宝宝吃小块的或者坚硬的食品，比如花生、葡萄、胡萝卜和硬糖果等。如果你给宝宝吃的一直是全脂牛奶，那就可以试着改成低脂或者脱脂牛奶。大脑的发育速度在宝宝2岁以后就会逐渐减慢，所以，热量太高的饮食其实并没有必要。而且，如果宝宝在童年时就养成低热量的饮食习惯，就会降低他们长大以后患心脏疾病的危险。

大多数2岁的宝宝都能轻松地使用杯子和勺子，但是在使用刀叉的时候，他们可能仍然需要帮助。虽然很多2岁的宝宝有时的确需要帮助，但他们往往讨厌别人这样做，所以，为了省事，你可以只给他们准备那些能用汤匙或者用手吃的食物。

宝宝需要在选择食物方面多加练习。是吃豌豆还是吃南瓜？小圆面包里面要不要加馅？给宝宝一两个简单的选择就足够了，如果选择太多、太复杂，就可能让宝宝筋疲力尽，甚至让他们发脾气。聪明的父母会在每顿饭中间都给宝宝提供一些可供选择的诱人食品，以保证无论他作出什么样的选择，饮食都是健康的。

在你决定要把什么样的食品带回家的时候，这种选择就开始了。要选择新鲜的蔬菜，不要买薯片和高热量的点心；要选择水果而不要甜饼和蛋糕；要选择果汁或者矿泉水而不要碳酸饮料。如果你想让自己的宝宝吃得健康，最好的办法就是在家里只储存健康的食品，把垃圾食品拒之门外。

有些2岁的宝宝每顿饭只想吃爱吃的食物，但这些偏好都只会持续几天，然后就逐渐地淡化，转而又对别的食物产生偏爱。出于息事宁人的考虑，你也许想在一定程度上做出妥协，那么，连续三两天把宝宝爱吃的食物作为午饭并没有太大的危害。如果在早餐和晚餐的时候，餐桌上还有牛奶、水果或者一些绿色蔬菜，那么宝宝的饮食结构仍然会是合理而又均衡的。如果你以一个星期左右的时间为单位来安排宝宝的饮食，而不是每天每天地规划，你也许就会发现，宝宝的饮食总体上还是非常均衡的。

很多2岁左右的宝宝都形成了跟自己的父母争夺选择食物权利的习惯。从宝宝的方面来说，他会表现出一些让人心烦的行为，比如不吃东西、挑三拣四、要一些特别的食物、呕吐，或者发脾气等。这时候，父母就会纠缠不休、连哄带劝、威胁恐吓，或者是干脆强行喂食。在本书前面的内容中，有许多关于应付这类常见问题的对策，这里不再赘述。

2. 不要忽视运动锻炼

在保证营养供给充足的前提下，体育活动是促进2岁宝宝身体发育和增强体质的最有效的方法。虽然运动本身并不能使遗传预定的身高增加，但是运动可以促进遗传潜力得到最大限度的发挥。据研究证实，经常运动的儿童比不运动的儿童至少平均高两三厘米。运动可刺激生长激素分泌，促进新陈代谢，食欲增强。儿童经常从事体育运动，能促进骨的生长，使骨骼变长、变粗、骨密度增大。经常运动，也使肌纤维变粗，提高肌肉的力量、速度和耐受力。运动还可以消耗多余脂肪，在快速生长期预防肥胖。现在的孩子普遍户外活动不够，没有充分享受阳光和新鲜的空气，没有足够的运动量，这都是不利于孩子长高的。因此，2岁宝宝每天在户外活动1个小时是很必要的。

父母可根据2岁宝宝的年龄、兴趣等来选择运动项目，在安全的前提下与宝宝一起锻炼身体：

一是弹跳运动。弹跳运动有助于2岁宝宝四肢的生长，如跳绳、跳起摸高、跳远、跑步等。

二是伸展运动。伸展运动有助于2岁宝宝脊柱骨和四肢骨的伸展，如单杠引体向上、仰卧起坐、前后弯腰、体操和种种悬挂性运动。

三是全身性运动。全身性运动有利于2岁宝宝全身骨骼的伸展延长，如篮球、排球、羽毛球、足球和游泳等。

3. 训练宝宝刷牙

刷牙是预防牙病最行之有效、方便易行的方法。宝宝到了2岁以后，白生生的牙齿就基本长齐了，这时就该正式开始学刷牙了。

学会使用牙刷之前，首先要先学会漱口。漱口能够漱掉口腔中部分食物残渣，是保持口腔清洁的简便易行的方法之一。民间习惯于用淡盐水和茶水漱口，这有助于口腔卫生。但是对于宝宝，还是用清水或淡盐水漱口为宜，以防止氟水的误咽和长期使用洗必泰造成的牙齿染色及牙结石形成。

漱口的方法是将水含在口内、闭口，然后鼓动两腮，使口中的水与牙齿、牙龈及口腔黏膜表面充分接触，利用水的力道反复来回冲洗口腔内的各个部位，使牙齿表面、牙缝和牙龈等处的食物碎屑得以清除。可以先做给孩子看，让孩子边学边漱，逐步掌握。

漱口完就要刷牙了。握住牙刷柄的后半段，首先将牙刷头斜向牙龈，使刷毛贴附在牙龈上，稍稍用力，使刷毛顺着牙缝的方向旋转下去。刷上牙时要由上向下旋转着刷；刷下牙时要由下向上旋转着刷；刷上牙内侧时，由上向下拉动；刷下牙内侧时，由下向上拉动；刷臼齿的咬合面时，要将牙刷按压在咬合面上，前后来回地刷。臼齿的位置比较靠里，不太容易清洁。此外，咀嚼食物后留下的残渣很多会残留在臼齿的凹陷处，容易被忽视，因此臼齿往往是最容易发生龋齿的，一定得更加注意。

刷牙的重点部位是牙的邻面、牙龈沟和牙冠的颈三分之一处。千万不要使用拉锯式横刷法，以免损伤牙齿和牙龈，而且刷牙的效果也不佳，长期下去还会造成牙齿近牙龈部位的楔形缺损并对冷热酸甜刺激过敏。"小洞不补、大洞吃苦"。在帮助孩子刷牙时，若发现龋齿应立即带孩子看牙科，进行早期治疗，延误治疗会增加孩子将来的痛苦。

刷牙的时间应为两三分钟，这样才能达到较为彻底的效果。每天至少早晚两次，饭后亦可进行。

父母首先应给孩子选择一支合适的牙刷。牙刷的类型应根据孩子的年龄、出牙情况等具体情况进行选择。一般2岁的孩子选择日常使用的普通牙刷的要求是：牙刷的全长以12~13厘米为宜；牙刷头长度为1.6~1.8厘米、宽度不超过0.8厘米、高度不超过0.9厘米；牙刷柄要直且粗细适中以便于孩子满把握持；牙刷头和柄之间称为颈部，应稍细；牙刷毛要软硬适中、富有弹性，毛太软则不能起到清洁作用，毛太硬又容易伤及牙腿及牙齿，同时毛面应平齐或呈波浪状，毛头应经磨圆处理。

牙膏虽不是清洁口腔的主要因素，但它有增强机械性、去除菌斑、抛光牙面、洁白牙齿、除口臭等功能。但由于孩子起先对刷牙的认识并不明确，刷牙的动作也不是很协调，所以很可能会发生讨厌牙膏的味道，或者不小心把牙膏吞进肚子的情况，因此在牙膏的选择上应格外注意。现在有一些幼儿用的牙膏是可吞食的，这样就安全多了。

在选择和使用牙膏时，应选择产生泡沫不要太多的牙膏；刺激性小、孩子喜爱的香型的牙膏；适当使用含氟的牙膏，有助于防止龋齿；含粗细适中摩擦剂的牙膏；不长期固定使用一种牙膏；不使用过期、失效的牙膏；性能稳定、使用保存方便的牙膏。

4. 大小便训练是宝宝迈向独立的一步

大多数2岁的宝宝都已经学会了使用厕所。很多父母都迫不及待地盼望着宝宝使用尿布的日子能够早点结束，但有的父母过于心急，反而会推迟宝宝学会独立上厕所的时间，同时还会增加不必要的压力。

独自上厕所的训练是宝宝整个学习过程的一部分。下面，让我们来模拟一下，如果你希望自己的宝宝能在一周内学会自己上厕所，你不妨按下面的方法和步骤试一下。

第一步是选择时机。找一个你和家里人都不太忙的日子,把第一天定为开始训练的好日子。如果你要上班的话,从周末开始比较好,如果你不上班,周一也许是最好的。

第二步是灌输意识。让孩子意识到一件重大的事情就要发生,告诉孩子他将从哪天开始要像大人一样使用便盆或马桶了。告诉孩子因为他要使用便盆,所以他可以穿漂亮的开裆裤,这可以激发孩子学会大小便的积极性。

第三步是购买厕所用品和奖品。为孩子选购一个便盆。你可以带他去商店,让他帮助你挑选。把它包装好,作为在好日子送给孩子的礼物。买几条比孩子平时穿的裤子大一两号的开裆裤,便于孩子穿脱裤子。另外别忘了买一些孩子平时想要的玩具。

第四步是训练开始。训练第一天,郑重地把作为礼物的便盆和开裆裤送给孩子,认真地给孩子穿上开裆裤,让他好好照镜子,并给他拍一张穿上新裤子的照片。把多余的尿布处理掉,告诉孩子他只能在午睡和晚上睡觉时才能用尿布。教孩子拉下裤子,在便盆上坐一会儿,再提起裤子。然后表扬他,并送给他一份礼物。不管孩子表现如何,一周之内你都要坚持不让孩子用尿布,鼓励他用便盆。

第五步是发奖品。每当孩子在便盆上拉了大便,哪怕是一点点,你也要表扬他,给他玩一下新买的玩具,并留下一件小奖品。他在其他时候想玩新玩具的话,就告诉他只有在他用过便盆后才可以玩。

第六步是对孩子出现的反复要有思想准备。孩子不可能一下子学会上厕所。所以他偶尔还会尿湿裤子,这时不要训斥和批评孩子。但是,如果孩子经常尿裤子,甚至有增加的趋势,你就不得不让他在每次尿裤子后多做一会儿坐便盆的练习;如果孩子反抗,你还要让他坐在那里,直到他不再闹为止。

第七步是逐渐停止奖励。这里强调的是"逐渐"二字。父母常犯的错误就是太急于停止奖励。即使训练周已结束,孩子做得相当好了,也要继续表扬和奖励孩子。这对巩固培养孩子的优良行为很重要。因此，你只能逐渐减少奖励次数，或改为不定期奖励，但有时要给一些"大奖"。宝宝排泄问题解决好了，可能会帮了你一个大忙呢。

5.帮助宝宝克服分离的恐惧

宝宝到了2岁的时候，有的已经摆脱了对父母的时刻依赖，有的却还是经常黏在父母身边。2岁大的宝宝似乎能够很清醒地意识到谁能给他安全感，而且还会用不同的方式来表现这一点。2岁是个很容易产生抱怨的年龄，这也许只是表现依赖的一种方式。宝宝也许会因为自己被父母留在某个地方而感到害怕。如果父母的一方或者家里的其他成员离开一段时间，或者搬家到一个新的地方，宝宝也可能因此感到不安。当家里出现变化的时候，聪明的父母都会考虑到宝宝这种敏感的心理。

对于一个十分敏感、依赖性又很强的2岁宝宝特别是独生子女来说，当他突然必须和一直陪着他的父亲母亲分开的时候，就经常会变得惊慌失措。那么，怎样帮助2岁宝宝克服分离的恐惧呢？

一是理解宝宝此时的情绪，这一点很重要。许多正常的幼儿在1岁左右时，都有一种害怕与爸爸妈妈分离的心理，这是因为他们的安全感来自父母。到了2岁，这种分离的焦虑感更加严重。所以，2岁的宝宝往往会表现得像妈妈的"小尾巴"，总要拉住妈妈的衣角，寸步不离。其实很多动物的幼崽都有这种本性。例如小羊羔总是紧紧跟随在妈妈的身后，一旦与母羊分开，就会咩咩地叫唤。人类的孩子在1岁多后会走路了，也就有了怕与妈妈走失的恐惧感。

有的孩子在父母走的时候没有明显的沮丧，与照看者相处很好。但是一旦父母回到家，所有的压抑的焦虑就会全部爆发出来。他会冲上去缠着他们不放，而且不让任何人靠近。每当想到妈妈会再次离开，他就会惊慌失措。也有的孩子在和妈妈再次团聚的时候，会采取不认妈妈的方式来"惩罚"妈妈。当他决定再次承认妈妈的时候，他可能会生气地看着她号哭，或者用手打她。

二是帮助宝宝做好思想准备。如果爸爸或妈妈要暂时离开宝宝一段时间，或是要把他转交给保姆照看，或者要送他上托儿所，在此之前，要尽量让宝宝做好思想准备，先让孩子熟悉将要照看他的人。还有一个好办法是试着给孩子讲讲道理。不要低估婴幼儿听道理的能力，讲道理对小孩同样有用。有一位妈妈，在出差前两三个星期就经常抽空把宝宝抱在膝上，温和地跟他解释妈妈要到哪里去，为什么要去，离开多长时间，谁会代替妈妈照料他等等。这位妈妈尽可能地把话说得简单、直观、便于理解。孩子对妈妈说的似懂非懂，但看到妈妈那认真、坦诚的态度，又似乎明白了什么。后来妈妈走了以后，宝宝没有表现得很焦虑；妈妈回来时，宝宝高高兴兴地迎接了妈妈。

三是坚持正确的态度。害怕与爸爸妈妈分开的孩子都很敏感，能察觉爸爸妈妈是否也害怕同他分开。如果父母每次离开时都表现出犹豫或难过的样子，更会加重孩子的焦虑感和恐惧感。爸爸妈妈要尽量表现得愉快、自信和无所谓。平时还要及时对孩子不再依赖父母的表现大加鼓励和赞赏。

6. 进一步关照宝宝的情绪变化

几乎每个2岁大的宝宝都会不时耍些脾气，一些身体健康的宝宝更是经常这样。宝宝一般都是从1岁左右开始发脾气，在2～3岁时达到高峰。这种情况有许多原因，如挫败感、疲劳、饥饿、愤怒，或者恐惧。那些情绪紧张、生性叛逆而又对变化敏感的宝宝相对而言更容易发脾气。有时候，父母能感觉到宝宝激烈的情绪，所以能通过分散宝宝的注意力来缓解这种情绪，比如在适当的时候给他一块点心，或者离开过于刺激的环境。也有些时候，宝宝的脾气会突然爆发，你唯一能做的就是等待这阵暴风雨自己停息。

那么，两3岁的孩子为什么这么难缠，这么爱发脾气呢？这是因为宝宝的个性意识出现了，什么都想自己干，而且要按照自己的意愿和方式来干，可是由于父母的干涉或自己能力所限，常常遭受挫折。有限的语言表达能力又阻碍了宝宝表达自己的愿望和感受，因此，他的情绪就会越来越激动。既不能找别人诉苦，也不能憋在心里不说，小家伙就只有大发脾气了。当然，有时孩子发脾气可能是疲劳和饥饿，或是疾病引起的。

"可怕的2岁"、"难缠的2岁儿"、"教养的黑暗期"等等说法说明了2岁宝宝心理的某些特殊性，但是只要父母能够给予理解和尊重，并施以巧妙的对策，这个时期也会是亲子间最"浓情蜜意"的时期。

一是转移注意力。2岁孩子的兴趣多变，注意力不稳定，所以，在"暴风雨"即将到来之际，可以及时将他的注意力转移到其他有趣的事情上："啊，看！那儿有只黄色的小鸟，它在飞呢。"这个办法常常能奏效。这需要抓住时机，一旦孩子已经处于狂躁的情绪中，再转移就比较难了。这时，你可以在确保孩子安全的前提下，若无其事地去做自己的事情。让孩子知道你并不怨恨他发脾气，但是你也不把他发脾气当回事。

二是"停一停"策略。有教育家曾经对"有时候被没有理由的要求占据着，无休无止地哭闹和不顾一切地反抗"的宝宝有一个非常有效的办法，就是让孩子"停一停"，到自己的房间待几分钟，直到他忘记自己的无理要求，平静下来。这种方法并非是要惩罚宝宝，所以要是宝宝在房间里兴致勃勃地玩起玩具来，家长也不要干涉他。

三是顺心境自然法。对于2岁孩子的正常要求，如"做事"的要求，如果可以完成，则应顺其心境，帮助达到其要求。这里有一位妈妈的做法值得向父母们推荐：快上床了，爸爸要给莉莉擦脸，莉莉不乐意，因为妈妈给她擦脸时会唱儿歌。于是妈妈就接过了毛巾，莉莉满意了。后来爸爸去搓毛巾时，莉莉跟着奔到盥洗室，急得边跺脚边哭："我来，我来！"爸爸知道她是要自己挂毛巾，就扶着她站在便池盖上。莉莉摇摇晃晃地把毛巾歪歪斜斜地挂到了架子上，开心地笑了。

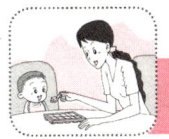 3岁宝宝的身体发育和心智发育

1.身体发育

一是体重。3岁男宝宝平均值为14.73千克,3岁女宝宝平均值为14.22千克。

二是身长。3岁男宝宝平均值为97.26厘米,3岁女宝宝平均值为96.28厘米。

三是头围。3岁男宝宝平均值为49.93厘米,3岁女宝宝平均值为48.65厘米。

四是胸围。3岁男宝宝平均值为51.17厘米,3岁女宝宝平均值为49.91厘米。

每个宝宝之间都有差异,我们提供的只是一个平均值。您孩子的发育或早或晚于这个标准都是正常的,如果相差得太远,建议您向专家咨询。

2.心智发育

一是运动机能。3岁的宝宝会骑三轮车;会两脚交替上下楼梯;会从平地跳上台阶;会用水壶倒水;能叠9~10块方木。

二是心智综合发育。特别喜欢听节奏感强的音乐和诗歌,节奏明显的儿歌和朗读读起来朗朗上口,深受宝宝的喜欢;能重复三位数;喜欢色彩;有时间概念,知道"今天"的意思;想象力丰富,模仿图画书中的动作;能将几何图形的木块放入相应的框框内,喜欢对称;能注意到遗漏的部分或损坏的物体,并要求家长装配上去;能找出图中缺少的一两个部分;在别人的帮助下穿衣服,自己能脱衣服,解开旁边或前面的纽扣,上厕所只需略予帮助;害怕黑暗和动物;会整理玩具,会自己上床睡觉。

三是语言能力发展显著。3岁的宝宝基本掌握了900个字的词汇；会说句子，常常自言自语；说话流利、自信；说话时用复数；能说出姓名、年龄、父母姓名、单位或住址；会背诵几首儿歌、唐诗、广告词及简单的故事；好奇心强，喜欢不断地追问："为什么？这是什么？有什么用处？"

四是交往心理。知道自己的性别及性的差异；知道等待、轮流，但常常不耐心；兄弟姐妹之间会比赛和产生嫉妒；比较讲道理；喜欢同别人交换东西；认为父亲在家庭中的地位更加重要；大吵大闹和发脾气已不常见，持续时间短；友好、有幽默感；讨好家长。

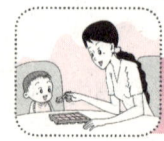

3岁宝宝养育要点和存在的问题

1.养育要点

一是膳食。每天的饮食要平衡搭配，这样才便于身体吸收利用。每顿应以主要供热量的粮食作为主食，也应当有足够提供蛋白质的食物，作为孩子生长发育所需要的物质。奶、蛋、肉类、鱼和豆制品等都富含蛋白质，人体所需的20种氨基酸主要从这些食物中获取。蔬菜和水果是提供维生素和微量元素的来源，每顿饭都应有一定数量的蔬菜才能符合身体需要。早饭应有一片馒头或饼干之类的淀粉供热源用，使牛奶鸡蛋的氨基酸能被生长利用。

二是起居。保证充足的睡眠，可以尝试让孩子与母亲分室睡，但睡前妈妈要陪孩子说话、唱歌。让孩子自己脱衣、穿衣。训练孩子刷牙。预防龋齿，睡前不吃东西，吃甜食后漱口。每天两小时以上的户外活动时间。孩子自己把玩具收拾好。鼓励孩子自己洗澡。

三是保健。孩子在3岁时应当进行第一次视力检查。我国大约有3%的儿童发生弱视，孩子自己和家长不会发觉。如果在3岁时能发现，4岁之前治疗效果最好，5～6岁仍能治疗，12岁以上就不可能治愈。视力检查可以发现两眼视力是否相等，发现异常，要及时治疗，使视觉尽早恢复。

四是游戏。3岁的孩子很喜欢猜谜语和编谜语，家长可以先编谜语让孩子猜，如"麻屋子，红帐子，里面睡个白胖子"，孩子很容易就能猜出是什么。然后再让孩子自己编，让家长猜。这样轮流猜谜和编谜是发展言语和认知的良好方法之一。

五是教育。让孩子懂得诚实的重要性。3岁的孩子常会用说谎来摆脱一些困境，但这个年龄的孩子，说谎是无恶意的，不应惩罚，但要帮孩子懂得诚实的重要性，尤其是父母更应做好榜样。培养宝宝的自信心、勤奋的品质、兴趣爱好。保护好宝宝的求知欲。重点培养宝宝的四种能力，即语言表达、读写能力、思考能力和自我控制能力。

自信的能力让孩子从小爱自然、爱科学。父母可以在日常生活中、游戏中引导孩子观察各种自然现象，培养孩子从小爱科学。培养孩子的环保意识。这个年龄的孩子最愿意做好事，因此让孩子从小在生活中树立环境保护意识是比较容易的。由于孩子还小，所以只要教他懂得三个概念：节省、利用和再回收。

2. 莫让3岁宝宝穿皮鞋

3岁的宝宝正处于生长发育阶段，尤其是骨骼系统的发育尚不成熟，孩子穿皮鞋会因鞋帮、鞋底较硬而感到不舒服，还会影响骨骼的发育。皮鞋还会压迫局部的血管、神经。孩子骨骼弹性强，久穿皮鞋容易发生趾骨变形，甚至导致脚掌与足趾骨骼的异常发育。因此，不宜让宝宝穿皮鞋，以选用软胶或布鞋为宜。

3. 莫让3岁宝宝在大街上玩耍

城市的马路上不仅有噪音，而且空气质量非常不好。机动车辆排出大量的有害气体，这种气体悬浮在空气中随风飘动，人体吸收这些有害气体达到一定程度时，便会产生毒害作用。经常逗留在街道上玩耍的宝宝不可避免地受到有害气体的侵袭。由于幼儿机体解毒器官发育尚不够完善，因此常常会出现头痛、头晕、失眠、记忆力下降、四肢无力及食欲减退和消化不良等现象,还可以导致婴幼儿铅中毒。所以,宝宝不宜经常逗留在大街上。

4.不要让3岁宝宝久看电视

有些家长认为,看电视可以发展孩子的智识,开阔孩子的视野,因此对孩子看电视的时间不加限制,甚至有的家长用看电视来哄孩子。这种做法是不科学的。

电视对眼睛有一定刺激作用,电视屏幕较小,光线又闪烁不定,容易引起眼睛的疲劳。3岁的宝宝正处于生长发育的重要阶段,眼球的角膜较薄,眼肌的力量较弱,晶状体也未发育成熟,如果长时间看电视,很容易使角膜受到不良刺激,降低晶状体调节能力,引起角膜炎、近视和其他眼病。因此,宝宝看电视是应该有时间限制的。

5.不要让3岁宝宝睡软床

许多人喜欢将婴幼儿的床铺得很软,觉得只有这样睡觉才舒服暖和。实际上,睡软床舒服但也有许多缺点。宝宝在软床上睡觉,尤其是仰卧睡时,增加了脊柱的生理弯曲度,使脊柱附近的韧带和关节负担,时间长了,容易引起腰部不适和疼痛。床铺过软也容易养成蒙被睡觉的习惯,时间一长,被窝里的氧气越来越少,造成缺氧,使大脑得不到充分休息。此外,由于婴幼儿骨骼硬度小,容易弯曲变形,长期在软床上侧睡,很容易造成脊柱侧突畸形。因此,3岁的宝宝不宜睡软床。

6.解决3岁宝宝食欲不振问题

宝宝养成吃零售的习惯原因很多,对正餐没兴趣;宝宝活动量不够;食物尚未消化,没有饥饿感;营养不良,肠蠕动减弱;胃排空时间延长,无饥饿感;饮食时间安排不妥,吃饭时想睡觉或无心吃饭;睡眠不足,影响食欲;家长过分溺爱,致使孩子用法吃饭来达到所要求的目的;从小不锻炼咀嚼,吃什么都囫囵吞下,碰到稍硬的食物,不是吐出就是含在嘴里,家长为了让孩子吞下食物,喂给大量汤水,冲淡了胃酸,久之则食欲不振;经常服药,特别是抗生素。

宝宝食欲不振需要细心纠正。如果孩子厌食,应仔细观察,也可去医院检查，排除器质性病变。若非疾病所致，可用下列方法纠正：

一是科学喂养。要做到科学合理地喂养，使孩子养成良好的饮食习惯。家长不要把所有营养品都往孩子的肚子里装，更不能孩子要吃什么就给什么，使饮食没有节制。

二是让孩子轻松愉快地进食。不要在吃饭时管教孩子，以免孩子情绪紧张，影响消化系统的功能。孩子进食时，应该有一个愉快，安静的环境。

三是孩子进食应定时定量。宝宝应定时定量进食，少吃甜食以及油腻，油炸的食品。

四是不要过分迁就孩子。不要在孩子面前谈论孩子的饭量，以及爱吃什么，不爱吃什么。吃饭时，把饭菜端上桌，让孩子吃，如果不吃，也不要追着喂孩子，更不要打骂。在规定时间内即使孩子没有吃完，也要把饭端走，下顿如果还不吃完，再照样办，适当的饥饿能改善孩子的食欲。

五是适当服用药物。让孩子适当服用药物刺激食欲，如山楂消食片，乳酸菌素片等。

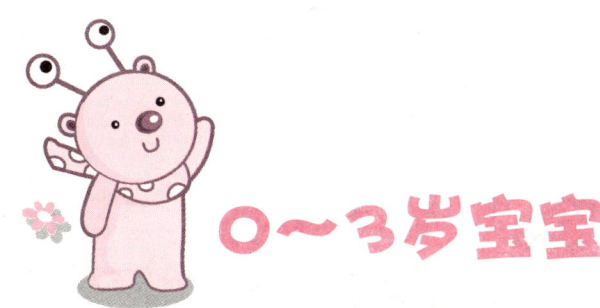

0～3岁宝宝
常见症状处置与防病常识

每当孩子有什么不舒服时，每一对父母亲都希望身边有一位经验丰富、足以信赖的顾问，可以随时提供意见。本书的这部分内容就是针对这一需要而编著的。本章主要介绍了家庭防病常识，包括怎样使用婴幼儿非处方药品，怎样通过观察如"舌质和舌苔"等来了解宝宝的健康状况，可以使父母亲们迅速确定症状，查找引起症状的可能原因，并决定是在家自行处理还是立即求助于儿科医生。这部分内容还列举了宝宝的许多常见症状，简单介绍了该症状的致病原因和表现，重点介绍了该症状的预防措施和处置办法，为父母亲们在自行处理时提供可操作的和确实有效的途径和方法。

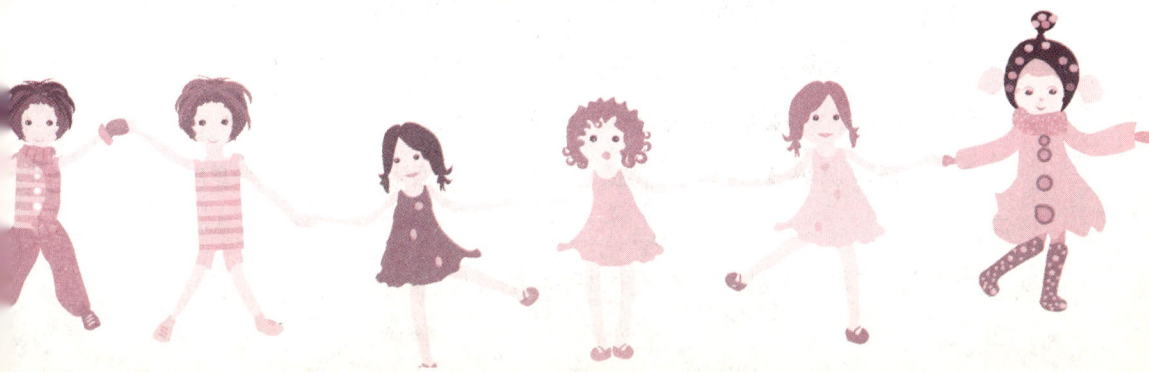

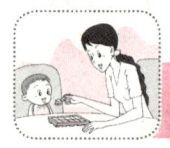

怎样使用婴幼儿非处方药品

1. 非处方药的概念

非处方药简称OTC药，是指为方便公众用药，在保证用药安全的前提下，经国家卫生行政部门规定或审定后，不需要医师或其他医疗专业人员开写处方即可购买的药品，一般公众凭自我判断，按照药品标签及使用说明就可自行使用。非处方药物大都用于多发病常见病的自行诊治，如感冒、咳嗽、消化不良、头痛、发热等。为了保证人民健康，我国非处方药的包装标签、使用说明书中标注了警示语，明确规定药物的使用时间、疗程，并强调指出"如症状未缓解或消失应向医师咨询"。

2. 正确使用非处方药

俗话说"是药三分毒"，非处方药虽然是经过医药学专家的严格遴选，并经国家药品监督管理局批准，但它们仍然是药品，因此，在使用时同样要十分谨慎，切实注意下述几点：

一是通过各种渠道，充实、提高个人的用药知识，作为自我药疗的基础，便于小病的自我诊断。

二是正确选用有国家统一的标识的非处方药。

三是仔细阅读标签说明书，了解其适应证，注意事项及不良反应。

四是认真检查所选药品有无批准文号及非处方药"登记证书编号"。

五是注意药品的内外包装是否有破损及有效期。

六是严格按说明书用药，不得擅自超量、超时使用，若有疑问要向医师咨询。

七是按要求贮藏药品，放置于小儿不可触及处。

3.婴幼儿用非处方药包括哪些（仅供参考）

一是感冒类非处方药物。

泰诺感冒口服液：复方制剂，治疗感冒的主要成分是酚麻美敏。适用于2~11岁宝宝因普通感冒、花粉及其他过敏物质引起的鼻塞、咳嗽、眼部瘙痒、流涕、喷嚏、头痛、低烧等。

同仁堂感冒冲剂：中成药，对治疗冬天宝宝出现风寒感冒时，初期使用它很有效。中药感冒冲剂除了可以缓解感冒的一般症状，有些还有清热解毒的作用，这类药一般含麻黄（退热用作），要和西药中有退热作用的药物分开使用，至少相隔两小时。

艾畅：主要作用是减轻感冒给宝宝带来的鼻塞症状，让宝宝呼吸顺畅，以保证活动和睡眠良好。

注意：根据宝宝的感冒症状选药；尽量在能选择一种药时，就不要给宝宝吃两种；不要重复用药，尽量找到成分不重复的药品代替。

二是退热类非处方药物。

泰诺林退热口服液：主要成分是对乙酰氨基酚，药效能持续4~6个小时。它和百服宁的成分、作用相同。滴剂是给1岁以内的宝宝使用。

美林儿童退热口服液以及迪尔诺口服液：主要成分是布洛芬，药效能持续6~8个小时。

健儿清解液：中药，针对体温没超过38.5摄氏度的低烧。除了退热，还有帮助排便排毒的作用。可以按照说明书上的疗程使用，但要注意和西药的退热药分开使用，相隔两小时。

退热贴：它属于物理治疗方法，在低烧时（体温在38摄氏度作用）使用效果比较好。对容易高热惊厥的宝宝，退热贴可以和退热药一起使用。另外，皮肤容易过敏的宝宝，使用时要时刻注意宝宝的皮肤变化，一旦出现红疹，立即停用。

注意：大部分西药退热药是根据宝宝体重来衡量使用剂量的。所以在使用前要仔细阅读说明书，为宝宝选择合适的计量。对1岁以内的宝宝，如果服用一种退热药仍不能使体温降到38.5摄氏度以内,可以将两种退热药一起使用,但要相隔两小时,以免宝宝出现高热惊厥。

三是止咳类非处方药物。

惠菲宁儿童抗感止咳药:止咳成分主要是右美沙芬,属于中枢镇咳药,对因感冒引起的干咳很有效。如果宝宝的咳嗽致使睡眠受到影响,可以在睡前给宝宝吃一些。

沐舒坦(贝莱口服液):主要针对有痰的咳嗽,里面含有黏痰溶解剂,有化痰的作用。

念慈庵川贝枇杷口服液:含有少量蜂蜜和其他化痰成分,在咳嗽后期使用,可以促进化痰,帮助宝宝恢复元气。

一些中成药,如鸡胆口服液、肺力咳合剂、宣肺止嗽合剂等。

注意:找出咳嗽的病因对症下药;如果感冒药里已经有止咳的成分,就不用单独再使用咳嗽药,以免重复用药;有些咳嗽可能是过敏的表现,这时就要带宝宝到医院检查,不要随便吃药;治疗咳嗽主要手段是化痰,但如果宝宝的咳嗽影响到休息和日常生活,就要使用一些中枢镇咳药。

四是胃肠类药非处方药物。

蒙脱石散:它针对病毒感染引起的腹泻,宝宝的大便达到4～5次每天,且量很大时,可以使用它。它有吸附有毒物质,保护胃肠黏膜的作用。当宝宝的化验结果显示没有异常时,就要停止使用。

妈咪爱:一种益生菌,促进宝宝胃肠蠕动,可以治疗一般的便秘、腹泻。宝宝出现病毒性腹泻时,它可以和思密达一起使用,保护宝宝的胃肠道,但要相隔两个小时。如果是细菌性腹泻,宝宝已经使用了抗生素时,要错开两个小时再使用妈咪爱,以免抗生素破坏益生菌。调制妈咪爱时,水不能太热,否则会破坏益生菌。

杜密刻:含有乳果糖,主要治疗宝宝便秘。宝宝便秘超过3天后再使用。每天一次,只要宝宝大便变软,就要停止使用。

猴早散:作用是帮助消化,健脾消食。一般不爱吃饭,容易出现消化不良的宝宝可以使用。它的使用周期至少1周，才能见效。

爱普米森：作用是吸附宝宝腹中多余的气体，治疗胀气。尤其是小宝宝，由于吃奶前哭闹，或不正确的吃奶姿势引起的胀气、绞痛。可以滴在配方奶中一起使用。

注意：宝宝出现腹泻时，先要到医院化验大便。如果是细菌感染引起的腹泻，则需要在医生的指导下使用抗生素治疗，不能随便吃止泻药。如果是病毒引起的腹泻，使用思密达就可以。宝宝出现消化不良时，先从饮食调节入手，比如给他吃些山楂、薏米等，在症状得不到缓解时，再考虑使用助消化的药。

五是非处方外用药物。

达芬林：是一种滴鼻剂，有鼻黏膜血管收缩的作用，主要治疗鼻塞。6岁以下的宝宝，使用浓度为0.025的滴剂，1岁以内的宝宝，还要将这种滴剂和生理盐水按照1∶1的比例稀释后使用。使用不能超过三天，否则可能对鼻黏膜有破坏。

施地瑞玛：是一种生理海水盐喷剂，喷在宝宝鼻子里，缓解鼻干，增加鼻黏膜的湿度。但打开后24小时就要用完。

尤卓尔：主要治疗皮肤湿疹，但如果宝宝的湿疹是大面积或长期存在，就不能使用它，需要到医院治疗。它的使用不能超过14天，最好能硅霜混合一起使用，可以减少激素对宝宝的影响。

丝塔肤：是一种药用润肤霜，对有湿疹和高敏感皮肤的宝宝很适用。使用方法和一般润肤霜一样，洗澡后，为宝宝涂满全身。

乐敦薄荷膏：防暑或止头疼时涂抹在太阳穴上，也可用于预防及减轻蚊虫叮咬引起的瘙。

红花油：具有活血止痛之功。宝宝出现肌肉关节扭伤、挫伤，24小时后，皮下没有出血，可以把它涂在伤处，轻轻按揉。

碘伏：用于皮肤或黏膜损伤后创面消毒。

注意：宝宝的皮肤有无过敏。外用药通常直接接触宝宝的皮肤，使用后要特别注意观察一段时间,如果皮肤出现红疹、瘙痒等过敏症状,就要停用,并带宝宝到医院检查。

六是维生素类非处方药物。

小施尔康复合维生素:它除了还有多种维生素,还特别对维生素D进行了添加。所以,在使用时要和单独的维生素D药分开。另外,要根据宝宝的年龄选择适合的滴剂或咀嚼片。对吃配方奶的宝宝,最好吃奶后2小时再吃维生素,这样有利于吸收。

小儿善存片:适合3岁以上的宝宝,最后在饭后半小时吃,这样药品里的维生素不会和食物中的冲突,有利于吸收。

维生素C泡腾片:适合用在感冒初期,帮助宝宝补充维生素C,增加抵抗力。使用时要注意,根据宝宝年龄使用合适的量。

注意:单独的维生素类药品,最好先咨询医生再给宝宝吃。比如鱼肝油、葡萄糖酸钙、葡萄糖酸锌等,这些维生素给宝宝补充的前提是,宝宝身体缺少他们。如果宝宝正常再吃这些就有些重复,甚至可能对健康有害。

此外,尚有其他一些小儿专用药未予介绍,请广大家长遵医嘱服用,切勿自己武断用药!

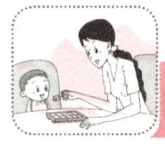

通过看和摸了解宝宝的健康状况

一是看笑容。爱笑是宝宝身体健康的标志。如果一个爱笑的宝宝慢慢变得不爱笑了,说明这他最近身体出现了不适,父母就要注意了。

二是看眼神。气血充足的宝宝眼睛明亮,有神、眼神专注;眼睛不明亮、目光散乱的宝宝则说明气血不足。

三是看皮肤。健康的宝宝皮肤应该是淡淡的粉色,富有弹性、光泽,这是气血充足的表现;如果宝宝脸色发暗、发青、发黄、发白,则代表宝宝身体内寒湿重，胃肠功能差，消化不良，贫血等。

四是看头发。健康的宝宝头发乌黑、浓密、柔顺；头发稀少、发黄、竖着的、不服帖，则说明宝宝气血不足或营养失衡。

五是看耳朵。耳朵形状完美、圆润，摸上去肉多骨少、柔软的，代表宝宝先天肾气足；耳朵的形态看上去不太漂亮、骨多肉少、较硬的宝宝则先天不足，说明在整个怀孕期间，母亲身体内气血两亏、寒湿重，已经影响到了宝宝的健康。

六是摸小手。气血充足的宝宝，小手随时都应该是温暖的；那些整天小手冰凉的宝宝则气血不足、身体内寒湿重。

七是看手指的指腹。小宝宝与大人一样，手指指腹扁平、薄弱或指尖细细的，都代表身体内气血不足及寒湿重；而手指的指腹饱满、肉多，有弹性，代表身体健康，气血充足。

八是看青筋。鼻梁上出现青筋或眉尾出现青筋的宝宝体内寒重，消化不好，气血不足。

九是看睡眠。入睡快、睡眠沉、呼吸均匀无声响、一觉睡到天亮的宝宝气血充足；那些入睡困难、易惊易醒、睡不安稳、翻身频繁、夜尿多、呼吸深重或打呼噜的，多是气血不足的宝宝。

十是看锻炼。运动后胃口大开、食欲大增的宝宝气血充足；反之，运动后不想吃饭、食欲变差的宝宝则气血不足。

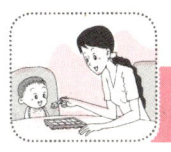

父母要懂得一些看舌质和舌苔常识

家长只要了解一些简单地看舌质、舌苔的方法，能区分什么是寒、什么是热、什么是虚，就能应对宝宝的常见病了。

一是看舌质。正常小儿的舌质湿润而呈淡红色。

舌质偏淡的多数是因贫血、气血两亏。

舌质发紫、发暗的代表体内有寒并有经络淤堵。

舌质发红代表内热大。

舌体颜色正常而舌尖发红则意味着心火旺。

舌边发红意味着肝火旺。

舌边有牙齿印则说明身体虚，脾胃消化功能弱。

二是看舌苔。每个人的舌头上都应有一层淡淡的舌苔，它是舌体上面覆盖的一层苔垢，正常情况下是淡淡的薄白、湿润的、不滑不燥。

舌苔发白是体内有寒，无论是吃了寒冷的食物还是身体着凉受寒，舌苔都会发白。宝宝舌苔发白，多数都是因为吃寒冷的食物过多或贪吃冰镇食物造成的。

舌苔黄而舌质红说明体内有热，这时用消炎药应该是很管用的。可单纯是体内热的并不多，多数都是寒中带热、虚中带热，所以常见的黄苔或黄腻苔的舌质多数不发红，是正常的舌质或偏白，或只是舌边发红的虚热。这个时候，宝宝的内热完全可以用推拿、按摩等疏通经络的方法散去，而无需用消炎药，更不能用泻火的、消热解毒的大寒中药。要知道，用这些药虽然很快消了火，但同时也加重了身体内的寒，而用疏通经络的办法来消火，就不会增加身体内的寒。在消火的同时配合食疗祛寒，既能让病好得快，又能避免反弹。

舌苔厚腻、发黄而舌质偏淡，多数是脾胃虚弱引起的食物不能正常消化、积滞所致。家长在运用食疗给宝宝补血、补肾的同时，适当配合经络的按摩，可以帮助脾胃的消化吸收。

没有舌苔。有的宝宝感冒、发热的时候是白苔，可用了消炎药后不但白苔没了，连舌苔都没了，家长就误认为消炎药管用。其实这可不是好事，它只能说明宝宝的消化、吸收功能更虚弱了，体质下降了。这时，只要用我后面所讲的食疗方法补足气血，你就会看到宝宝舌头上出现淡淡的正常舌苔了。

三是看舌苔时应注意的问题。

宝宝刚吃过或喝过东西后,这时家长去看舌苔肯定不准。

刚喝过热水或吃过辛辣等刺激性食物后,舌质会变红。

刚喝过牛奶,舌苔是白色的。

吃了橘子,舌苔颜色变黄。

吃了巧克力、喝了咖啡以及其他有颜色的食物,舌苔都会有变化。

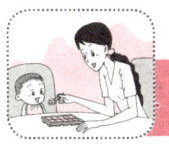 宝宝鼻塞流涕了怎样做家庭护理

小宝宝鼻腔短、鼻道窄、鼻黏膜纤弱却血管丰富,因此,每当伤风感冒时,便会因鼻黏膜充血肿胀而引起鼻塞。一旦鼻子堵住了,宝宝就只能用嘴呼吸,白天影响吃奶或吃饭,晚上影响睡觉,虽然只是小毛病,却让宝宝受罪不少。

宝宝鼻塞,要么与宝宝受凉或吃寒凉的食物多造成体内寒湿重有关,要么与宝宝吃了泻气的食物或家长常常给宝宝做按摩方法不得当造成泻气有关。家长可以在以下方面进行护理:

一是饮食调理。鼻塞是在提醒家长,宝宝已经受凉了,身体很虚弱。这时,家长要及时地为宝宝保暖祛寒,并给宝宝多吃温热属性的食物,如牛肉、鳝鱼、海虾,停掉萝卜、山楂、水果等泻气食物,停掉按摩,很快宝宝鼻塞的症状就会减轻或消失。还可以喂宝宝红糖水或蒜瓣煮的水,能暖肺通鼻塞;或将一段大葱切开,放在宝宝鼻子底下,让宝宝闻,葱的刺激性气味能缓解鼻塞。蒜瓣煮水的方法是用两三瓣蒜煮水15分钟,大一些的宝宝可以酌量增加到七八瓣蒜。

二是妈妈要忌食寒凉食物。小宝宝鼻塞时,喂奶的母亲不能吃寒凉的食物,要多吃温性的食物。

三是加强生活方面的护理。大一些的宝宝常常鼻塞，一般都与宝宝晚上爱蹬被子、爱光脚走路、爱坐在凉地上、贪吃寒凉食物有关。家长只要将这几点及时纠正，并在饮食中多给宝宝吃温热的食物，尽量不给宝宝做按摩，临睡前用温水泡脚，让宝宝微微出汗，保证宝宝有充足的睡眠时间，多让宝宝到室外玩耍，增强体质，祛寒补虚，就能保证宝宝鼻子通畅、无病无痛。

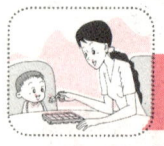

宝宝流鼻血了家长应该怎样处置

流鼻血是身体虚弱宝宝的通病，那些身体健康、不爱生病的宝宝是很少流鼻血的。如果身体虚弱的宝宝流鼻血了，一定是吃上火的食物吃多了，如河虾或桂圆、荔枝等。反复流鼻血的宝宝，一般都是阴虚火旺所致。"阴"在身体内就是血液，血液少了，身体就如干枯的土地，就会干燥上火。所以只要宝宝血液充足了，身体内部寒湿少了，身体综合素质增强了，流鼻血的次数自然会越来越少。

那么，宝宝流鼻血了家长应该怎样处置呢？下面介绍的几种方法家长可以配合使用：

一是家长帮宝宝搓搓脚心，多喝淡的盐开水，宝宝就不会再流鼻血了。以后要记住，不能让宝宝多吃这些上火的食物。最好停掉零食，特别是炒货、膨化食品，也不要喝冷饮，冬季里不要吃水果。

二是注意观察宝宝的舌质，根据不同状况进行不同处理。

如果舌质是红的，则说明宝宝内热大，这时最好用一头大蒜剁碎后敷宝宝的脚心，用塑料薄膜缠绕固定，30～60分钟后洗去，要洗两遍。如果还没敷到30分钟宝宝就喊脚心痛了，那么就立即洗掉。用这种方法，一周敷上一次，连敷两周就足够了，一定不能给宝宝多敷。如果宝宝仍流鼻血，原因只能是出在饮食上，那不是敷大蒜能解决的，家长应该好好关心宝宝的一日三餐。

如果宝宝舌质不红，只是舌的两边发红，多数是肝火旺，家长可以在宝宝每晚洗脚后给宝宝搓脚心30～50下，并捏脊5～10遍。同时在饮食上只给宝宝吃性平、性凉的食物，性温的尽量不吃。随着经络的疏通，宝宝的肝火会慢慢消失的。

如果宝宝只是舌尖发红，则说明是心火旺，家长可以给宝宝喝苦瓜水。将苦瓜切成薄片，取10～15片，加水煮10分钟后给宝宝喝。一般一天内喝2～3次，宝宝的心火就能消，不会再流鼻血了。这时也不要继续给宝宝喝苦瓜水，只要在饮食上多注意就可以，上火的鱼、虾、羊肉、辣椒、姜、蒜要少吃，多吃牛肉、猪肉、鸡肉及各类绿叶蔬菜、应季的新鲜水果，多喝温开水。

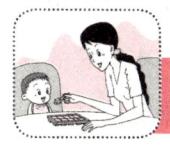

家长怎样控制宝宝早期感冒症状

一直很健康的宝宝突然不舒服了，爱打喷嚏、流清鼻涕，不想吃饭或吃饭后很容易呕吐，明显地没精神，就说明宝宝感冒了。其实，家长只要细心观察就会发现，宝宝在刚刚感冒的时候，都会在不同程度上有上述症状。如果在这个时候家长及时处理，宝宝的感冒就能很快控制住，不会发展到高烧不退、咳嗽不止的地步。

宝宝的感冒多数都是受凉引起的。晚上蹬被子、白天衣服穿得少、玩耍时脱衣服多了没及时穿上、坐在冷地上时间久了、没穿鞋光脚走路、吃寒凉的食物多了或贪吃过多的冷饮等，都会导致宝宝受凉。

家长及时、正确的处理是治愈早期感冒的关键。既然宝宝感冒多数是受凉引起的，那么家长只要找到宝宝受寒凉的原因并及时祛除，宝宝就能快速痊愈，但遗憾的是，很多家长看到宝宝不舒服了，首先想到的是给宝宝吃药，如果感冒是受凉引起的，你不想办法祛除病因，而是让宝宝继续受凉，那么宝宝很快就会发展成咳嗽、发烧了。

一是家长应该摸摸宝宝的小手、小脚，如果宝宝有上述症状时，手脚又发凉了，就可以按如下方法进行处理：

1岁以内的宝宝可以喝红糖水，红糖性温，能祛寒，一天给宝宝喝2~3次，每次用半勺红糖冲温水就可以了。

1岁以上的宝宝可以适当加一片生姜，3岁以上加两片，再加上半勺红糖，煮成生姜红糖水给宝宝喝，一天2~3次。

晚上睡觉前给宝宝用温水泡泡小脚，大人可以用手摸摸宝宝的头，只要宝宝微微出点儿汗就可以了。如果宝宝手脚凉得厉害，可以用艾叶水泡脚，只取小半把艾叶煮水给宝宝泡，泡到宝宝出汗就可以了。泡完脚一定要让宝宝多喝温开水，尽早上床休息，增加睡眠的时间是治愈早期感冒的重要保证。只要是喝生姜红糖水祛寒，就说明宝宝内热大，所以家长必须同时给宝宝多喝温开水，让宝宝大量地喝水，多排尿，不管是西医说的病毒引起的感冒，还是中医说的虚火大引起的感冒，都能随着一次次尿液的排出而减轻。不要小看这一杯杯的温开水，哪怕是传染病引起的宝宝不适，只要能让宝宝多喝水，都能明显减轻病情。

宝宝明显不舒服时，饮食的调理很重要。因为宝宝一生病，胃肠的消化吸收能力会变虚弱，这时只能给宝宝吃一些清淡的东西，而且各种食物除了新鲜外，还一定要烧得烂、软。有的家长认为宝宝生病了就该补一补，其实宝宝正在发病的时候是不能补的，特别是鱼、虾，很容易引起发热。这时最好只给宝宝吃利于消化的肉汤、菜汤、稀饭、面条，不但减轻了消化系统的负担，也利于身体的康复。

如果第二天宝宝还有些不舒服，手脚仍是凉的，家长可以继续按上述方法去处理。等宝宝没有明显的不适了，再给宝宝吃鳝鱼和炖得很烂的牛肉，对增强体质很有好处。

宝宝不舒服时，固元膏仍然可以吃，一天两次，一次小半勺，夏天的时候要少吃。

二是当宝宝有明显的感冒症状，但小手、小脚不发凉，舌苔也不发白时，就可以按如下方法进行处理：

家长应该给宝宝多喝加一点点盐的淡盐水。

每天帮宝宝捏脊10~15遍，捏脊后再让宝宝多喝温开水。

晚上给宝宝泡脚，发汗，然后搓脚心50下，能降虚火。

让宝宝早点休息。

饮食要清淡，不能吃鱼、虾，固元膏也暂时停吃。

经过以上的处理，宝宝早期感冒的症状都会很快得到控制，只要宝宝不再继续受凉，不适在一两天内就可以完全消失。

家长在宝宝每次生病时都要及时总结经验，为什么宝宝会生病，为什么这次能很快控制住。只有找出宝宝患病的规律，尽量避免各种可能的致病因素，才能让宝宝少生病或不生病；宝宝患病后，家长及时而正确的处理，可以大大缓解宝宝的病情，减少痛苦，坚持下去，宝宝必然能在家长无微不至的呵护下健康成长。

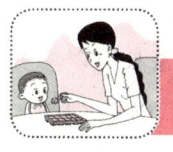

针对宝宝发热不同症状的处理办法

有的宝宝一受凉、感冒就发烧，遇到这种情况，大人通常是赶紧把宝宝往医院送，又是打针，又是吃药。其实，只要宝宝发热时精神不是很差，温度没超过39.5摄氏度，家长也可以自己处理。宝宝发烧有个规律：如果发烧时手脚冰冷、面色苍白，则说明宝宝的体温还会上升；而如果宝宝手脚变暖，出汗了，就说明体温不会再上升。

一是家长可以自行处理的状况：

1岁半以内的婴幼儿，前囟门还未完全闭合，家长可以在宝宝睡着后，用手心捂住宝宝的前囟门，一直捂到宝宝的头微微出汗，这时再看小宝宝，鼻子通了，呼吸平稳了，温度也降下来了。这时，家长再把宝宝叫醒，多给喂一些温开水或红糖水，宝宝很快就能恢复如初。在给宝宝用手心捂前囟门时，家长千万不要着急，最好是由宝宝爸爸来操作，男士的热量大，宝宝容易出汗。

多数宝宝还是受凉感冒引起的发热，发热时手脚发冷、舌苔发白、面色苍白、小便颜色清淡，家长可以用生姜红糖水给宝宝祛寒，效果是不错的，如果生姜红糖水里再加上2~3段切成一寸长的葱白，效果会更好。若宝宝怕辣，可以在给宝宝煮的稀饭里面加上两片生姜、两段葱、几滴醋，煮好后，去掉姜、葱，喂给宝宝吃，能祛寒、发汗，退热的效果不错，宝宝也愿意吃。家长可以一天给宝宝喂2~3次，宝宝退热后就不要加葱了，舌苔不再发白时，姜也可以不放。

如果宝宝发烧时手脚不冷，但面色发红，咽喉肿痛，舌苔黄或红，小便颜色黄、气味重，眼睛发红，则说明宝宝身体内热较重，就不能喝生姜红糖水了，家长应该让宝宝大量喝温开水，也可以在水中加少量的盐，冲成淡盐开水给宝宝喝，能消内热。宝宝只有大量喝水，多解几次小便，让身体的内热随着尿液排出，体温才会下降，上火的症状也才会好转。

如果宝宝白天、晚上都发热，则说明体内有内热或炎症，家长可以用苦瓜切成薄片，取10片，加水煮5~10分钟后给宝宝喝，一天2~3次，到宝宝白天不发热时，就不要再喝了。同时尽量给宝宝多喝水，吃新鲜的水果，饮食要相对清淡，不能吃鱼、虾，只能吃其他肉类及蔬菜。

如果宝宝白天体温正常，一到傍晚就升高，到早晨又退热，说明宝宝发热是身体内寒重及亏虚引起的，这时仍要给宝宝喝生姜红糖葱水，最好再配合艾叶水泡脚祛寒，而且可以让宝宝喝肉汤和淡淡的鸡汤，固元膏可以一天吃两次，一次小半勺，给宝宝及时补充营养，同时让宝宝多喝水。

对于2岁以上的宝宝，家长可以帮宝宝按摩。先搓宝宝的脚心，把热往下引，等脚搓热了，再搓小腿，上下来回搓，把小腿搓热后，再搓宝宝的小手、胳膊、后背和耳朵，最后搓宝宝头顶正中的百会穴。家长在帮宝宝按摩时不可太用力，要轻轻地搓，搓的速度不能太快，要一下一下慢慢地搓，不能着急，一边搓，一边让宝宝多喝些温开水。如果宝宝烧还不退，可用温水把宝宝全身擦一遍，用毛巾把宝宝的皮肤擦红、擦热，让宝宝的身体自行散热。如果宝宝还是手脚发凉，则说明受寒较重，家长可连续给宝宝多喝几次生姜红糖葱白水，这样处理后，宝宝多半都能降温。家长们需要注意的是，喝葱姜红糖水加按摩治疗发热时，要先喝葱姜红糖水，而后再按摩。家长一定要记住，宝宝的经络是很通畅的，长时间的按摩只会造成气虚，只有在宝宝喝了葱姜糖水、身体有了热量、已不太虚的情况下按摩，效果才会好，才不会有任何的副作用。按摩到最后，家长要再把宝宝两只小耳朵搓热，并搓揉头顶的百会穴，这其实是一种补法，是提气的，放在按摩结束前，就是为了防止因按摩下肢过多造成的气虚。

第二天宝宝醒后，家长要观察宝宝的舌苔及尿液情况，如果舌苔白色很淡，或尿液颜色加深发黄，就不要喝姜葱红糖水了，只喝红糖水或温开水就可以。饮食上一定要清淡，多吃稀饭、面条、肉汤等，不要吃上火的鱼、虾、羊肉、山药、红枣。如果宝宝不发热了，但精神不是太好、浑身没劲，家长可以给宝宝煮鳝鱼汤或做红烧鳝鱼吃，让宝宝多喝炖得很烂的肉汤、鸡汤，宝宝的体力会很快恢复。

如果第二天宝宝的舌苔仍发白，尿还是清的，但不发热或有低热，这时就不要加葱，只用生姜加红糖煮水给宝宝喝就行了，一天喝2～3次，白天的饮食同样要清淡。如果晚上宝宝发热加重了，就加上葱，治疗的方法与前面说的一样。

在宝宝发热的过程中，喝水是很重要的，多喝水，多排尿，一是能消内热，二是能及时排掉身体内的病菌，有效缩短病程。

二是应及时送往医院的症状：

高烧39.5摄氏度以上。

宝宝已不能喝水，或出现惊厥。

宝宝精神差，嗜睡或不易叫醒。

宝宝呼吸时有喉喘鸣声。

感冒后宝宝呼吸增快，如两个月以下的小宝宝呼吸次数每分钟高于60次，两个月至1岁的宝宝每分钟呼吸高于50次，1~4岁的宝宝每分钟呼吸高于40次，这些状况就可能引发了轻度肺炎。

宝宝呼吸增快并出现上胸凹陷特征，说明宝宝已经出现了较明显的呼吸困难，可能是重度肺炎。

出现以上症状说明宝宝病情较重，应及时送医院。

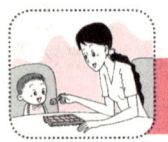

针对宝宝咳嗽不同症状的处理办法

在一般情况下，家长在宝宝咳嗽时，应将其抱起，用手掌轻拍宝宝的背部，上、下、左、右都要拍到。如果家长一拍到某部位宝宝就咳嗽，说明宝宝的痰液就积在此处，应重点拍。这个敏感部位多数在宝宝肩胛下，也就是肺底部，这个部位容易积痰。只要有痰的刺激，宝宝就会咳嗽，一旦痰液排出，咳嗽就能暂时缓解，所以给宝宝拍背能起到宽胸理气、促进痰液排出的作用。宝宝咳嗽期间，家长一定要经常地轻拍宝宝背部，帮助宝宝咳痰，一天内最好是在宝宝刚睡醒和将要睡觉时拍宝宝的背，让宝宝把痰咳出，利于睡眠。

宝宝的咳嗽如果及时治愈，一般不会发展到哮喘；有哮喘病史的宝宝，平时避免受凉是最重要的一步，受凉后及时处理也是必不可少的一步，只要将这两步做好，宝宝是没有理由患哮喘的。但宝宝的咳嗽会有各种不同的症状，针对这些症状家长应该怎样处理呢？

一是要赶紧就医的咳嗽：

如果宝宝突然咳得很严重，并伴有呼吸困难，可能是有异物堵住了气管。宝宝容易误吞的东西有花生、铅笔套、药丸、纽扣、硬币、糖果等，这时家长要立即把宝宝送往医院，如果能够立刻发现，采取急救措施取出来还好，如果一直没有发现，就十分危险了。

宝宝发高烧、咳嗽、喘鸣，伴有呼吸困难，需要立即送医院紧急处理。

宝宝很容易患上毛细支气管炎（肺炎的一种），这时宝宝脸色不好，常会发紫，或有呼吸增快、抬肩呼吸、吸气时胸壁下部凹陷等症状，也应及时送医院救治。

二是家长可以自行解决的咳嗽：

宝宝虽然咳嗽、发烧但精神尚好，这大多是感冒或扁桃体炎。

宝宝咳嗽、痰多，但不发热，精神好。

只发生在清晨或晚上的咳嗽。

紧张时或运动后的轻微咳嗽。

干咳。

以上5种咳嗽家长不必过于担心，它们都可以通过食疗的方法缓解和治疗。

三是宝宝白天晚上都咳嗽怎么办？

用姜糖水祛寒，给宝宝泡脚至出汗，大量给宝宝喝温开水消内热，不但能很快治愈感冒，让咳嗽几乎发作不起来，而且治疗宝宝受凉后的咳嗽，效果同样很好。另外，让宝宝大量喝温开水，随着大量的喝水，频繁的排尿、病毒、细菌都及时地排出了体外，自然不会滞留在呼吸道，引起呼吸道的炎症，咳嗽也不治而愈了。

要先摸宝宝的小手、小脚，如果手脚是冷的，舌苔是白的，就用两片生姜、半勺红糖、3～4瓣大蒜一起煮水给宝宝喝，一天喝2～3次，喝到宝宝手脚开始发热时，就半小时给宝宝喝一杯温开水。如果宝宝喝水多了感到肚子发胀，就让宝宝吃几口咸的小菜，宝宝肚子胀的现象马上就能缓解，继续让宝宝喝水。家长很快就可以看到，随着宝宝排尿的次数增多，咳嗽的次数减少了。晚上家长仍要给宝宝用温水泡脚，泡到微微出汗，让宝宝多睡觉，尽快恢复体力。

第二天如果宝宝手脚已经温热，就只喝1～2次的生姜红糖水巩固一下，保证宝宝多喝温开水，饮食要清淡，多给宝宝肉汤，鸡汤，不吃鱼、虾、山药、辣椒，慢慢地宝宝就不咳嗽了。或者家长在晚上宝宝睡觉前做麻油姜末炒鸡蛋给宝宝吃，方法是将一小勺麻油放入炒锅内，油热后放入姜末，稍在油中过一下，随即倒入一个鸡蛋炒匀，在宝宝临睡前趁热喂宝宝吃下。注意不要烫着宝宝了，坚持吃上几天，宝宝因受凉引起的咳嗽都能明显好转。

如果宝宝咳嗽时手脚不发凉，但面色发红，咽喉肿痛，小便颜色黄、气味重，眼睛也发红，家长就要给宝宝大量地喝淡盐水，这样不但能消内热，还能止咳。同时还可以煮梨水给宝宝喝，润肺，另外让宝宝早点休息，饮食要清淡，很快宝宝的病情就能控制住。

四是只发生在清晨和夜间的咳嗽怎么办？

首先，不要给宝宝吃寒凉的食物，水果尽量不吃，多吃牛肉、猪肉、鸡肉，多吃各种新鲜的、性平的蔬菜。一周给宝宝吃1～2次鳝鱼、1～2次海虾，每天吃固元膏1～2次，一次小半勺。

每晚给宝宝用温水泡脚，泡到微微出汗。临睡前给宝宝吃麻油姜末炒鸡蛋，并保证宝宝有充足的睡眠，宝宝的咳嗽都能明显好转，直至消失。

五是宝宝总是干咳怎么办？

在饮食上加强营养，多让宝宝吃易消化、营养丰富的新鲜食物，多吃牛肉、鸡汤、鳝鱼、固元膏，一周吃两次海虾，不吃寒凉的食物。

坚持每晚给宝宝用温水泡脚，做按摩，宝宝抵抗力增强了，肺气足了，干咳自然就消失了。

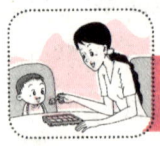

宝宝咽喉肿痛不同症状处理办法

外感风热之邪引起的咽喉肿痛，就是常见的感冒、发热，伴咽喉疼痛，大家一般都认为是上火引起的，可当身体内热较大、又受了风寒的时候，同样也会出现类似的症状。所以当宝宝发热、咽喉肿痛时，做家长的首先要分辨咽喉肿痛的性质，看看是单纯内热大造成的，还是宝宝体内同时有寒。

怎样区分宝宝的咽喉肿痛是单纯内热大造成的，还是同时体内寒凉较重造成的呢？简单的方法就是摸宝宝的手脚，如果宝宝的手脚是热的，就是内热大；如果宝宝的手脚是凉的，往往代表宝宝身体内有虚火，扁桃体发炎是由于宝宝身体内寒湿重及血少，这一类宝宝最容易出现扁桃体反复发炎，而且睡觉时多数还打鼾。

一是内热大引起的咽喉肿痛治疗方法：

给宝宝多喝水，可以在水中加少许的盐，让宝宝喝淡的盐开水。

给宝宝多吃寒凉的水果，如西瓜、香蕉、梨、猕猴桃等，较小的宝宝可以喝这些水果榨的汁。

3岁以上的宝宝，可以同时配合背部刮痧。沿着宝宝脊柱的两侧，将由脖子至腰，即足太阳膀胱经经过的部位涂上麻油，再用刮痧板从上往下轻轻地刮，宝宝内热重时，很快就能看到被刮的部位发红。给宝宝刮痧时，手法不要重，轻轻地沿脊柱两侧各刮十几下就可以了，刮完后让宝宝多喝温水，就能很快退热，咽喉肿痛也会减轻。

家长不会刮痧或宝宝较小不宜刮痧时，可以通过按摩的方法降热。先搓宝宝的背部，主要是颈椎及两肩胛之间，这样可以作用于宝宝的胸肺。搓的次数不用太多，来回几十下，搓到皮肤发热就可以了。

再搓宝宝的两只胳膊，主要是大拇指往上的内外两侧。大拇指内侧运行的是手太阴肺经，连通着肺与咽喉；大拇指外侧向上，是从食指经过合谷穴往上运行的手阳明大肠经，不但通大肠，也联络着肺与咽喉。在宝宝胳膊上的这两条经络搓上几十下，搓热了，对治疗咽喉肿痛效果明显。然后再搓搓宝宝手上的大鱼际，按压手上的合谷穴，这些都是治疗咽喉肿痛的主要穴位。

最后搓宝宝小腿上的足阳明胃经，也就是沿着足三里穴向下的这条经络，来回搓几十下，搓热了就可以，这样就能将热往下引了。

如果家长能坚持将全套搓下来，同时再让宝宝多喝温开水或淡的温盐水，宝宝发热及咽喉肿痛的现象很快就能缓解。

还有一种方法就是先将大拇指内侧往上的手太阴肺经搓热后，再在大拇指指甲外侧的少商穴放血。放血的方法是这样的：先用一根棉线绳在大拇指上缠绕几圈，缠紧，然后用酒精棉球消毒少商穴和梅花针（如果家中没有梅花针，就用缝衣服的针，在火上烧一下），将针尖擦干净，对准少商穴扎一下。因为有棉线绳紧紧缠着，手很容易出血，出几滴血以后，放松棉线绳，再挤一挤少商穴，然后搓几下大鱼际和手太阴肺经，搓热就可以了；用同样的方法挤另一只手。经过这样的处理，咽喉肿痛的程度会马上减轻，可以说是立竿见影。如果症状严重，还可以用同样的方法，外加刺手阳明大肠经在食指上的商阳穴，泻热消肿的作用同样很好。

治疗的同时要观察宝宝的小便情况，内热重的宝宝只要小便的颜色变淡、变清了，就不能再吃寒凉的食物，也不能再被按摩了，因为做多了会过。

二是体内寒凉较重造成的咽喉肿痛的症状处理办法：

用生姜3片、一寸长的葱3段、红糖半勺，加水煮10分钟，然后给宝宝喝，一天3次。家长要注意，观察到宝宝舌苔不发白了，或者小便颜色已加深，就可以停了。2岁以内的宝宝怕辣，家长可以在给宝宝煮的稀饭里加两片生姜、两段葱、几滴醋，煮好后，给宝宝吃的时候去掉姜、葱。这道姜葱粥祛寒、发汗、退热的效果非常好，一天可以给宝宝喂上2～3次。宝宝退热后，葱就不要加了，等白苔也明显退去，就连姜也不要再放了。

喝完姜葱红糖水后，家长可以再给宝宝用较热的水泡脚，泡20～30分钟后，搓脚心各50下，捏10个脚趾各20～30下，最后主要按摩大脚趾根部的扁桃体腺反射区。只要宝宝咽喉肿痛，在这个部位按压时，宝宝肯定会有疼痛感。找准痛点后，就在痛处按压5～10分钟，两只脚都这样按摩，一天2～3次，宝宝的咽喉肿痛也会减轻。

家长在整个治疗过程中都要给宝宝喝大量温开水，一小时一杯，让宝宝多排尿，咽喉肿痛的症状会明显缓解。

做好饮食调理。宝宝就是因为身体虚寒才会得病，所以家长必须给宝宝加强营养，2岁以上的宝宝可以每天吃固元膏1~2次，一次小半勺。家长还要给宝宝多吃烧得烂烂的肉汤、鸡汤，肉也都要一起吃掉。咽喉肿痛的时候千万不要吃鱼、虾、山药、辣椒。如果是反复咽喉肿痛、扁桃体已明显肿大的宝宝，平时不发作的时候可以吃海虾，一周1~2次，能补肾、补虚，对宝宝的身体有好处，还可以吃鳝鱼，补血、补肾、祛湿，一周一次就可以了，其他的海鱼、河鱼、河虾全部停掉。除了加强营养外，在平时的饮食中要尽量给宝宝多吃性平、性温的食物，夏季可以吃凉性的食物，但大寒的食物一年四季都不要吃，同时尽量少吃鱼虾，最重要的是不让宝宝受凉。

如果宝宝平时很少咽喉肿痛，那么每周给宝宝吃1~2次海鱼是非常有好处的，但绝不能天天吃。选择海鱼是因为海鱼比河鱼更有营养，同时污染也相对少些。如果宝宝扁桃体常常发炎，睡觉时还打鼾，就要将鱼都停掉，只吃各种肉类、蔬菜。另外，吃鱼多的宝宝稍稍受凉就非常容易发烧，他们普遍身体素质差，是医院的常客。

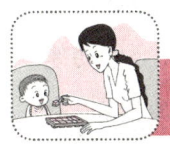

如何根据不同致病原因治疗腹泻

腹泻，在西医上被分为细菌病毒感染引起的腹泻和非细菌病毒感染引起的腹泻，也称胃肠功能紊乱；而中医的分法比较复杂，将婴幼儿腹泻分为伤食性腹泻、风寒性腹泻、湿热性腹泻和脾虚性腹泻。家长要按上面的分类去治疗，同时要注意护理要点。

一是食物引起腹泻的处理办法：

可以直接用几片生姜煮水给宝宝喝，保证一天内给宝宝喝的水都是姜水。姜能解百毒，只要及时喝姜水，一般都能控制症状。

严重的食物中毒，要及时送宝宝到医院抢救，在医院里，家长仍要给宝宝喝姜水，也能减轻和缓解病情。

二是受凉引起腹泻的处理办法：

避免让宝宝受寒凉、少吃寒凉的食物，是预防和治疗的关键。

吃生大蒜能治疗腹泻。一般拉肚子了，吃几瓣生大蒜就能止住。宝宝怕辣，可以吃糠醋蒜，也同样有效。

吃鸡蛋黄能止腹泻。煮3个鸡蛋，煮得时间长一些，把里面的蛋黄煮老，吃的时候只吃鸡蛋黄。如果宝宝嫌蛋黄煮老了太干，难以下咽，家长可以将蛋黄放入碗中，用勺子压碎了，再冲上少量的温水，搅匀后让宝宝喝，同样有效果。

取2~3根清艾条，点燃后在宝宝的小腹至肚脐来回熏10~15分钟，艾条离宝宝皮肤一寸的距离，小宝宝由家人竖着抱着，控制好宝宝的手脚，让宝宝不能乱动，以防烫着宝宝。大一些的宝宝就让他们站着熏，这样艾条的灰掉下来也不至于烫着宝宝。腹泻轻的一天一次，连熏3天；腹泻重的一天3次，连熏3天后改成隔天一次，坚持一周，以后注意别让宝宝受凉，少让他吃寒凉的食物，宝宝就不容易再腹泻了。

把生大米或生糯米放在铁锅里用小火炒，炒到稍稍有一点儿焦，然后用这种焦黄的米煮粥。这种粥不但能止腹泻，还能促进胃肠的消化吸收功能。给宝宝喝时，只喝煮出来的米汤就可以，一天喝上两次，止泻效果很好。

在饮食上少食多餐，多给宝宝吃易消化、烂、软的食物，不能吃油炸、坚硬、难消化的食物，少吃油腻的食物，水果尽量不要吃。

多补充水分，腹泻次数多时，可加很少量的盐冲成淡盐水给宝宝喝。如出现严重症状，应立即送医院救治。

三是宝宝腹泻护理要点：

及时口服补液防止脱水。如有口干，尿少，眼凹、前囟门凹的症状，此时不可服用葡萄糖水，应是用补液来为宝宝补充水分。补液药店里有。

宜食用容易消化的流质或半流质饮食，如米粥、面条、腹泻奶粉之类的，少量多餐。

保持臀部清洁。

记录患儿大小便和呕吐的次数、量和性质。

请勿滥用抗生素和止泻药。

重度腹泻或轻度腹泻但久不愈者,宝宝逐渐消瘦、全身症状加重的,应及时就诊。

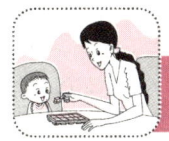

针对宝宝不同便秘症状应怎样处理

得便秘与宝宝整体的体质下降有直接关系。爱运动的宝宝很少出现便秘的情况,所以一定要鼓励宝宝多参加体育锻炼,多到室外玩耍,宝宝的体质增强了,便秘的情况必然会有明显的好转。

针对宝宝不同的便秘症状应该怎样处理呢?

一是对饮食引起的便秘处理办法:

饮食比例合理。做到一碗饭、一碗菜,菜中荤素比例合理。

让宝宝多吃蔬菜,蔬菜永远比水果新鲜、有营养。及时纠正宝宝的不良饮食习惯,多给宝宝吃各种绿叶蔬菜。

二是对气血两亏引起的便秘处理办法:

饮食一定要细、烂、软,在宝宝2岁之前,家长要把给他们吃的各种蔬菜、肉都尽量剁碎,以利于宝宝胃肠的消化吸收。

可以给宝宝吃专门的固元膏,一天两次,一次小半勺。

如果大便总是前干后稀,那么最好先给宝宝吃黑木耳红枣糊。将黑木耳6片泡发、红枣20粒去核,一起放入粉碎机里,加少量的水打成稀糊状,然后再倒入锅中煮。糊状的易烧焦,要一边烧一边用勺子搅和,烧开后关火。每天下午在宝宝空腹时给宝宝吃上小半碗,第二天宝宝的大便就可以变软,再吃一天,宝宝的大便就能顺利地解出来。多数便秘的宝宝吃3天就能解决问题,不需要再吃了,等以后宝宝又出现大便干燥的时候,可以继续给宝宝吃，这个食疗方适合8个月以上的宝宝。

三是对1岁之内宝宝便秘的处理办法：

用苹果和胡萝卜通便。将半个苹果和一段一寸长的胡萝卜都切成薄片，先把胡萝卜放入水中煮10分钟，再加入的苹果片煮5分钟，将煮烂的胡萝卜和苹果用勺子压成泥，喂给宝宝吃，剩下的水同样可以喂宝宝喝，这种食疗方法对治疗小宝宝的便秘很有效。

四是对暂时性便秘的处理办法：

给宝宝多喝水，多吃香蕉、梨等水果，或者给宝宝喝点儿蜂蜜水、萝卜水，让宝宝的内热消了，大便就正常了。

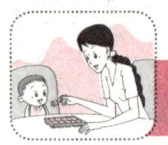

让宝宝胃口大开的有效方法

胃口不好的宝宝常常不好好吃饭、一顿饭要吃上很长时间，即便家长喂饭，下咽也很困难。遇上这种情况，家长不妨试试下列方法，看看是否有效。

一是宝宝身体健康，身高、体重符合标准，平时很少生病，就是吃饭慢、吃得不香。

家长可以通过增加宝宝的运动量，多进行户外活动，来刺激宝宝的饥饿感。宝宝感觉到饿了，吃饭时就不会挑挑拣拣，而是感觉饭菜吃着特别香。

千万不能在宝宝吃饭前给宝宝吃零食，如饭前给宝宝吃了饼干或喝了牛奶，到了吃饭时宝宝感觉不到饥饿，自然吃饭就不香了。

二是宝宝原来吃饭很好，最近因为生病吃药而影响到胃口，家长可以通过食物的调理改善宝宝的状况。

先观察宝宝的舌苔，如果偏白，说明宝宝体内寒重，家长可以打一个鸡蛋放入碗中，搅碎后放一边，然后在小锅里放半碗水、2～3片生姜、小半勺红糖，烧开5分钟后，用滚烫的生姜红糖水去冲鸡蛋，冲出的鸡蛋茸在每天早晨让宝宝起床后空腹喝上一小碗，能起到暖胃、祛寒、滋养被药物损伤的胃肠黏膜的作用，帮助胃肠功能的恢复。

如果宝宝的舌苔偏黄，舌苔底下的舌质偏红，说明宝宝内热重、积食、消化不良，家长可以到药店里买炒制后的鸡内金，碾成粉，在饭前半小时给宝宝吃上一小勺，可以起到开胃、消食、助消化的作用。吃上几天，宝宝的胃口就开了，吃饭就会恢复原样了。

取一段山药切成块，放到粉碎机里再放一些水，打碎成糊后倒入锅中，一边煮一边搅和，煮开了就可以，每天下午给宝宝喝一小碗，可以帮助宝宝健脾胃，滋养身体。请注意：扁桃体常常发炎的宝宝不适合用此方法。

给宝宝吃专门制作的固元膏，家长可以每天给宝宝吃1～2次，每次小半勺。就可胃口大开，而且能改善睡眠。

三是长期吃饭不好的宝宝。

家长可以带到医院的针灸科，请医生给宝宝扎手指上的四缝穴。这个方法治疗宝宝疳积、消化不良、没有食欲，效果非常好。此方法适合1～12岁的宝宝。

宝宝在冬天尽量少吃或不吃水果，平时寒凉的食物都要尽量少吃或不吃，膨化食品、油炸食品、油腻难消化的食物也是如此，尽量吃烧得烂、软、利于消化吸收的食物；夏季最好不要超过两根冰棍，饮料最好不喝，只喝白开水。

给宝宝捏脊，按摩宝宝的肚脐及周围，或在每晚宝宝睡觉前按摩脚底的胃肠反射区，一只脚几十下就可以了，一次按摩的时间不要太长，坚持一阵子，宝宝就会胃口大开的。

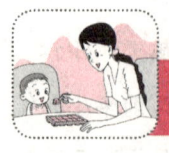

宝宝皮肤过敏或瘙痒的处理办法

有的宝宝会突然皮肤瘙痒，一抓就起红斑和淡红色的风团，并且迅速增大，融合成片，这就是医学上所说的荨麻疹。动不动爱过敏、长荨麻疹、生各种皮肤病的宝宝，一般都肾虚、肾寒。他们除了爱过敏外，体质也虚弱，很多宝宝还遗尿，所以补肾、祛肾寒才是让宝宝远离各种皮肤瘙痒的关键。

一是对寒凉引起的症状之处理办法：

晚上要给宝宝睡眠袋，不能让宝宝光脚走路、坐在冰凉的地上，不能给宝宝衣服穿得太少，小女孩不要过早就穿上短裙，这些表面上看起来是在给宝宝保暖，实质上是在给宝宝保肾。

不要给宝宝吃寒凉的食物，平时只能吃性平、性温的食物，夏天才能吃一些性凉的食物，冷饮不能吃，水果少吃，冬季不吃。

坚持每晚给宝宝用温水泡脚，以给身体保暖祛寒。

二是对食物过敏引起的症状之处理办法：

如果宝宝吃虾会过敏，只要是宝宝在吃虾的同时，不吃其他寒凉的食物，是不会过敏的，而且虾还有补肾的作用。如果吃虾的同时又吃了寒凉的蔬菜或水果，宝宝才容易过敏。

常吃鳝鱼能补肾、补血、祛湿和治疗过敏，爱过敏的宝宝一周吃上2～3次，效果不错。

三是对荨麻疹的处理，可以参见本书"常见疾病治疗与护理"中的相关内容。

宝宝生长性疼痛的防治措施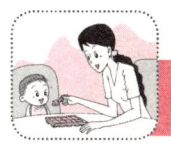

宝宝的生长性疼痛就是宝宝在生长发育时期,常有原因不明的、短暂的、间隙性的、可自行缓解的肢体或关节疼痛,其表现部位多在下肢关节附近的软组织肌肉、肌腱等处,比较固定、无游走性。

生长痛的病因,各种医学书中的介绍都不很明确。有人认为,儿童在生长发育时期,其骨骼迅速生长,而周围的神经、肌肉、肌腱不能以相应速度增长,故产生牵拉痛。还有人认为,儿童天真烂漫、不知疲倦,活动量大,到了晚上,大量的活动必然引起酸性代谢产物如乳酸的堆积,也会引起肌肉的酸痛。这也正是为什么生长痛总是黄昏发作、晨起消失的原因。而当儿童发育成熟后,生长痛就会消失,不影响健康,不需要特殊治疗。

弄清了病因,自然就知道该如何去预防和治疗了。

一是对付寒湿,可以多给宝宝吃温性的食物。宝宝上幼儿园时,饮食要根据幼儿园里吃的食物做调整,如果幼儿园里白天吃的食物较寒,晚上就应该给他吃海鱼、海虾、牛肉、羊肉;幼儿园里白天吃的食物多是平性的,晚上就给他吃猪肉、鸡肉等。

二是尽量避免让宝宝直接坐在地上。

三是在宝宝生病后细心观察,注意生活中的细节,并从中找出规律,采取有效措施,做好预防,让宝宝远离疾病。经过这些努力,宝宝的生长性疼痛症状就会减轻或消失。

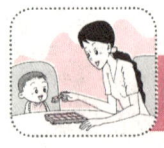

宝宝眼睛近视斜视弱视预防措施

每个父母都希望自己的宝宝有一双明亮的眼睛,因此,小儿的视力是父母们非常关注的。宝宝一旦眼睛出现了问题,无论是近视、斜视还是弱视,再想恢复到正常是很困难的。父母应该采取有效的预防措施,尽量减少不利因素对眼睛的伤害,像爱护生命一样爱护宝宝的眼睛,宝宝才会有一双健康、明亮的眼睛。

那么,预防宝宝的眼睛发生近视、斜视、弱视有哪些措施呢?

一是保证充足的睡眠。

现在有许多宝宝睡觉的时间在10时以后,熬夜过了子时必伤胆,过了丑时必伤肝。而中医理论认为,胆、肝通过经络是互相联系着的,肝开窍于目,肝血不足,视力下降也不足为怪了。

宝宝出生后的头两年,是眼睛和焦距调节功能发育的关键阶段,光明与黑暗时间的比例可能会影响幼儿视力的发育,而开灯睡觉会影响宝宝的视力,因此需要注意。

二是看电视的宝宝年龄越小,对眼睛的伤害越大。

认识到电视机X射线对宝宝眼睛的伤害。电视机荧光屏在高能电子束撞击下所产生的X射线,尤其是彩色电视机的放射量比黑白电视机高20多倍,婴幼儿对X射线比成年人敏感得多,经常受到X射线的照射,会导致宝宝的眼睛近视、斜视、弱视,还可能会引发宝宝厌食症,并导致宝宝的生长发育乃至智力发育受影响。

不要让宝宝与大人一同"泡"电视,为此,家长要增强责任心。

三是避免眼睛外伤。

家长应特别注意家中在宝宝眼睛高度以下的物品及摆饰，对于那些有棱有角的，最好给加上软垫。

家中各种洗涤剂、高浓度清洗剂、杀虫剂、喷雾性发胶、香水等化妆品应小心放置，避免幼儿接触。一旦发现宝宝眼睛受到化学物质的伤害，应立即用大量清水冲洗，边冲边让宝宝转动眼球，持续15分钟。冲洗完毕，再送宝宝去医院治疗。家长用清水冲洗宝宝的眼睛，是为了尽快缩短化学物质在眼内停留的时间及降低浓度，使其对眼睛的伤害减小到最低程度，这是治疗的关键。家长遇到这种紧急的突发事件时，一定要沉着冷静，不可不用清水冲洗，或只简单地冲洗一下就送往医院，这都可能延误治疗，给自己和宝宝造成终生遗憾。

尽量避免为幼儿购置弹射性玩具，如弹弓、飞镖、发射性玩具枪、剑等。同时注意不要给宝宝有潜在危险的玩具，如带刃、带角或玻璃等易碎材质制造的玩具。

家中所有尖锐的生活用品，如牙签、铅笔、剪刀、叉子、衣架、筷子、铁丝等，都应小心收藏。

避免幼儿接近厨房的开水、热油、火苗、利器等，以防受伤。

避免幼儿被饲养的猫、狗等宠物抓伤眼睛。五、注意用眼卫生

四是培养宝宝良好的用眼习惯。

对学龄前的宝宝，家长就应该注意他画画、看书时的姿势，及时给予正确的引导。不要让宝宝从小养成趴在桌子上歪着头看书、画画以及躺在床上看书的坏习惯。

要保证宝宝读书时的光源充足，由左方照射，防止强光线直接刺激眼睛。

幼儿画画、看书时间一次不能太长，一般不超过1小时就要休息或玩玩具、做游戏，不要使眼睛过度疲劳。

平时要常常带宝宝到户外活动，多看看青山绿水、蓝天白云，既可培养宝宝热爱大自然的情操，又能放松眼部肌肉，缓解眼睛疲劳，对保护宝宝视力大有益处。

五是注意观察,定期检查。在观察中如发现有以下情况,家长就要小心了:

经常用手揉眼睛。

头经常向前倾斜来注视眼前的物体。

看远距离物体时,总爱皱眉头或眯眼睛。

因一只眼视力差,看东西时总喜欢把头扭向一侧。

看书时将书本靠近双眼。

从外表上看,眼睛有斜视,俗称"斗鸡眼"。

眼睛周围呈现红色、眼睛充满泪水等。

定期给宝宝检查视力包括以下内容:

每年定期给宝宝做眼睛检查,最好由新生儿开始,即宝宝出生后家长就带他到眼科去检查,就可以及时发现先天异常及遗传性眼病。

家中最好挂一幅视力表,及早教会宝宝辨认,因为判定宝宝视力的好坏,主要靠视力表,只要父母耐心地教。一般3岁左右的宝宝是可以比较准确地查清视力的,这样家长就能尽早发现宝宝的视力问题,并及时治疗。

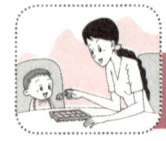

防治宝宝夏季常见疾病的办法

夏季阳光充足,热气蒸腾,人体的新陈代谢十分旺盛。宝宝是"纯阳之体",生长发育特别快,但是由于宝宝的五脏六腑都是娇柔嫩弱的,其形态结构、四肢百骸、筋骨肌肉、气血津液、气化功能都是不够成熟和相对不足的,与成年人相比较,抗病能力较差,对外界气候变化不能很好地适应,所以,很容易被热邪侵袭。下面介绍一下夏季里几种小儿常见病的防治方法:

一是预防中暑。新生儿及体质较弱的宝宝极易中暑。现在空调很普及,有空调的家庭,宝宝不易中暑,没有空调的家庭可以给宝宝买一个冰垫,让宝宝枕着冰垫睡觉。这样，宝宝既不易中暑，又不易生痱子。每次使用前，将冰垫在冷水里浸泡一小时，千万不要将冰垫放入冰箱里冰过后立即给宝宝枕，那样太寒，宝宝会生病的。

二是预防细菌性痢疾。我国南方地区，菌痢发病率在五六月份会达到高峰，且持续时间长；北方则在七至九月份发病率最高。宝宝一旦患了痢疾，首先要及时去医院就诊治疗，病情缓解稳定后，再配合食疗，帮助宝宝尽快恢复脾胃消化功能。家庭预防措施是：

在小锅里放半碗水、3片生姜、半勺红糖，烧开5分钟后，用滚开的生姜红糖水去冲鸡蛋，每天早晨让宝宝起床空腹时喝上一小碗，严重的，晚上临睡前再喝一次，可以起到暖胃、祛胃肠寒的作用，更可滋养因细菌、药物的作用而损伤的胃肠黏膜，加速胃肠功能的恢复。

取一段山药切成块，放到粉碎机里再放一些水，打碎后倒入锅中，一边煮一边搅，煮开后，每天下午的时候给宝宝喝一小碗，也可以帮助宝宝健脾胃，滋养身体。

如一周后仍没完全控制症状或已转为慢性菌痢，家长可用清艾条熏宝宝的肚脐，病情轻的宝宝一天一次，一次15~20分钟，重的则要一天2~3次。坚持几天，宝宝因痢疾而引起的腹痛、腹泻等症状就会慢慢消失。

三是预防宝宝夏季红眼病。小儿红眼病一年四季皆可能发作，但以夏季为多。其防治措施是：

取菊花2朵、切成薄片的苦瓜10片，两者合一煮水给宝宝喝，每天喝1~2次，眼部症状消失后就要停喝。

给宝宝搓脚心，每天100~200下，可将虚火往下引。

当宝宝眼部红肿刺痛明显时，可以将生土豆切成薄片敷在眼睛上，等到土豆片发热时及时更换。生土豆能消炎、消肿、止痛，换几次后，宝宝的眼部就会明显消肿。

停掉上火的鱼、虾、辣椒、膨化食品、各种炒货及油炸食品，饮食要清淡。

四是预防宝宝夏季生痱子。

将生姜切片,用切片去擦痱子。刚开始擦时,宝宝会稍稍有些刺痛,但很快就不痛了,擦过几小时后,痱子就会逐渐消失,效果非常好,而且不易复发。

易生痱子的宝宝在饮食上也要注意,在夏季尽量少吃或不吃鱼、虾,多吃猪肉、鸭肉、蔬菜、水果。另外,最好每天能洗3～4次温水澡,再使房间通风凉爽,患病几率自然会降低。

五是预防小儿疖疮。

去药店买2%的碘酊,只要发现宝宝的皮肤上有小的红肿或蚊虫叮咬后红肿处有小水疱时,就要及时给宝宝擦,多擦几次,红肿会很快消退。

在红肿的部位贴生土豆片,十几分钟换一次,连换几次,红肿也会消退。

六是预防小儿手足口病。

使用抗生素治疗,1～2周便可痊愈。小儿手足口病具有传染性,容易传染给别的小朋友,所以宝宝患病期间要隔离治疗。

如果疱疹还在增加,宝宝哭闹不止,那么家长可以用苦瓜切成薄片,10片就可以了,煮水给宝宝喝,一天2～3次。

大量给宝宝喝温开水,让宝宝多尿尿,就能很快地排出病毒,及时控制住疱疹。

只要疱疹明显地瘪下去了,就要停掉苦瓜水,给宝宝多吃炖得烂烂的肉汤,如猪肝汤、小排汤、腰花汤、鳝鱼汤、泥鳅汤、蛋花汤,因为此时宝宝的消化吸收能力差,多吃稀稀的高营养的汤类,利于宝宝的消化吸收,要换着花样给宝宝做,鼓励宝宝多吃,宝宝才能很快康复。

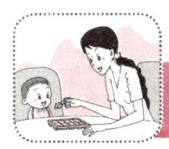 **宝宝呼吸道疾病的预防和家庭护理**

呼吸道疾病是小儿时期的常见疾病之一，几乎每个宝宝每年都要患呼吸道疾病，少的一两次，多的可达五六次以上，就连粗生粗长，饮食，运动很正常的宝宝，也常常发生呼吸道感染。

那么，怎样预防和护理小儿呼吸道疾病呢？

锻炼身体，增强体质，特别要多进行户外锻炼。

均衡摄取营养。

注意宝宝脚部的保暖，适当增减衣服。

避免宝宝接触病源，少去超市、影院这样相对封闭而又人员密集的地方。

注意观察宝宝的体温，预防高热惊厥。

宝宝有咳嗽症状的时候，要注意观察其咳声是否与平时有异。

注意观察宝宝的呼吸频率。若呼吸加快、鼻翼煽动、胸廓起伏，应及时上医院就诊。

要注意保持宝宝居室的空气新鲜，并有一定的温度和湿度。室温在18～22摄氏度，湿度60%比较适宜。

每天多次适量给宝宝饮用温开水或淡盐水，以保持呼吸道湿润，保持口腔卫生，利于痰液咳出。

饮食应以易消化，富含维生素和热量为好，但一次不宜吃过饱。

多给宝宝翻身拍背，帮助呼吸道分泌物排出，拍的时候要注意从下到上的拍。

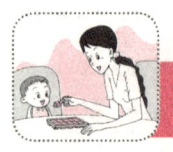
怎样照顾才能让宝宝不生病

现在的家庭常常只为带一个宝宝就全家动员、全力以赴，还累得筋疲力尽，可效果却总是不那么如人所愿，宝宝不是常常生病，就是不好好吃饭；不是长得像个豆芽菜，就是过于肥胖；不是过分调皮，自控能力差，就是胆小、怕生、不合群；要养育一个面色红润、充满朝气、快乐健康的宝宝还真不太容易。

在带宝宝的过程中，只要遵循以下几个原则，宝宝不但不会生病，而且还能健康聪明、快乐无忧地长大。

一是认真对待宝宝的一日三餐。一日三餐是保证身体内气血充足的关键，是宝宝能否健康成长的关键，除此之外，没有捷径可走。只有让宝宝大口大口地吃饭，吃新鲜的食物，吃搭配合理的肉、菜、蛋、奶以及应季新鲜的水果，喝最安全的、用水壶烧的白开水，千万要少吃零食，少喝饮料，尽量少吃或不吃冷饭，牢牢为宝宝把住"病从口入"这一关，家长们只要把这些认真地做好了，让宝宝身体内有充足的血液，宝宝自然各脏器生长发育正常，也很少生病了。

二是宝宝睡觉时盖好被子同样非常重要。宝宝的感冒、咳嗽、哮喘、鼻炎、扁桃体炎等疾病，绝大多数都是晚上睡觉时蹬被子受凉造成的。要给宝宝睡睡袋。2岁半至3岁前睡有袖子的睡袋，袖口要封死，袖子的厚度与被子相同；在睡袋的底部可以装上拉链或让一面长出一截，翻到上边用塑料的粘扣粘上，以方便晚上换尿布，还不会凉着宝宝。对于3岁以上的宝宝，家长可以自己缝制几床不同厚度的睡袋。这种睡袋制作简单方便，还非常实用，家长不妨试一试。

三是宝宝的穿衣同样是重要问题。因为宝宝整天动个不停，穿多了就容易出汗。特别是一些老人带宝宝，自己怕冷，也总怕冻着宝宝，自然给宝宝穿很多衣服，其实这种做法不是爱宝宝，而是害宝宝。汗是人体津液的一部分，汗出多了，身体自然就亏虚，凡是动不动爱出汗的宝宝，普遍脾气急躁、多动、易怒，这与宝宝身体内血少、血燥有关。如果控制宝宝每周吃的鱼、虾不超过两次，这时宝宝还是一活动就出汗，多与穿得太多有关。在出汗的过程中，汗毛孔都是张开的，寒湿之气最容易透过张开的毛孔进入宝宝的身体，从而造成伤风感冒。家长要注意学会观察宝宝，平时要多摸宝宝的小手，如果宝宝平时手都是温热的，这次换衣服后手冷了，说明衣服穿少了，要及时增添衣服；如果宝宝总是手心出汗，说明衣服穿多了，要给宝宝减衣服；如果宝宝稍稍活动就出汗，而且手心也热，同样说明宝宝穿多了。另外，给宝宝穿厚厚的棉背心、两只胳膊却只有薄毛衣这种穿法也是很不科学的。

四是宝宝的穿鞋问题常常被家长忽视。现在家庭装修越来越讲究，许多家庭都要进门换拖鞋。有些小宝宝不爱穿拖鞋，总爱光脚在地板上走。寒从脚下起，光脚造成宝宝长期受凉，能不生病吗？宝宝这种光脚的习惯多数都是跟大人学的，大人不光脚，宝宝自然也不会光脚，如果大人知道脚部保暖的重要性，在家中时就应该给宝宝穿上软一些的鞋，宝宝也不会受凉了。

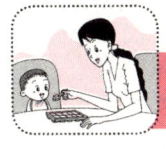

安排好宝宝每周食谱有利于防病

每个地方都有自己的饮食特点。南方人爱吃米，北方人爱吃面；南方人吃鱼虾多，北方人吃牛羊肉多。宝宝的饮食除了遵照当地的习俗外，每周的食谱应该尽量做到各种营养的合理搭配。

一是荤素合理搭配。宝宝每周的食谱以肉为主，猪肉、牛肉、鸡肉搭配着吃，冬天可一周吃1~2次羊肉，夏天可多吃鸭肉，鱼一周吃1~2次，海虾一周吃1~2次。尽量吃各种性平、性温的蔬菜，夏天可以吃性凉的蔬菜。这样喂养出来的宝宝才营养全面、阴阳平衡、脾气温和、不容易生病。

二是饭菜的比例很重要。一般是一碗饭、一碗菜，一碗菜里菜和肉的比例是1比1，这样喂养出来的宝宝才会健康，体形匀称，不胖不瘦。那些不爱吃蔬菜，只爱大碗吃饭的宝宝，或不爱吃蔬菜只吃肉的宝宝都容易肥胖。

三是对于体弱多病的宝宝，家长可以每周再给他们吃1~2次红烧鳝鱼，补血、补肾的效果很好。

四是奶制品是婴幼儿每天都要喝的，大一点儿的宝宝每天也最好喝两次。

五是鸡蛋最好每天吃1~2次，对宝宝的生长发育有好处。

六是水果最好是吃应季新鲜的，一般五月份才会有新鲜的应季水果上市，一直可以吃到年底立冬，以后就很少有新鲜的水果上市了，所以立冬后家长就尽量别让宝宝吃或少吃水果了。

七是零食一定要少吃，特别是糖、炒货、膨化食品、油炸食品一定要少吃。

八是冷饮越晚吃越好，等宝宝大了，也只限于夏天吃。

九是尽量少喝或不喝饮料，多喝白开水，最好是水壶烧的白开水。

十是宝宝是纯阳之体，容易上火，所以辛辣、性热的食物要少吃，如生姜、大蒜、红枣等。红糖水也只限于宝宝舌苔发白、明显受凉的时候喝，当宝宝白苔退去，就不要再喝了。

家长要想宝宝身体好，少生病，只有在宝宝的一日三餐上下工夫，多学一些烹饪知识，尽量将饭菜烧得色、香、味俱全，让宝宝每餐都吃得饱饱的，才能让宝宝健康成长。

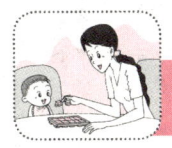

怎样保护好宝宝的肠胃

血液是人生存的根本。对人体而言，正常情况下血液的来源只有一条途径，就是每天一口一口吃进去的食物和喝下去的水，这些食物和水分经过肠胃的消化吸收后，进入血管生成血液。所以，每天吃进去的食物是否新鲜、营养是否丰富、搭配是否合理，是决定人体血液是否充足的关键因素，而保护好胃肠，让胃肠的功能运转正常，则是确保血液充足的必要条件。

为了保护宝宝的胃肠，父母应该注意以下几点：

一是胃肠喜欢细、软、烂的食物。小宝宝的胃肠壁非常薄，胃肠蠕动的力量不够，所以只能吃液体状的奶；四个月后，可以慢慢地增添糊状的、利于消化吸收的米粉、奶糕、蛋羹、虾泥、鱼泥、肉泥、菜泥；七八个月后，能吃剁得很碎的蔬菜和烂稀饭、烂面条；等到宝宝快1周岁的时候，才能在中午一顿吃烧得很烂的固体食物。如果宝宝长得瘦小，经常生病，家长就先不要增加固体的食物，继续将宝宝吃的食物都剁得烂烂的，以减轻宝宝胃肠的负担，利于血液的生成。等宝宝的体质增强了，2岁后再慢慢地增添固体的食物。

二是胃肠怕寒凉的食物。给宝宝吃的食物尽量是温热的，尽量让他喝温开水，不要让宝宝吃凉饭。水果也只有等天暖了，有应季新鲜水果的时候再吃，冬季就尽量不吃或少吃了。大寒属性的食物，只有天热的时候才可以吃。

三是运动是最好的开胃方法。一定要让宝宝到室外尽情地玩耍和运动，这样宝宝才能吃得多、吃得香。

四是适度的按摩能促进胃肠的蠕动。家长每晚在宝宝的肚脐周围轻轻地顺时针按摩20～30圈，有助于宝宝胃肠的消化吸收。

五是保证宝宝充足的睡眠。睡眠不好的宝宝胃口普遍不好，所以宝宝一定要早睡觉，保证充足的睡眠时间。

六是一定要注意宝宝的穿衣、盖被，不要让宝宝受凉。晚上常常蹬被子或在家中总光脚的宝宝，很多都胃口不好，因为受凉极易造成宝宝肚子痛、消化不良。

家长一定要注意生活中的这些细节，这样才能确保宝宝胃肠功能正常，才能确保宝宝气血充足、身体健康。

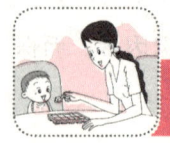

白开水才是宝宝最好的饮料

人体内水分的来源主要靠喝水，给宝宝喝什么来补充水分呢？很多人立刻想到名目繁多的饮料，不少广告也是这样告诉人们的。由于饮料好喝，再加上人们钱袋渐鼓，喝饮料的宝宝越来越多，年龄也越来越小，纯净而没有味道的白开水渐渐地被饮料所替代。实际上，长期喝饮料会危害到宝宝的健康成长。

营养学家指出，从营养学观点看，纯净的白开水对身体的健康最有益，白开水最解渴，进入人体后可立即发挥新陈代谢功能，有调节体温、输送养分及清洁身体内部的功能。科学家还发现，煮沸后自然冷却的温开水最容易透过细胞膜促进新陈代谢，增进机体免疫功能，提高人体抗病能力。习惯于喝温开水的人，体内脱氢酶活性高，肌肉内乳酸堆积少，不容易产生疲劳。

饮料的种类繁多，有的饮料的确含有多种营养成分和微量元素，但大多数饮料却没有，只有糖是它们的共同成分。少量糖的摄入能够治疗某些疾病、增强运动能力，但如果糖类摄入过多，进入人体循环，就可使血糖升高，血糖的升高将影响控制饥饿与饱食的神经中枢，使人体感觉饱了，没有食欲进餐。宝宝自控能力差，比起白开水，他们更愿意喝那些甜滋滋的饮料,结果是妨碍了正餐,最后直接影响了身体的健康发育。

此外,饮料的五颜六色大都来自色素。色素是以煤焦油为主要原料经化学方法合成的,符合食用标准的色素也只是能吃而已,对身体并无任何营养价值,况且有的难以保证质量,更不利于健康。有些自我标榜为"纯天然"的饮料,也添加了不少人工合成的化学防腐剂,儿童身体发育尚未成熟,肝脏的解毒能力和肾脏的排毒功能都比较差,经常喝饮料,使各种化学品蓄积体内,会干扰正常代谢,影响宝宝的身体、智力发育。长期以饮料代替喝水的儿童会营养不良,易患肥胖症、多动症,有些甚至成年后男子生育能力受到不良影响等。媒体上关于饮料对儿童身体有伤害的报道时有出现。我还观察到,从小特别爱喝饮料、不喝白开水的宝宝,身高发育也会受到一定的影响。

有的家长不理解,为什么同样是喜欢喝饮料的儿童,身体发育会呈现两极分化,要么过瘦,要么过胖?原因是饮料中的糖分含量过高,对于食欲本不旺盛的儿童,他们从饮料中获得的单一能量影响了正餐进食,长期下去,必然造成蛋白质、某些维生素、矿物质、纤维素、微量元素等摄入不足,影响身体的正常发育;而对于食欲旺盛的儿童,在正餐之外,又从饮料中获得许多能量,造成能量摄入过多,以脂肪形式储存起来,结果导致肥胖。

有的家长说:"给白开水,宝宝不喝,非要饮料不可。"其实,宝宝爱喝饮料不是天生的,而是家长惯养出来的习惯。前面的文章中提到,不赞成给几个月的宝宝喂菜汁、果汁,就是防止宝宝太早喝带有味道的水。很多宝宝长大后只喝饮料不喝白开水的习惯,就是从小喝果汁水造成的,有味道的水宝宝喝,没味道的白开水宝宝就不喝,这是宝宝爱喝饮料的最主要原因。

家长在宝宝最初成长的两三年内,不要让宝宝接触到饮料,或者尽量少让宝宝喝饮料,宝宝是不会拒绝喝白开水的。这样,家长不但可以节约一笔开销,更重要的是为宝宝的健康奠定了基础。

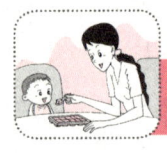 **家庭按摩有利于宝宝的健康**

　　宝宝的健康是家长最关心的话题，按摩、推拿无创伤、无痛苦、无副作用的优势和既可治病又可强身的特殊疗效，深受宝宝家长的重视和关注。家长多学些按摩、推拿的方法，发现宝宝不舒服时及时处理、救治，对宝宝的健康成长无疑起到了很好的作用。

　　一是按摩可以作为宝宝食疗的补充。如果在宝宝食疗时配合适当的按摩，就会增加宝宝对食物的兴趣和有利于养分的吸收。

　　二是按摩的合理捏脊能让宝宝的健康一劳永逸。捏脊就是通过刺激和疏通这两条经络，让气血通畅，从而达到祛除疾病、身心平衡的目的。捏脊的具体手法有两种，你可以任选一种：

　　双手的中指、无名指、小指握成半拳状，食指半屈，拇指伸直，拇指指腹对准食指的第二指关节桡侧，虎口向前，双手食指紧贴皮肤并向前推动，将皮肤推起，然后双手拇食二指把皮肤捏起来。

　　用拇指的桡侧顶起皮肤，食中指前按，拇、食、中三指指端挟住皮肤并捏起，同时稍用力提拿，双手交替移动向前。

　　三是家长通过按压宝宝脚底或手上的胃、肠反射区，能有效地缓解、放松小儿因积食不消化而痉挛的胃、肠，可以说治疗效果常常是立竿见影。另外，对脾气急躁、自控能力差、患有多动症、容易鼻出血、手上容易长倒刺的宝宝，我建议家长在食疗配合的情况下，给宝宝搓搓脚心，将虚火往下引，缓解宝宝的燥热，但也只限于每天每只脚搓脚心30~50次，而且力量不能大，轻轻地来回搓就可以了，不能多搓。

　　四是宝宝受了惊吓，搓耳朵、按百会穴就好。小一些的宝宝，在受到惊吓后，很容易睡不安稳，胃口也不好；有的宝宝受了惊吓后，几天都缓不过劲来，总是睡不踏实或生一场病。遇到这种情况，家长只要及时地帮助宝宝按摩耳朵，轻轻地、慢慢地把宝宝两个小耳朵都搓得红红的，再帮宝宝在头顶的百会穴轻轻地从前往后梳理几十下，宝宝的紧张情绪很快就能缓解下来。家长还可以再给宝宝喝用半勺红糖冲的温开水，宝宝就不会出现因受惊而睡不踏实的情况了。

五是家长在每天晚上宝宝临睡前，花十几分钟替宝宝做简单的全身按摩，不但能缓解宝宝一天玩耍、学习的疲劳，同时还能疏通经络，促进脾胃的消化吸收，更利于提高宝宝的睡眠质量。

晚上睡觉前帮宝宝泡泡小脚，然后再捏脚趾10～20下。因为脚趾是整个大脑、眼睛、耳朵的反射区，"聪明"两个字也代表着耳聪目明，所以每天帮宝宝轻轻地刺激大脑、眼、耳的反射区，能有效地缓解宝宝一天学习下来脑、眼、耳的疲劳。放松大脑的同时还可以帮助睡眠，放松眼睛预防近视，放松耳朵使宝宝听力不会下降。

轻轻地用手帮宝宝梳梳头，几十下就可以了，同样起到放松、清爽大脑的作用。沿着宝宝的背及脊椎的两侧、腋下轻轻地往下摸十几下，可以起到顺气、理气的作用。

宝宝躺下后，帮他轻轻地按揉腹部，顺时针、逆时针各20～30下，可以有效地促进脾胃消化。

家长可以一边给宝宝讲故事，一边帮宝宝做按摩，这样全套按摩很轻松地就完成了，最后再帮宝宝盖好被子，亲亲宝宝，道声晚安，宝宝会带着家长对他无限的关爱，在甜蜜、温暖、放松的情况下进入梦乡。

给宝宝做按摩时时间要短，力度要轻，范围要小，最好只针对身体出现的不适，在相应反射区及穴位进行按摩。家长可以去书店买一些介绍这方面知识的书籍看看，先在大人身上实践，找准穴位及反射区，家人有不舒服时就对照着书上说的去按摩，不断实践，不断加深印象，熟练了，找准穴位了，再给宝宝做按摩。

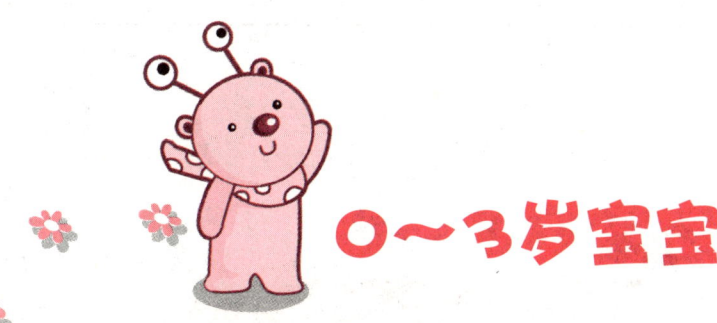

0～3岁宝宝
常见疾病治疗与护理

宝宝所处的婴幼儿时期，是生命蓬勃生长的初级阶段。由于抵抗能力较弱，宝宝很容易感患上各种儿童常见疾病，所以这个阶段是父母需要倾注最多心血的时候。本部分内容对70多种0～3岁婴幼儿常见疾病的病况作了简单地描述和说明，细致地介绍了该种疾病的治疗手段、预防措施，以及家庭护理方面的知识，来帮助各位家长更好地了解宝宝的健康问题，避免发生宝宝感染了常见疾病也不会进行简单护理，耽误病情，或者小病一来就去医院，造成儿童对药品产生依赖性，客观降低自身抵抗力。

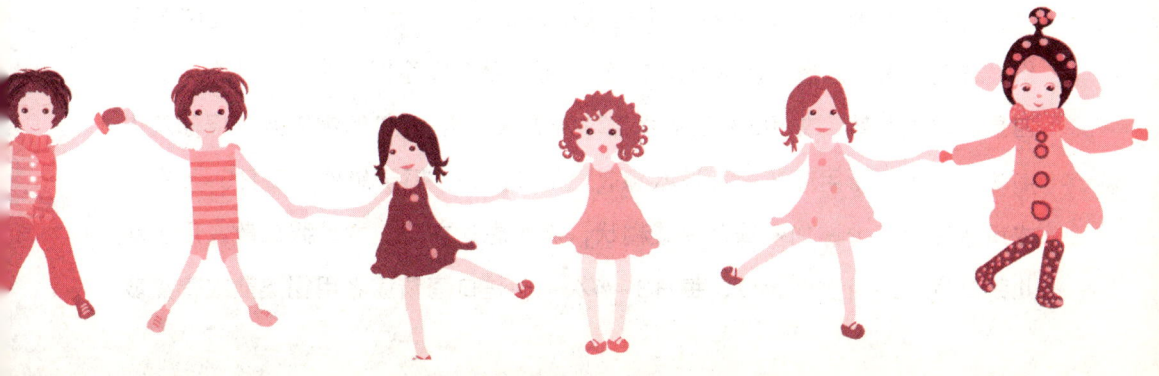

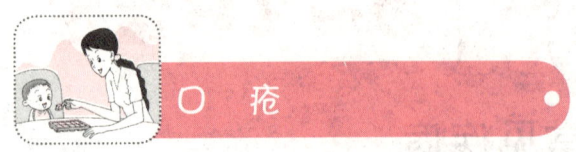

口疮

🐾 病况介绍

口舌生疮是小儿,特别是婴幼儿常见的疾病。

中医根据口疮的形状和发生的部位不同,分别叫做"鹅口疮"、"口疮"和"口糜"。若发生于口的两角者,又名"燕口疮"。引起口疮的病因是多方面的,可能是细菌病毒的感染,可能是某种维生素缺乏,也有可能是进食过硬食物导致口腔损伤。病情亦有轻有重,轻者仅影响小儿乳食的摄入,重者可出现全身不适的症状,所以对小儿的口疮病应早期发现及时治疗护理,并针对不同的病因,在平时应做好预防。

🐾 防护措施

防治措施重在早期发现。及时治疗患儿口疮被发现后,家长也不要太着急,应想办法积极治疗,病情较轻的可以试用以下方法治疗:

单方口服。一是仙鹤草30克,一日一剂,分多次口服;二是板蓝根或大青叶15~30克浓煎服,一日一剂分多次服,亦可服板蓝根冲剂;三是黑芝麻15克咀嚼,治儿童口疮久不愈属虚者。

外用涂局部:一是每日于患处涂少许柿霜;二是百草霜、橄榄碳各等份,研成细末,撒患处,每日3次;三是野蔷薇花露涂拭患处,每日3~4次;四是养阴生肌散,先用3%双氧水棉球洗患部,再用0.1%雷佛奴尔棉球洗去泡沫,擦干再涂用此药;五是冰硼散,每日少许,擦于患处,每日5~6次。或用冰硼散药少许加蜜糖,调成糊状,涂布患处亦可。六是鹅口散,用于幼儿鹅口疮,外用少许涂口,每日3~4次;七是口疮溃疡者用锡类散或青黛散少许涂口，每日3~4次。外涂药时手要轻量要少，不然小儿口腔黏膜娇嫩，易擦破黏膜。

西药：一是维生素B2口服，每次1片，每日2次；二是2%至5%碳酸氢钠液，2%硼砂溶液清洗口腔，每日2至3次；三是对服用抗生素引起的口疮，可用制霉菌素混悬液涂拭患处，一日3次。

注意口腔清洁，保证足够营养，注意补给含维生素B、维生素C的食物，如多吃新鲜蔬菜、水果。

勿使宝宝过度疲劳，积极防治常见病、传染病。

注意纠正张口睡眠的不良习惯。勿吃过烫、过咸、过硬的食物，以免损伤口腔黏膜。

病重者应赶快去医院诊治。

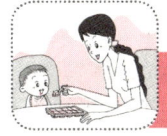

癔病

病况介绍

2岁以上儿童常有患癔病者。

发病的基本原因是性格缺陷加上精神创伤。癔病患儿几乎都是在心理因素作用下发病的。某些躯体疾病、疲劳、健康状况不良等原因也容易促发本病。癔病的临床表现可分为分离性癔病和转换性癔病两类。分离性癔病常见症状有，情感爆发，幼儿期表现为原始性情感反应，如大哭不止，四肢乱动，憋气，面色苍白或紫绀，大小便失禁等。较大儿童则表现为烦躁、哭闹、冲动，有时拔头发、撕衣服，有时破坏周围药品，有时在地上打滚或四肢抽动等，发作时面色潮红，或一阵阵换气过度、出汗、呼之不应。发作时间长短与周围人的注意程度有关，发作后有部分遗忘。转换性癔病的表现为瘫痪，步态异常，感觉障碍，过度换气，失明，失聪等，但较少见。值得注意的是，这种癔病的发生，有时受家庭、邻居或同学中类似病人的影响，甚至可以流行，这种现象尤以女孩多见。

♂ 防护措施

尽量减少外界环境刺激对宝宝身心造成的损害。

应帮助儿童正确认识疾病，将与本病有关的知识教给儿童，从而使患儿减轻心理压力，树立战胜疾病的信心。

做好患儿周围人如同学、亲属等人的工作，解除他们对本病的顾虑，改变不正确的态度，尤其在病人发病时，要避免周围人造成的过分紧张及过分关心的不良的影响。

对本症还可以进行暗示治疗和药物治疗。

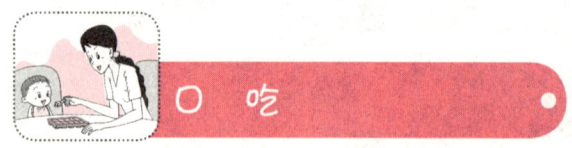

口吃

♂ 病况介绍

2岁以上，5岁以下是口吃症易发期。

口吃现象与口吃病有着本质的区别。口吃现象是人在感情激动或精神紧张时，因对神经中枢的干扰所出现的短暂语言不流畅现象；而口吃病则是由于心理病症所导致的。它是指说话时言语中断、重复、不流畅的状态，是儿童期常见的语言障碍，患病儿童约占儿童总数的百分之五，大约一半的口吃儿童，是在5岁以前发病的。导致儿童口吃的原因很多，如因模仿他人而口吃；父母采取恐吓手段逼迫宝宝学话，使宝宝紧张，或把宝宝学话时犹豫不决或轻度顿挫看作是口吃，操之过急，忙于矫正而形成了口吃；父母强迫左撇子宝宝改用右手时，往往也会发生口吃；突然的精神刺激，如受惊吓、过分的受罚、环境突然改变，亦可导致口吃。

♂ 防护措施

口吃多在幼儿期形成，同样，也最易在幼儿期纠正。纠正口吃的一般的方法是：

让宝宝多听声音优美、表达流畅、内容合适的语言。如儿童故事、幼儿诗歌等，听熟后，让宝宝跟着一起讲，一起念。

父母一定要耐心、细心地多与宝宝交谈，彻底消除宝宝怕口吃的心理状态。当宝宝有一点进步时，就应给予鼓励和奖励。总之要使宝宝说话时不感到有一点点心理压力。

要多与宝宝说话，说话的速度略慢，边说边问，引导宝宝答话，如宝宝一时不愿回答，不必勉强，可以继续说话，要让宝宝在不注意自己有口吃缺点时，自然而然地回答问题，切忌在宝宝说话时，不断指责他的缺点。

鼓励宝宝树立克服口吃的信心。创造条件，让口吃宝宝能经常同说话流畅的同伴们一起玩。同时，要设法教育小同伴们不要嘲笑口吃的宝宝。

家长不可急于求成。略有反复是正常的，决不可灰心。

创造宽松的语言学习环境，让宝宝自由地模仿和创造语言。

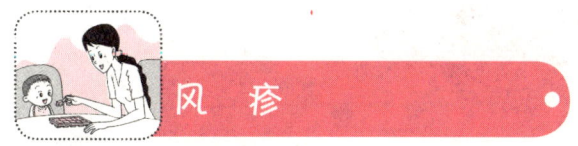

风疹

♂ 病况介绍

各年龄期儿童均可发此病，以5岁以内幼儿多见。6个月内宝宝因有来自母亲的抗体，所以发病者少。一般来讲，得过一次风疹后，很少再得第二次。

风疹是由风疹病毒引起的急性呼吸道传染病，传染性较小。由于我国还没有将风疹疫苗列入计划免疫接种，所以在儿童中发生风疹者较多，每2~3年有一次流行。风疹的病状轻，可有流涕、轻咳、但流泪少见，常有低热或中等度发热，高热少见，有些患儿甚至可无发热。皮疹的出现多在病后1～2天开始，在24小时内出齐，无分批出现现象。皮疹起始于耳后、颈部、继而胸背部，四肢少见。多为散在红色斑丘疹，偶见融合成片。皮疹可在2～3天消退，不遗留色素沉着。总的病程约1周。医生检查时，口腔黏膜清洁光滑，无斑点。耳后的淋巴结常肿大。风疹也可并发脑炎，但较少见，而且也很轻，不会有不良后果。

防护措施

孕妇特别是在怀孕早期应避免接触风疹病人，以免被传染。

宝宝得风疹后，不必用抗生素，可服用板蓝根、双黄连等中成药。一般不必住院，可在家治疗。

注意皮肤清洁卫生，不要让宝宝抓挠，可避免继发皮肤感染。如病情轻，食欲多正常，饮食无须限制。发热高时应多喂水。

即使宝宝情况良好，也不该让宝宝上学或去幼儿园，因为可传染别的宝宝。一般在皮疹出现5天后即无传染性，可以解除隔离。

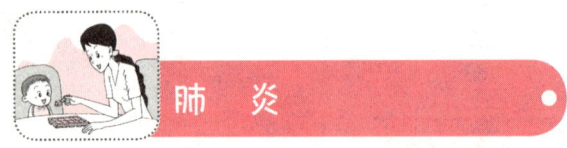

肺 炎

病况介绍

5岁以下儿童高发肺炎。

在我国，小儿肺炎目前仍然是威胁儿童健康的严重疾病，发病率、死亡率均居首位。小儿肺炎一般指支气管肺炎，主要病因是由细菌或病毒感染引起的。如流感嗜血杆菌、肺炎链球菌、肺炎杆菌、腺病毒、流感病毒、呼吸道合胞病毒等。症状表现为出现高热、咳痰、呼吸心律加快、呼吸困难、呼吸时宝宝的鼻翼扇动，吸气时宝宝的胸部凹陷。还可引起腹泻、呕吐和抽搐、脓肿、脓胸等。

♂ 防护措施

如果诊断清楚是肺炎，则首先应保持安静的休息，针对脱水和呼吸困难相应的给予输液和吸氧治疗。除病毒性肺炎外，对其他肺炎可针对病原体给予有效的抗生素进行治疗。

症状严重时应住院治疗。在家里治疗时应注意以下几点：

抬高上半身，以缓解呼吸，利于痰液的排出。

室内注意通风，如空气干燥应增加室内的湿度，同时注意保温。

如宝宝出汗，应勤换内衣，并擦拭身体，保持干燥清洁。

如消化功能良好，应给予高营养食物，并注意补充足够的水分。

为预防肺炎，小儿应加强营养，及时添加副食，适当进行户外活动，避免接触呼吸道感染的病人。患了肺炎及时到医院诊治。

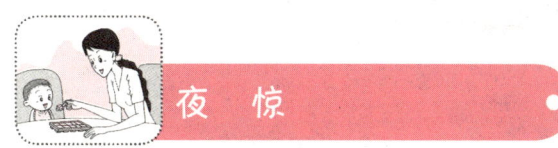

夜 惊

♂ 病况介绍

夜惊在儿童1岁以就会出现，在学龄前发展到高峰。

夜惊是睡眠障碍的一种，表现为入睡一般半小时左右，在没有任何外界刺激的情况下，突然哭喊出声，坐起，两眼直视，表情恐惧。若叫他，不易唤醒。发作一般持续数分钟，醒后完全遗忘。儿童夜惊多由心理因素所致，如父母离异、亲人伤亡、受到严厉的惩罚等等。睡前精神紧张，如看惊险电影、听情节紧张的故事，或被威吓后入睡，都易发生夜惊。另外，卧室空气污浊、室温过高、盖被过厚、手压迫前胸、晚餐过饱，以及鼻咽部疾病致呼吸不畅，肠寄生虫病使睡眠受骚扰，也可导致夜惊。

♂ 防护措施

夜惊一般随年龄增长而自然消失，无需特别治疗。发作频繁者可服用镇静剂和安定等。

少数夜惊可能是癫痫的早期症状。因此，如果儿童经常夜惊，在白天，精神、行为也有些异常，如吃着饭，突然失神，碗摔了，筷子掉了，应去医院诊治。

改善不良环境，解除可使小儿精神紧张的种种诱因，例如不要在睡前给宝宝讲"狼外婆"的故事。

培养好的睡眠习惯，起居有常。

预防和治疗身体疾病。

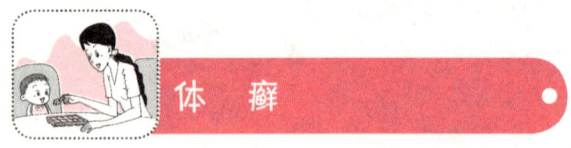

体癣

♂ 病况介绍

1~6岁是患体癣的高发年龄。

体癣俗称"钱癣"或"猫癣"，是由致病性真菌寄生在人体皮肤上所引起的浅表性皮肤感染。引起儿童体癣的真菌主要是犬小孢子菌，这种真菌常寄生在动物尤其是猫和狗身上，因此，当儿童与患癣病的小猫、小狗玩耍而密切接触时，真菌即可接种于易感儿童的皮肤上而引起体癣。一般急性期自觉瘙痒明显，慢性期瘙痒减轻。

♂ 防护措施

一般单纯应用外用药就可以治愈。常用的外用药有咪唑类抗真菌外用霜剂，如克霉唑霜、益康唑霜、咪康唑霜、联苯苄唑霜和疗霉舒霜等，疗程需3～4周。对于全身泛发或顽固难治的体癣，可口服特比奈芬或伊曲康唑1～2周。病人是否需用口服抗真菌药，一定要遵从医生的嘱咐，不能自行决定。

豢养的小狗、小猫要定期去宠物医院检查，有了癣病要及时隔离、治疗，以免传给家里的宝宝。另外值得提醒的是，小猫、小狗身上掉毛常是患了癣病的征兆，应该引起家长注意。

儿童疑似得了癣病要及时到有真菌学检查的医院皮肤专科看病，以免误诊，更不要自己随便用药治疗，以免形成难治性体癣。

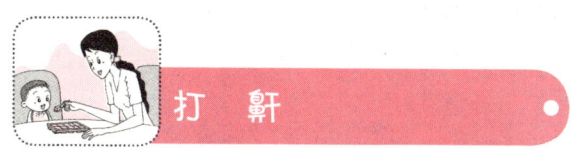

打 鼾

病况介绍

打鼾症状多发生在2岁以后。

宝宝睡眠呼吸障碍的常见表现有：睡眠时打呼噜，伴有憋气、张口呼吸、呼吸暂停、夜间辗转不安甚至憋醒、出汗，还有肌肉的痉挛抽搐、遗尿等。学龄儿童白天也会相应存在打盹儿、多动或烦躁、语言缺陷、食欲降低、吞咽困难等表现。轻者可导致宝宝上课精神不集中，智力发育落后，全身发育和营养状况较差；严重的还可以造成小儿心肺疾病，在睡眠时因呼吸暂停而突然死亡。打鼾可能引发渗出性中耳炎、支气管炎、面部畸形发育，长期打鼾伴呼吸暂停还可使心脑等重要脏器缺氧，影响儿童的健康成长。这种患儿成年后，患上高血压、心脏病、中风等疾病的几率也会大大增加。儿童睡眠打鼾主要是由腺样体、扁桃体肥大而引起的。扁桃腺反复发炎、呼吸道感染、变态反应性疾病（如哮喘和过敏性鼻炎），慢性鼻炎和鼻窦炎，遗传因素等均可导致腺样体、扁桃体肥大。此外，肥胖、巨舌症、小儿麻痹症、颅面部畸形也可导致儿童睡眠打鼾。

♂ 防护措施

注意观察儿童睡眠时是否打鼾,一旦发现应及时到小儿耳鼻咽喉科做下列检查。

对于由舌根过大、下颌骨后移或过小等引起打鼾的患儿,要及时请整形专科医生会诊,决定是否要进行颌面整形、重建鼻咽部气道的手术。

预防儿童打鼾最好的方法是保持营养均衡,防止儿童过胖,并保证他们有规律的作息时间,减少夜间的剧烈活动。

尽量避免宝宝的呼吸道感染,如果有哮喘或过敏性鼻炎应尽快治疗,肥胖应尽可能减肥,这样能在一定程度上防止打鼾。

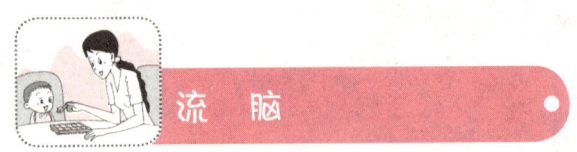

流脑

♂ 病况介绍

流脑好发于小年龄宝宝,特别是6个月到2岁的宝宝。有免疫功能缺陷或低下的大年龄宝宝也容易受感染。

流行性脑膜炎简称流脑,是由脑膜炎双球菌引起的急性呼吸道传染病,传染性较强且危害较大。该病主要发生于冬末春初,特点是起病急、病情重、变化多、传播快、流行广、来势凶猛、病死率高、危害性大。流脑发病的最主要症状是头痛和呕吐,往往在宝宝发病24～48小时内就可出现,且往往头痛非常剧烈,呕吐多呈喷射状。小一些的宝宝发病从发热开始后,常表现为拒食、呕吐、嗜睡、烦躁不安、神情呆滞、双眼凝视,容易发生惊厥、昏迷,头顶部囟门往往十分饱满或高高隆起。本病由脑膜炎双球菌引起的,传染源是病人和带菌者,病原菌存在于患者或带菌者的鼻腔分泌中,借飞沫通过呼吸道而传播。

防护措施

患病后患者应卧床休息，保持病室卫生，空气流通，饮食以流质为宜。神志不清者加强护理，防止褥疮，保持皮肤清洁。呕吐时防止吸入，呼吸困难时应给氧。发现可疑流脑者立即送医院治疗，及时应用青霉素、磺胺等有效抗菌素治疗。

冬季仍要注意室内经常通风，常晒被褥，注意宝宝的个人卫生，在疾病流行期间，少带宝宝到公共场所，朋友之间少串门。

对与患儿有密切接触的易感儿应采用药物预防。可选用复方新诺明或磺胺嘧啶，按说明服用。

在流行期间，可采用应急接种，能有效防止相互传染。

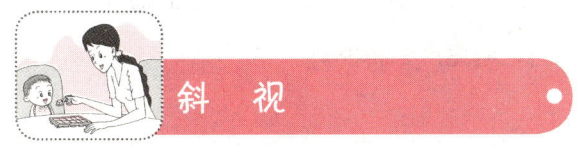

斜 视

病况介绍

斜视常见于6个月以后的宝宝。

许多宝宝由于种种原因，眼睛无法相互配合成组运动。而两只眼睛无法同时注视同一物体，这种情况被称为"斜视"，属于小孩最常见的眼病之一。眼睛斜视，不仅影响美观，更影响宝宝的视力。人的眼球壁附着有六条肌肉，这些肌肉受神经支配，相互牵拉配合，以协调眼球的动作，使眼球向各个方向转动。宝宝的眼球发育还没有成熟，直径很短，缺乏用双眼注视物体的能力，这样就会出现暂时性的两眼斜视。斜视有的是先天性的，有的则是后天形成的。先天性的斜视目前还没有办法可以预防，但后天的斜视多是由抚养方法不当引起的。

防护措施

家庭简单测试宝宝是否斜视的方法为：准备一把手电筒，在光线较暗的地方让宝宝仰卧，然后在距宝宝的双眼大约50厘米的正前方用小手电筒照射双眼。如果光点同时落在宝宝的瞳孔中央，说明宝宝没有斜视，或者为假性斜视；如果光点一个落在瞳孔中央，另一个落在瞳孔的内侧或外侧，说明宝宝为斜视，父母应该及时带宝宝去医院诊治。

家长一旦发现自己的宝宝患有斜视，应该及早诊治，否则会给宝宝留下终生遗憾。

经常变换宝宝睡眠的体位，使光线投射的方向经常改变，就能使宝宝的眼球不再经常只转向一侧，从而避免斜视。

玩具多个方向悬挂，避免宝宝长时间只注意一个点而发生斜视。

增加宝宝眼球转动的频率，放在摇篮内的时间不能太长。父母应该不时将宝宝抱起来，走动走动，使宝宝对周围的事物产生好奇，从而增加眼球的转动，增强眼肌和神经的协调能力，避免产生斜视。

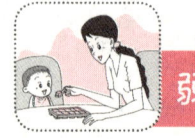

弱视

病况介绍

3岁以前是视觉发展的关键期，因此成为弱视的高发期。

弱视是一种严重影响视觉功能的疾病，它是指那些眼球无明显器质性病变而远近视力均低于0.8，且不能矫正者。形成弱视原因很多，有些是由于斜视引起的，这些弱视易被发现，而大部分弱视是由于屈光不正（近视、远视、散光）或屈光参差（两眼屈光度数不等）引起的。还有些是在婴幼儿时期由于某些眼病或由于某种原因不适当地遮盖过眼睛而引起视觉发育停止形成弱视的。也有的是先天性弱视。弱视患儿不仅视力低下，同时也没有完善的立体视觉，对其以后的学习及工作影响很大。

♂ 防护措施

弱视治疗的疗效，取决于治疗时机。早发现、早治疗，对弱视至关重要。家长应消除容易引起儿童弱视的环境因素。

弱视治疗最关键的有两条：一是必须散瞳验光，若有屈光不正，首先要配上一副合适的眼镜，并坚持戴用；二是在眼科专家的指导下做各种治疗，亦即训练弱视眼，促进视力提高。疗效的好坏和治愈速度的快慢，取决于患儿家长的依从性和坚持性。可服用促生长药物来弥补身高不足的缺陷。

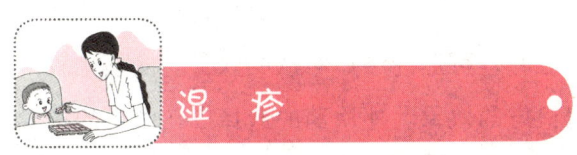

湿疹

♂ 病况介绍

儿童及成年人都很常见，以1岁以内的宝宝发病率最高。

湿疹是皮肤对多种外在和内在因子的过敏反应，湿疹病程呈慢性，反复发作，时轻时重，用药后皮疹很快消退，停药后易复发，病程长达数月，乃至数年，但大多数宝宝湿疹随年龄增长病情逐渐缓解。

湿疹按皮损表现分为急性期，亚急性期和慢性期：急性期以红肿、水疱、糜烂和渗出为主要表现；亚急性期以小疙瘩、鳞屑、结痂为主要表现；慢性期以干燥、粗糙、皮肤增厚及色素沉着为主要表现。

湿疹常伴有轻重不一的瘙痒，皮疹可发生于身体的任何部位，如手、足、肘窝、腿窝、头、面、小腿外侧、肛门外生殖器等处，对称发生于身体两侧。1岁以内的宝宝湿疹常局限于头面部，按其皮损表现分为二型，即渗出型和干燥型。渗出型湿疹好发于较胖的宝宝，以头面部红肿、糜烂、渗出为主要表现，常伴有剧烈瘙痒。干燥型湿疹多见于较瘦弱的宝宝，以成片的小疙瘩、鳞屑为主要表现，瘙痒相对较轻，随年龄增长，皮疹逐渐向躯干及四肢发展。

其病因复杂，遗传过敏性体质、胃肠道功能障碍、体内存在细菌、病毒、真菌、或寄生虫等慢性感染灶以及紧张、劳累和精神创伤等与湿疹的发病有关。冷热刺激、搔抓、穿化纤或纯毛衣服、真菌孢子、尘螨、小动物的皮毛及分泌物、牛奶、鸡蛋、海产品及牛羊肉等都可能是湿疹的诱发因素。

♂ 防护措施

湿疹的治疗包括内用疗法和外用疗法。内用药以口服抗组胺药为主，如扑尔敏、苯海拉明等。外用药应根据皮损特点来选择，如皮损以红肿、糜烂、渗出为主时，可予3%硼酸水做冷湿敷，每次20分钟，每日4~6次。如皮损干燥，以小疙瘩、鳞屑为主时，可选择治疗湿疹的软膏。皮损比较严重时，外用激素类药膏可取得良好的效果。外用药的选择应在医生的指导下进行。

针对患儿具体症状采取不同措施，避免接触可疑致敏原。如对牛奶过敏的患儿，应予母乳喂养，或将牛奶多煮一会儿，使牛奶中的蛋白质变性、抗原性降低，以减轻过敏反应，也可以用其他代乳品替代，避食奶油、奶酪、冰淇淋等奶制品；对鸡蛋过敏者，鸡蛋也应多煮一会儿，或只吃蛋黄，不吃蛋清，因为鸡蛋的抗原性主要来自蛋清，鸡蛋黄极少引起过敏反应；对尘螨过敏者，避免使用地毯，尽量将旧报纸、杂志及其他容易积尘的物品移出室外，不玩棉花、羽毛等填充的玩具；对霉菌过敏者，勿使用加湿器并尽量避开霉菌易于滋生的地方，如地下室、阴暗处、树叶堆及草木繁茂的地方；对动物羽毛、皮屑过敏者，家中不要养宠物。

内衣应宽大，并用纯棉制品，尽量不穿真丝、纯毛及化纤制品。过热会增加痒感，并使湿疹加重，所以不要给患儿穿过多的衣服，夜间也不要盖的太厚，原则上患儿要比母亲穿的少，不能比母亲穿的多。

搔抓、摩擦、肥皂洗、热水烫及不适当的外用药刺激常使湿疹加重，应予避免。小宝宝无自理能力,为防止其搔抓,可用约束带将其上肢固定在床上。

在湿疹发作期间,饮食宜清淡,少吃鱼、虾、蟹等蛋白质及辛辣食物,以免加重病情。

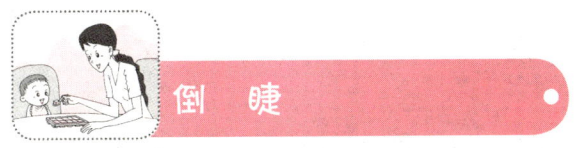

倒睫

病况介绍

倒睫易发于3至4个月的宝宝。

倒睫是宝宝常见的一种眼病,是睫毛转向眼睛内方的现象。先天性倒睫在出生后就有倒睫,通常在下眼皮。因为睫毛刺到眼球,所以婴儿经常眨眼流泪,若刺伤眼角膜,则眼睛会发红且会怕光。后天性倒睫发生于成年人,有关病况这里不作详述。

防护措施

妈妈不妨每次给宝宝喂奶时,用大拇指从宝宝鼻根部向下向外轻轻按摩下眼皮,使下眼皮有轻度外翻,让睫毛离开眼珠,每次按摩5~10分钟,按摩次数多,向里倒睫毛自然会慢慢校正过来。

也可以用橡皮膏粘住倒睫下眼皮向下拉下,使下眼皮处轻度外翻状态,固定面颊部两三天换一次橡皮膏,较轻倒睫用种方法五六次便能矫正过来。

为了减轻宝宝的眼睛刺激症状,防止眼睛感染,平时可点些眼药膏或眼药水。

如果宝宝倒睫比较严重,两三岁还不见好转,应到医院治疗。

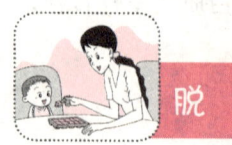

脱肛

病况介绍

脱肛易发年龄为1～3岁。

幼儿脱肛的情况目前比较常见，一般症状是宝宝肛门外突，肠道发炎，排便时有疼痛等不适感觉，直肠会从肛门中脱出一段。轻则黏膜脱垂，擦大便时会出少量血，但排便结束后直肠可以缩回；重则直肠能脱出5厘米长，排便结束后，红色的直肠还会在肛门外露出一段。这主要是因为宝宝的发育还不成熟，直肠在体内的弯度较小，比较直。而坐在盆上排便时，肛门周围负责排便的肌肉相对放松，作用力直接在肛门处，如果宝宝大便干燥或坐盆的时间比较长，直肠就容易从肛门中脱出。幼儿脱肛的情况目前比较常见，主要是因为现在的宝宝饮食过于精细和有些便盆盆口偏大以及不科学的排便习惯造成的。

防护措施

尽早到医院治疗，并且可以每天让宝宝坐温水浴，以加速肛门周围的血液循环，刺激肛门周围的肌肉收缩，缓解脱肛，绝大部分宝宝可以自愈，否则，就要通过手术治疗。

适当给宝宝吃一些粗粮和粗纤维的蔬菜，如芹菜、韭菜等，并且不要切得太细。如果宝宝出现排便困难的情况，这些食品可以加量，帮助排便。便盆盆口大小要适中，若过大，宝宝坐的时候陷下去也会增加排便的困难。帮助宝宝养成每天一次、定时排便的习惯，并要控制排便时间，每次5～10分钟即可。宝宝排便时要专心，有的家长让宝宝坐着便盆玩甚至喂饭，宝宝一坐就是几十分钟，这些都易造成宝宝脱肛。

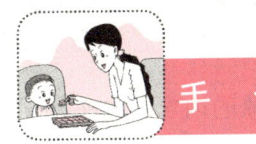

手 淫

病况介绍

手淫在儿童期十分常见，几乎所有的儿童均或轻或重出现这种现象。用手摆弄自己的生殖器，最早可见于1岁左右。学龄前期明显，入学后消失，青春期又出现。

手淫表现为儿童用手直接摆弄自己的生殖器，或两脚交叉上下移擦，或二腿骑跨于某种物体上如突出的家具棱角上进行摩擦，持续数分钟，甚至为避免大人的干涉而暗自进行。在阴部摩擦的同时，可有脸孔通红，两眼凝视，表情紧张愉快，还可伴出汗气喘等，之后困乏、思睡。大多数儿童多在入睡前、醒来后在床上进行手淫，可伴性幻想及射精活动。

在乳儿期以前，家长如随意用手摆弄儿童的外生殖器，会起到强化儿童性感受的不良作用，致使儿童在稍大以后，自己出现手淫行为。有的儿童包皮过长，经常堆积一些污垢，刺激儿童的性敏感带，诱使儿童产生手淫。有的家长不注意儿童的外阴部卫生，长时间不替儿童清洗，由于炎症刺激或外阴部搔痒，用手去抓，碰到阴蒂，使儿童产生性感受，习以为常就可能出现手淫；对年龄稍大的儿童，有些色情电视、电影的引诱以及成人的性生活不注意回避儿童，都可造成儿童诱发性冲动，产生手淫。儿童发育到10岁左右，本身体内的性激素水平增高，也可以产生性冲动引起手淫。

心理学家认为，只要不是过度的手淫，均可视为儿童生长发育过程中的正常现象。如果手淫形成习惯，不手淫就不能满足本身性需要的时候，就会造成心理障碍。因此，过度的习惯性手淫为一种病态，多见于男孩。

防护措施

家长应首先寻找形成局部刺激的原因,并加以去除。

勿让宝宝过早卧床,并让其在睡前进行一定时间的体育活动,以便卧床后能很快入睡,醒后即唤其起床。

不要让儿童穿得太多太热,宜穿较为宽松的布料柔软的内衣、内裤,平时不穿紧身裤。

应注意儿童外生殖器的清洁。对于年龄较大的儿童应适当地进行说服教育、诱导、解释,使他们打消顾虑,鼓励、支持他们多参加一些户外活动,转移其注意力。

培养宝宝健康的兴趣,爱好,不要看黄色影视和小说。当宝宝的手淫习惯的次数明显减少时,要及时表扬、鼓励和奖赏,强化其新的健康行为。

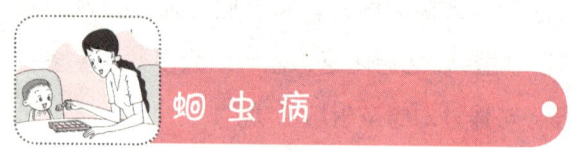

蛔虫病

病况介绍

蛔虫病是最常见的宝宝肠道寄生虫病。

环境被蛔虫卵污染,是宝宝感染的主要来源。蛔虫卵主要通过手和食物进入人体内,特别是宝宝喜欢用手抓食物吃,喜欢吮指头,还喜欢把一些不洁的玩具放入口中。尤其是宝宝的指甲缝中很易藏有蛔虫卵,所以极易造成感染。肠道蛔虫可无症状,或有轻度食欲不振,脐周或脐上轻度疼痛。痛无定时,反复发作,持续时间不定,痛时喜按。个别宝宝有异食癖,如喜吃墙皮、土块、炉渣等。大量蛔虫当然会消耗营养,造成贫血,营养不良,严重者可影响到精神乃至智力。精神神经症状有精神萎靡、兴奋、头痛、易怒、睡眠不安、咬牙等。有时有全身过敏症状,如荨麻疹、皮肤瘙痒等。

♂ 防护措施

防治该症的药物种类也很多，如左旋咪唑、甲苯咪唑等都有较好的疗效。此外，中医中药对蛔虫病的治疗也有肯定的效果。治疗两周后应再复查大便，必要时再服驱虫药。对有并发症的宝宝，应立即送医院治疗。预防与调理主要是搞好宝宝的个人卫生及环境卫生，饭前便后洗手，瓜果蔬菜生吃时要清洗干净，最好再应用消毒水浸泡。教育宝宝不咬指甲，不吮指头，不喝生水，不随地大小便。

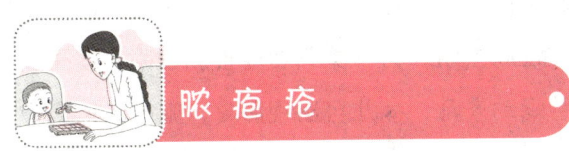

脓疱疮

♂ 病况介绍

脓疱疮是在宝宝中比较常见的一种皮肤病症。

脓疱疮俗称"黄水疮"，是一种常见的急性化脓性皮肤病。具有接触传染和自体接种感染的特性，易在儿童中流行。夏、秋季节气温高、湿度大，皮肤浸渍等，都易使病菌侵入皮肤繁殖，为促发本病创造有利条件。症状为自觉瘙痒；皮损初为丘疹或水疱，迅速变为有炎性红晕的脓疱，散在分布；好发于颜面、四肢等暴露部位。

♂ 防护措施

治疗原则是注意皮肤卫生及消毒衣被用具；全身使用敏感抗菌素；体质弱者注意加强支持疗法；局部治疗。在用药上对单纯脓疱疮患者以口服或外用抗菌素为主；对体质虚弱的患者可加强支持治疗，必要时可输血浆或全血，或肌注免疫球蛋白。该病流行于夏秋季节，多见于儿童及幼儿，易传染，因此预防本病的关键是注意皮肤卫生，及时治疗瘙痒性皮肤病。对患病儿童应隔离，防止接触传染，已污染的衣服用具应行消毒处理。

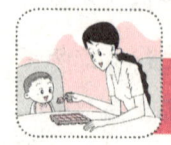

肠梗阻

病况介绍

肠梗阻易发年龄为2岁以下的宝宝，常会因为肠套叠引发肠梗阻。

肠管内或肠管外的病变引起肠内容物通过障碍，就叫肠梗阻。引起肠梗阻的原因有两大类，一类叫机械性肠梗阻，另一类叫功能性肠梗阻。发生肠梗阻后，因肠内容物堵塞，肠管蠕动紊乱，病儿可出现腹疼，呕吐，肛门停止排便排气，腹胀等症状。随着病情的进展，上述症状逐渐加重。并因肠管内大量渗液，呕吐大量胃肠液以及毒素吸收等原因，病儿发生脱水，酸中毒，精神委靡，烦躁或嗜睡，发热等一系列全身性改变。若并发肠管缺血和坏死、肠穿孔，则可危及生命。

防护措施

幼儿肠梗阻的治疗护理原则应从三个方面着手。第一，机械性肠梗阻的治疗以手术为主，特别是一些先天性肠道畸形，如先天肠道闭锁，必须及时手术，但有些疾病如肠套叠，绝大多数可经气灌肠得到治疗。又如粘连性肠梗阻，有相当一部分患儿经禁食，胃肠减压、中药、输液等保守治疗而缓解。

第二，目前最常见的机械性肠梗阻有粘连性肠梗阻、肠套叠和腹股沟斜恼嵌顿。功能性肠梗阻主要针对引起肠麻痹的疾病进行治疗，例如肺炎合并肠麻痹时，主要治疗肺炎，同时采取禁食，胃肠减压，洗肠等保守疗法，减轻肠梗阻的症状，真正需要手术者很少。

第三，绞窄性肠梗阻因病情重，发展快，应积极治疗，并及时手术，以防发生严重的中毒性休克和肠管过多的坏死所导致的死亡。

幼儿肠梗阻的护理要点如下：

无论何种肠梗阻，都不能给患儿喂水或吃东西，并注意观察腹疼情况，呕吐及排便排气情况。如病儿腹疼剧烈或腹胀渐加重，或有烦躁、脉快等现象时，说明病情加重，应及时送医院诊疗。

病儿手术后回家要注意饮食，少吃或不吃生冷食物，如生白薯、花生、豆类等，防止胃肠受刺激后梗阻复发。

注意病儿的保暖，勿着凉感冒。

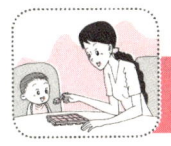

口角炎

病况介绍

口角炎易发人群为2岁以上儿童。

夏季，一些宝宝的口角部位很容易发生乳白色糜烂和裂口的症状，医学上把它称为口角炎。患口角炎患儿，往往同时伴有阴囊炎、唇炎或舌炎等病症。造成口角炎的主要原因，可能是由于宝宝体内缺少一种核黄素即维生素B_2的营养物质所致。

防护措施

在医生指导下口服维生素B_2，每次5毫克，每日3次，约5天即可痊愈。也可在临睡前清洁患处，然后用浓缩鱼肝油滴剂涂抹，再将维生素B_2片研碎后撒在患处，两三天即康复。

预防口角炎的关键在于在生活中一定要培养宝宝良好的饮食习惯，以使宝宝摄入充足、均衡的营养。在生活中父母应有意识地鼓励宝宝多吃一些富含核黄素的食物，例如各种杂粮、豆制品、新鲜蔬菜、胡萝卜、紫菜、瘦肉、猪肝、鸡蛋和水果等。

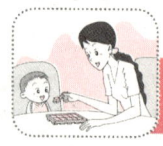

结膜炎

♂ 病况介绍

结膜炎易发人群为2岁以上儿童。

结膜炎就是覆盖眼白、围绕眼睑的透明薄膜发炎。此病的症状包括：眼白或眼睑内侧发红、眼睛发痒或刺痛、在细菌性结膜炎中，眼角和眼睫毛会出现黏稠的脓汁，使患儿在清晨睁不开眼、在过敏性结膜炎中，会有眼睑肿胀和眼睛流出清澄液体等症状。母亲病毒感染是引起年龄较大儿童发生结膜炎的常见病因，结膜炎也可能是枯草热的症状之一。

♂ 防护措施

一般可用抗生素软膏或点眼药治疗细菌性感染，症状通常会在用药后的1周内消失。严重的细菌性感染，得用口服抗生素药剂或抗生素针剂治疗，通常得费时6周才会完全复原。

父母在平时发现患儿眼睫毛一有粘稠脓汁，应用浸过冷开水的棉花为他擦拭干净。为防止感染蔓延，手部接触患部后，应立刻将手洗净。因为病毒性结膜炎特别容易传染，家中的衣物和毛巾不可混在一起洗。

在夏季此病流行时，尽可能少带宝宝到公共场所，平日教育小儿要养成良好的卫生习惯，做到饭前、便后洗手。

对玩具、餐具要定期消毒。做到早发现、早治疗、早隔离。

若此病在托儿所或幼儿园内流行时，首先应将患儿与健康儿童隔离，将玩具用消毒液消毒；不要用脏手碰眼睛，也不要随便用别人的手巾。

结核病

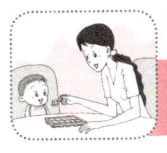

病况介绍

结核病易发人群为2岁以上儿童。

原发性结核病大部分是结核菌初次侵入人体后而引起的肺部感染。当宝宝与结核病人接触时，很容易将病人咳嗽、打喷嚏及高声谈笑时喷射到空气中的带有结核菌的飞沫吸入肺泡，致使细菌在肺泡内生长繁殖，形成原发病灶肺结核。

儿童时期的结核病是一种较严重的慢性呼吸道传染病，最常见的为原发型肺结核，由于结核菌毒力的大小、吸入量的多少、宝宝机体抵抗力的强弱的不同，小儿结核病会呈现出不同的早期症状：反复感冒等症状，极易被误诊为感冒；早期表现为不规则低热、咳嗽、消瘦、盗汗等结核中毒症状，还常伴有食欲减退、疲乏、烦躁、好哭、睡眠不安、精神不振等；早期会出现疱疹性角膜炎、结膜炎、一次性多发性关节炎和皮下结节性红斑等症状，甚至还会有心包积液；有些患儿由于结核菌侵犯淋巴系统，引起肺门或支气管交叉处淋巴结肿大，出现哮喘、百日咳样咳嗽等症状。

防护措施

治疗结核病的关键是早发现，早治疗，因为病变早期药物容易进入病灶，其杀菌和抑菌作用较强。抗结核药物必须两种或两种以上联合使用，这样可以避免结核菌产生耐药性，从而确保治疗效果。

如果宝宝出现上述症状，在排除相关疾病后，家长应该考虑宝宝是否患了结核病。

如果宝宝与结核病人有过接触，尤其是家里发现结核病人，不论有无上述症状，都要及时到医院检查，以便早期诊断，及时治疗。

如果宝宝反复感冒，家长带宝宝就诊时，应尽量向医生反映，最近2～3周内宝宝有无结核病人接触史，有无传染病史、卡介苗接种史，以及有无结核中毒等症状，以免医生误诊。

怀疑结核病时，一般要做结核菌素皮肤试验检查。试验结果若呈阴性，说明还没有受到感染，应立即接种卡介苗预防；若呈阳性，则说明已经感染了结核菌。但是否得了结核病，还需由医生综合临床表现、痰液细菌学检验和胸部X线检查等进行分析，作出最后判断。

结核病是一个需要长期药物治疗的慢性传染病，治疗必须彻底，才能防止病情恶化或复发，家长万不可心急，给宝宝用药要听从医嘱，按时按量服用，不要随意更改治疗方案，不可自行停药或增药。

在服药过程中，如遇到疑问或其他情况，应及时向医生反映，然后采取必要的措施。

在此病流行时，尽可能少带宝宝到公共场所，平日教育小儿要养成良好的卫生习惯，做到饭前、便后洗手。对玩具、餐具要定期消毒。若此病在托儿所或幼儿园内流行时，首先应将患儿与健康儿童隔离，将玩具用消毒液消毒。健康儿童可以口服板蓝根冲剂以预防。

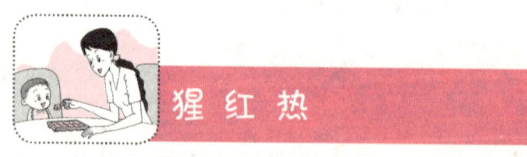

猩红热

♂ 病况介绍

猩红热是小儿常见的急性呼吸道传染病。

猩红热是由A组B溶血性链球菌引起。患儿被病菌侵入后，咽部出现充血发红，扁桃体红肿，有时上面有脓性分泌物，称化脓性扁桃体炎。病变可蔓延到邻近淋巴结，导致颈部及颌下淋巴结肿大、疼痛，可有压痛，称为急性淋巴结炎。如淋巴结炎再扩展，可累及周围组织也发生红肿，称为蜂窝组织炎。有时可化脓形成脓肿。这是猩红热局部表现。猩红热的全身症状是由菌血症（细菌存在于血液中）和毒血症（毒血症在血液中）引起的，可有发热、呕吐、腹痛等表现。

在发病后24小时内可出现皮疹，典型皮疹呈弥漫性细小点状，稍隆起，触摸有粗糙感，似鸡皮疙瘩，色鲜红，疹间无正常皮肤颜色，手指压后红色暂退，松手后出现苍白指印，很快又恢复原色。皮疹在受压部位及易摩擦的皱折处，如腹股沟部、束腰带处更明显，密集呈红色线条状。皮肤在口周不出现，而面部其他部位潮红显示"口周苍白圈"。皮疹多在3～4天消退后，不留色素沉着，但可见脱屑及脱皮。

尚有特殊表现发生在舌面：病初舌面有灰白色苔，边缘红肿，舌苔脱落，露出鲜牛肉样舌面和红肿的舌刺，称为杨梅舌。

猩红热可并发中毒性肾炎和和中毒性心肌炎，还可发生变态反应性病变。发生过猩红热疾病的小儿还有可能感染第二次、第三次。

防护措施

猩红热是由溶血性链球菌引起的，因此需用针对性强的抗生素。首选为肌肉注射或口服青霉素，时间为3～4天。用药一定要坚持疗程，即使体温恢复正常，也不应提早停药，以免控制的不彻底。

如淋巴结炎或蜂窝组织炎已发展成脓肿，则应排脓，可用切开或穿刺排脓。对症处理包括高热降温，抗休克处理，并发症的治疗。急性期应卧床休息，根据病情动静结合。预防继发感染，做好口腔及皮肤清洁卫生。

为防止疾病扩散，对猩红热病孩应进行隔离。一般当咽部症状消失，鼻咽分泌物培养连续两次阴性，才能解除隔离。对于患儿密切接触者，除用药物预防外，同时要检疫（即隔离）12天，或咽分泌物培养一次阴性，才能解除检疫。

饮食视病情而定，病情轻可用软食；病情重宜用半流食或流食，米粥、烂面、牛奶等。

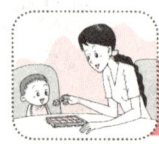

肥胖症

病况介绍

肥胖病患儿多为2～6岁。

肥胖是指皮下脂肪异常增多的状态。分为两种，即单纯性肥胖和继发性肥胖。前者指由与生俱来的素质和后天的过量饮食、运动不足等引起的肥胖；后者在少数情况下，还有由内分泌系统的异常或神经系统的异常所引起的肥胖，即继发性肥胖。肥胖会加重心脏的负担，结果使得呼吸困难、行动迟缓，引起日常生活中的一些麻烦，导致消极悲观的性格。此外，如果成人后依旧肥胖，则容易引起生活习惯病。

防护措施

最重要的是在控制碳水化合物和脂肪的摄入量基础上，加强体育锻炼。为了不致饮食过量，应吃些清淡的食物，另外还要注意控制盐的摄入。

平时不要过分喂食，注意营养的均衡摄入就可以了。

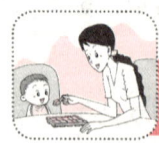

蛲虫病

病况介绍

蛲虫病在世界各地均有流行，成人儿童均可发病，但以1岁以后儿童患病为主。

导致蛲虫病的主要原因是因为儿童缺乏卫生习惯，入睡时蛲虫爬到肛门外排卵，用手搔抓后，不及时洗手，虫卵就会随食物进入人体，如此就极易反复感染。蛲虫病患儿以夜间肛门口及会阴部奇痒为特征，肛门口发红，分泌物多，一般可直接看到爬到肛门外排卵的雌虫。同时，还可引起食欲不振，消瘦，咬指甲，烦躁，夜惊失眠等症状。而蛲虫反复刺激胃肠道时，还可出现不明原因的恶心、呕吐、腹痛、腹泻，甚至脱肛。若蛲虫爬到尿道或阴道里还会引起尿道、阴道等炎症，出现尿频、尿急、尿痛或阴道分泌物增多、白带增多等症状。

♂ 防护措施

药物治疗：甲苯咪唑，咀嚼片1次服下或混悬液5毫升1次服下，必要时两周后重复一次，治愈率可达百分之百；丙硫咪唑（史克肠虫清），剂量为100毫克，1次服下，治愈率可达百分之百。按说明口服枸橼酸哌吡嗪可防止再感染。每次便后或每晚睡前用热水洗屁股，用2%白降汞，10%磺胺软膏，10%氯化锌软膏涂肛门周围皮肤，或将蛲虫软膏（含龙胆紫和百部）挤入肛门少许，既止痒又防止自体感染。

讲究个人卫生，特别是手的卫生，勤剪指甲，饭前便后要洗手，纠正吮手和啃指甲的坏习惯。提倡小儿不要穿开裆裤，既保护外阴，又防止宝宝用手抓肛门。早晨用热水洗肛门，换下的内衣内裤先用开水烫再洗。被褥要勤晒，每次应晒3~4小时，阳光暴晒能晒死虫卵。

注意饮食卫生，生吃瓜果蔬菜要洗烫。

讲究环境卫生，家庭和托幼机构要用湿抹、湿扫的方法打扫卫生，防止虫卵随尘土飞扬。室内用具、玩具、桌椅要用消毒水擦拭。

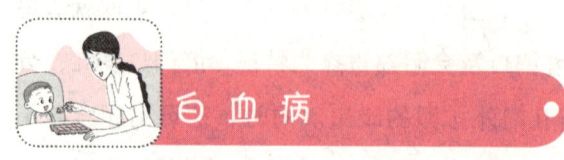

白血病

病况介绍

白血病为小儿常见的恶性肿瘤（占第一位）。

该病是由于造血干细胞增殖分化异常而引起的恶性增殖性疾病，它不仅影响骨髓及整个造血系统，并浸入身体其他器官。常见的表现有贫血、出血、感染和发热、胸和下肢疼痛。还可以出现腹胀、腹痛，但必须强调的是，腹胀、腹痛并不一定就是白血病。所以应到医院做进一步的检查，经过血常规检查、骨髓常规检查等方可确诊。

防护措施

家长若发现儿童出现以上症状，应及时带儿童去医院检查。治疗上包括休息、支持疗法、隔离、输血或成分输血、化学治疗、免疫治疗。医患护三方要齐心合力、相互配合，就一定能战胜各种困难，让白血病患儿得以康复。

本病病因未明，但应尽量避免接触苯、亚硝胺类物质、放射线等有害物质，慎用氯霉素、保泰松等药。如出现面色苍白，皮肤、牙龈及鼻子出血、发热及骨、关节痛等症状，应及时到医院检查治疗，听从医生劝告进行骨髓检查。

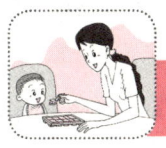

麦粒肿

病况介绍

麦粒肿在2～6岁儿童中较易发。

麦粒肿，俗称"针眼"，是眼睑也就是眼皮最常见的急性炎症。初起时，患儿眼睑边缘出现局限性红肿，因为疼痛而不让人触摸。三四天后，红肿的中央皮肤颜色变为黄白色，并可见到脓头。如果脓头自行破溃或经手术脓液引流排出后，红肿会很快消退，整个病程约一周。由于睑板腺比睫毛根部的腺体大，并且睑板本身结构坚韧，所以内麦粒肿的疼痛要比外麦粒肿厉害。由于手经常接触许多不洁物品，往往常有很多的病菌，这些病菌会通过揉眼这种不良习惯而带入眼内，引起眼睛的感染。此外，过度疲劳、营养不良等身体不适的状况如学习负担过重、体力消耗大、消化不良、糖尿病等，身体的抵抗力弱，病菌也会乘虚而入，引起眼部的感染。

防护措施

治疗时一般白天滴消炎眼药水，如利福平、托白士、泰力必妥等，每3～4小时1次。晚上入睡前涂消炎眼膏，如金霉素、红霉素眼膏等。

如果患儿能很好配合，还可辅以温水热敷治疗。热敷能扩张血管，改善局部的血液循环，对促进炎症吸收、缩短病程很有帮助。具体的做法是，用清洁毛巾浸热水后稍拧干直接敷在患眼皮肤上，每天2～3次，每次20～30分钟。热毛巾的温度45摄氏度左右，家长可先用手背或自己的眼睑皮肤试温，以患儿能接受为度。

如果反复发生或出现多发性麦粒肿，也就是一只眼睛上长2～3个麦粒肿，应当全面检查身体，查明病因，对症治疗。

如因治疗不及时，除局部出现红肿外，还伴有发热、怠倦等全身症状时，应该加用抗生素，如阿莫西林、红霉素，或肌肉注射青霉素等。对已经出现脓头的麦粒肿，可待脓肿成熟后进行切开排脓治疗。

要注意眼部卫生，告诉宝宝不可用脏手揉眼；加强体育锻炼，增强身体抵抗力；注意休息，保证足够的睡眠，避免过度疲劳。

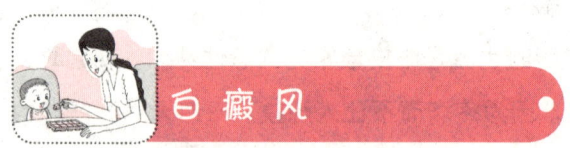

白癜风

♂ 病况介绍

白癜风易发年龄为0~6岁。

白癜风是一种后天性黑色素脱失性皮肤病，在临床上表现为大小不等、形态不一的色素脱失斑，数目不定，边缘清楚，有的白斑外围正常皮肤处色素增加，在医学上称为周边色素加深现象。白斑上的毛发可变白，也可不变。白斑可发生于全身任何部位，但以面部、颈部、手背等暴露部位及外生殖器等皱褶处皮肤多见。多数为限局性，孤立存在，也可呈对称分布，或沿神经呈带状分布，还可以泛发全身，只剩少数正常皮肤。本病可能与遗传、自身免疫、黑素细胞自身破坏和神经化学因素等因素有关。

♂ 防护措施

治疗主要以美容为目的，可用强效激素霜，如恩肤霜、适确得，也可用25%~30%补骨脂酊等，用药数月后如无效，可考虑进行自体表皮移植，此疗法疗效肯定，且简单易行。

如白癜风发生于身体遮盖部位且面积不大时，可不必治疗。患了白癜风的儿童在夏天要注意防晒，以免造成发病部位皮肤日晒伤出现相应症状。

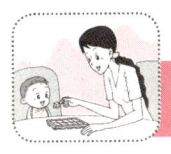

乳牙龋

病况介绍

乳牙龋易发年龄为2～5岁。

乳牙所生的龋齿称为乳牙龋。乳牙龋发展快，很容易波及牙髓，引起牙髓炎、牙根类周围炎，甚至面部的感染及其他危害，因此不能忽视。乳牙比恒牙容易患龋齿，主要是因为乳牙两牙间存在着生理间隙，容易嵌塞食物；乳牙发育矿化程度低，耐酸力差；儿童的饮食多为软质食物，黏稠性强，含糖量高，容易发酵产酸。儿童又爱吃糖、吃零食；儿童睡眠时间长，口腔处于静止状态的时间也长，唾液分泌减少，因而口腔自洁作用差，有利于细菌的生长繁殖；儿童年龄小，不能很好地刷牙，牙面上存留的食物残渣多。

防护措施

治疗牙齿龋洞的方法叫龋洞充填术，又称补牙。龋洞治疗的目的就是终止龋坏的发展，复原牙齿的外形，恢复牙齿的功能，保护牙髓组织。治疗龋洞的原则是彻底干净地清除龋坏组织，尽一切可能多地保存牙体硬组织。治疗龋洞的方法是根据龋坏的不同情况分别采用龋坏组织磨除法、药物治疗法、再矿化法、充填法和修复法等。临床上常用充填法修补龋洞缺损。

当第一颗萌出后，就可以用软毛小牙刷开始帮助刷牙，做到早期预防。2岁以后的儿童需要在父母的帮助和指导下自己刷牙，饭后漱口，少吃甜食和零食的保持口腔卫生习惯。

定期对儿童进行检查，及时发现龋齿并及时治疗，并对乳磨牙颊舌面窝沟等容易患龋的部位进行窝沟封闭，以防龋病的发生。

百日咳

病况介绍

百日咳多发于5岁以下儿童。

百日咳是由百日咳杆菌所致的急性呼吸道传染病,其特点是先有上呼吸道感染症状,以后出现阵发性痉挛性咳嗽,并伴有深长的像鸡啼样的吸气声。若不及时治疗病程可长达两三个月以上,故有"百日咳"之称。病人是本病的传染源,主要通过咳嗽时飞沫传播,因为百日咳杆菌在体外很快死亡,故很少通过用具、衣物等间接传播。因妊娠期母体无百日咳抗体由胎盘传给胎儿,宝宝不能从母体获得免疫,因此出生后即可被感染。病后有持久的免疫力,一般不再第二次患病。

防护措施

做好患儿的隔离,并精心护理,室内空气新鲜、安静、室温适宜、饮食易消化、营养丰富。

给予镇咳药等对症处理,痉咳有呕吐者应少食多餐。早期选用有效的抗生素治疗。中医中药对百日咳也积累了丰富的经验。

小宝宝常伴发窒息,更应精心护理,及时吸痰,给氧,必要时进行人工呼吸。

预防百日咳应对易感儿进行百日咳菌苗预防接种。和病人密切接触后可口服红霉素或服10%大蒜浸液。病人自发病起隔离40天,或自痉咳起隔离30天,接触者观察21天,如在此期间发现前驱期症状,则应隔离治疗。

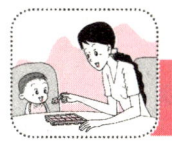

玫瑰疹

病况介绍

玫瑰疹常发生在6个月至3岁，特别是6到18个月的幼儿。

玫瑰疹在宝宝期相当常见，是个低传染性的疾病。发生玫瑰疹的症状为突然高烧39摄氏度以上，持续3~5天，之后体温恢复正常。发烧时大多无感冒症状，有时在第三天有中度的鼻炎及咽炎。退烧后，身上出现红色皮肤疹子，在1~2天内消失。疹子不会痒。本病因病毒感染所引起。最近研究发现是由第六型疱疹病毒引起。

防护措施

发烧时予退烧处理。

多补充水分。

保持皮肤清洁，可沐浴。

给予易消化的食物。

避免感染上病毒。

幼儿发烧找不到病因时要仔细观察变化，如果精神活力变差，应赶快找医师检查有无严重感染，如尿道炎，脑膜炎。玫瑰疹在发疹前的高烧有时会诱发热性痉挛，有时前囟门会鼓起，两者都有可能使医师怀疑是脑膜炎，但不同的是脑膜炎的精神活力会很差，而玫瑰疹的精神活力尚佳。

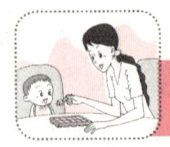

荨麻疹

病况介绍

荨麻疹易发于各年龄段儿童。

荨麻疹就是俗称的"风疹块"、"风疙瘩",中医称为"瘾疹",是一种常见的皮肤病。起病时皮肤突然瘙痒,随后出现大大小小的鲜红色或苍白色风团,凸出于皮肤皮肤表面,呈圆形或椭圆形,彼此融合,甚至连成一片,很痒。常在几分钟至几小时内自行消失,不留痕迹。有的一日可发作多次。风团可发于全身,也可局限在某一部位。过敏反应也可发生在黏膜,如发生在胃肠道黏膜,可出现恶心、呕吐、腹痛、腹泻等症状;如发生在喉头黏膜,可出现胸闷、气急、甚至窒息。儿童荨麻疹多是过敏反应所致,其常见多发的可疑病因首先是食物,其次是感染。

因年龄不同和饮食种类不同,引起荨麻疹的原因各异。如宝宝以母乳、牛奶、奶制品喂养为主,可引发荨麻疹的原因多与牛奶及奶制品的添加剂。随着年龄增大,婴幼儿开始增加辅食,这时鸡蛋、肉松、鱼松、果汁、蔬菜、水果都可成为过敏的原因。

学龄前期及学龄期儿童,往往喜欢吃零食,零食种类及正餐食品较多,因此食物过敏的机会增多,诸如果仁、鱼类、蟹、虾、花生、蛋、草莓、苹果、李子、柑橘、各种冷饮、饮料、巧克力等都有可能成为过敏原因。

2~7岁的小儿缺乏自治能力,到室外、野外、树丛及傍晚的路灯下,往往易被虫咬,或与花粉、粉尘、螨及宠物如猫和狗的皮毛等接触,它们均易成为过敏的原因。儿童期及幼儿期的小儿抵抗力偏低,容易患各种感染,因此化脓性扁桃腺炎、咽炎、肠炎、上呼吸道感染等疾病一年四季均可成为荨麻疹的诱发因素。年长儿、青少年开始对药物尤其对青霉素容易过敏引发荨麻疹。

儿童荨麻疹由药物、冷、热日晒、精神紧张等诱发，及全身性疾病伴发的荨麻疹远比成人少。

♂ 防护措施

查找病因，对症治疗。与成人相比，治疗儿童荨麻疹用药简单，治疗时间短，容易防治。

找出宝宝的过敏因素，并去除或避免，例如吃了鱼、虾、蟹等过敏，以后应尽量不吃。

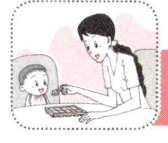

手足口病

♂ 病况介绍

手足口病好发于儿童，尤其是4岁以下的幼儿，以春秋季节较为多见。

手足口病是一种由柯萨奇A16病毒感染而引起的流行性皮肤黏膜病，是以侵犯手、足皮肤和口腔黏膜为主的疱疹性疾病。

手足口病通常有至5天的潜伏期，发病初期全身症状较轻微，可能有低热、困倦、头痛、咳嗽、流涕及食欲不佳等症状；之后在口腔内颊部、齿龈、硬腭、舌、唇及咽部等处黏膜出现疼痛性小水泡，其周围绕有红晕，水泡可互相融合，并迅速破溃，形成白色的糜烂面及浅表溃疡，由于溃疡疼痛而影响宝宝吃奶或进食，口水增多；皮肤病损常和口腔损害同时或稍后出现，呈散在或密集分布于手掌心、足底及臀部，表现为斑疹或丘疹，斑疹周围有红晕，无明显压痛，中央为小水疱，呈黄白色椭圆形，水疱像米粒或豌豆大，孤立而不融合，疱壁厚而紧张，一般数日后干燥结痂。本病经1~2两周可痊愈。有个别患儿可同时伴腹痛、腹泻等症状。

♂ 防护措施

预防方面主要是在春秋季节应少带宝宝到人多的地方，避免与病毒的携带者因间接接触而感染到病毒。

治疗和护理的要点是：

在治疗上一般以对症治疗为主。

要保持口腔卫生，进食后用淡盐水漱口，以防止继发感染。

口服抗病毒药如板蓝根、抗病毒口服液等。

有继发感染者可服用抗生素。

对患者应适当隔离，暂时不要上学或去幼儿园，以减少该病流行的可能。

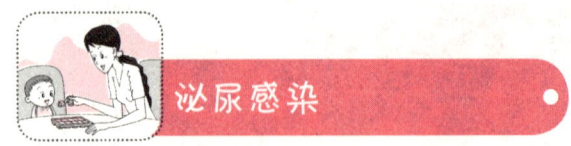

泌尿感染

♂ 病况介绍

泌尿感染易发于各年龄段，高发于1~2岁的宝宝。

泌尿系感染是指泌尿系统包括肾盂、膀胱或尿道发炎，是小儿常见的疾病。女孩比男孩更容易患病。新生儿发生泌尿系感染时多以表现淡漠、拒奶、啼哭，体重不增为主要表现。多有败血症、脑膜炎及全身中毒等情况下发生。发病时以全身中毒症状为突出表现：骤然高热，食欲不振，面黄肌瘦，呕吐，腹泻，有的患儿出现精神委靡，嗜睡，烦躁不安，重者发生惊厥。而尿急、尿频、尿痛等尿路刺激症状不明显。

防护措施

一是注意尿布清洁，脏尿布不要乱扔，应放在专用的盆内。尿布洗干净后，最好用沸水烫过再晾，应选择阳光充足的地方悬挂晾晒。有条件的最好使用一次性尿布。宝宝不需垫尿布时，也不宜穿开裆裤，同时要勤换内裤。

二是保持外阴部的清洁。由于女孩阴道靠近肛门，大便后应用干净卫生纸从前向后擦试，或用热水清洗（也是从前向后方向），以免赃物或脏水污染尿道口。洗涤时所用的盆要专人专用。

三是当小宝宝出现不明原因的发烧时，家长应细心观察宝宝有无精神委靡、胃口欠佳、面色灰白、烦躁不安，特别是排尿时哭闹等不正常现象，给医生提供诊断的参考；同时不要急于给宝宝服药，等医生做了尿常规检查及培养以后，再根据尿培养的细菌对哪种药物敏感选择疗效最好的药物。

四是如果男孩反复发生泌尿道感染，或感染后很不容易治好，还应进一步检查，看看有没有泌尿道各部位的先天畸形。已知患有泌尿道畸形的宝宝，要警惕泌尿系感染的发生，如果已经发生需要积极彻底的治疗。

患泌尿系统感染后，可采用如下几种方法调护小儿：

急性期应卧床休息，多饮水，以增加尿量，排出细菌及毒。

每日用温开水或1∶5000高锰酸钾温水冲洗外阴1～2次。

应尽早处理。可用野菊花30克、金银花30克、黄柏15克、车前草30克，煎汤，冷却后每日温洗患处3次。

若皮肤有溃烂，洗后可用黄柏、枯矾各等分，加适量冰片，研细末擦敷；或用冰硼散或锡类散涂敷亦可。

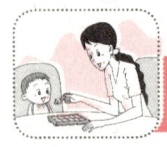

语言障碍

病况介绍

易发年龄为2岁以上儿童。

儿童时期经常会出现语言障碍，男孩尤其如此。最常见的情况就是语言发育迟缓，这可能是因为宝宝难以明白别人的话语和难以表达所致。其他常见的情况还包括口吃和口齿不清。最常见病因就是听力受损，而听力受损大多因为复发性耳部感染或"湿耳"所致。语言发育迟缓或许是身体异常，如"脑性瘫痪"，也可能是遗传所致，患儿会难以控制讲话所需的不同身体部位。假如宝宝很少与父母讲话或交往，那么他会讲话的时间也会较其他的儿童晚。来自双语家庭、左撇子或双手并用的儿童，也可能说话较晚。某些语言障碍可能与学习障碍或孤独症有关。

防护措施

假如宝宝已近2岁仍然未曾说出只言片语，或难以听懂简单的要求，那么就请教医生。应该先解决听力问题，并接受特殊教育。

假情况持续下去，或非常严重，那么就向医生咨询。宝宝也可能需要进行语言治疗，而且大多患儿一般能够成功，但少数口吃和存在其他语言障碍的宝宝可能会终身伴有症状。

及早治疗湿耳等耳部疾病，避免听力受损而导致语言发育迟缓。

为宝宝创设自由、丰富的交流环境。

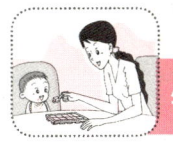

锌缺乏症

病况介绍

本病易发年龄在新生儿期。

我国人民的膳食结构是以谷类食物主，锌的生物利用率很低，而儿童多吃精制食品，其中锌的含量丢失过多，更易导致锌缺乏。患儿症状有味觉减退，食欲不振，复发性口腔溃疡，异食癖。生长发育落后，性发育迟缓，精神不振，皮肤出现湿疹，水泡或溃疡，在皮肤和黏膜的交界处及肢端常发生经久不愈的皮炎，脱发，易并发感染性疾病，伤口愈合缓慢等。孕母锌缺乏可引起胎儿发育不良。此外，因影响维生素A的运转还可伴发夜盲症。

防护措施

防护措施有：去除引起缺锌的原因。

更多了解母乳喂养对预防缺锌具有重要的意义。

调整饮食，补充各种富含锌的动物食物如肝，瘦肉，蛋黄和鱼类。动物性食物不仅含锌丰富，而且利用率较高。坚果类含锌也不低。

补充锌剂。服锌同时应增加蛋白质摄入及治疗缺铁性贫血，可使锌缺乏改善更快。

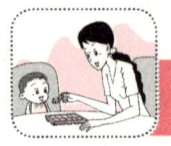

睡眠障碍

病况介绍

2岁以后的宝宝有患此病者。

宝宝的睡眠障碍包括夜间磨牙、梦呓、打鼾、夜惊、夜游、恶梦、难以入睡等。睡眠障碍有两种不同的原因，一种是生理性的，如婴幼儿常见的原因有饥饿、口渴、过饱、生活环境改变、与母亲分离等；白天活动过度，晚上亢奋；看电视过多；学习负担过重；沿袭父母的生活习惯，如父母有失眠、晚睡的生活习惯；睡前喝兴奋性饮料，如含咖啡因的可乐等都可能导致睡眠障碍。另一种是病理性睡眠障碍，如佝偻病、肠痉挛、蛲虫症、感冒发热、鼻炎、哮喘、肠蛔虫症等，易引起宝宝睡眠障碍。

防护措施

确立正确的防治指导思想，不要轻易使用安眠药或镇静剂，宜防治结合。应努力消除各种引起睡眠障碍的心理因素和疾病。

与宝宝形成和谐的亲情关系，宝宝入睡前轻轻抚摸、拥抱，这样能够起到安定宝宝情绪、缓解恐惧和焦虑的作用，给宝宝带来安全感及依赖感，从而使睡眠障碍得到根本改善。

临睡前半小时不要有激烈活动，宜安静地讲故事，听舒缓的音乐，营造宁静的氛围。

卧室要通风好，温度适当，尽量减少噪音和光线干扰。不要在床上看书，玩玩具，看电视，床只用于睡眠。睡前用热水洗脸、洗脚，洗澡更有助入睡。在医生指导下用暗示法及松弛法。

中医中药副作用少，对宝宝较适合。常用生地、知母、酸枣仁、柏子仁、玄参、珍珠粉均有安神定惊作用，也适合小儿服用。

食疗较能为宝宝接受。瘦猪肉150克加百合50克，共煮至熟烂加盐服用；核桃仁30克，五味子15克，蜂蜜适量，共捣成糊状，分次服用；桂圆肉20克，莲子肉30克，加水适量煮熟，睡前服用。

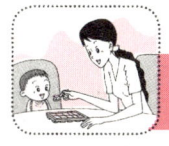

眼睑水肿

病况介绍

2岁以上儿童时有发生眼睑水肿。

眼睑水肿即我们平时所说的眼皮浮肿，临床这是一种比较常见的现象。引起眼睑水肿的原因很多，总体上分为生理性和病理性两种。生理性眼睑水肿，如夜间睡眠不足，睡眠时间过长，或晚上睡眠枕头过低，影响了面部血液的回流，有的妇女月经期也会发生眼睑水肿。但这种眼睑水肿多见于健康人，对身体没有什么影响，而且常能自然消退；病理性眼睑水肿在临床上又可分为炎症性眼睑水肿和非炎症性眼睑水肿两种。炎症性眼睑水肿除眼睑水肿以外，还有局部的红、肿、热、痛等症状。常见原因有眼睑的急性炎症，如麦粒肿、丹毒等；眼睑的外伤，如眼睑化学伤、虫蜇伤；眼周炎症，如急性泪囊炎、眶骨膜炎等。至于非炎症性眼睑水肿，则多见于过敏性疾病或对眼药水过敏急慢性肾炎心脏病、甲状腺功能低下特发性神经血管性眼睑水肿。

防护措施

当宝宝出现眼睑水肿时，明确水肿的病因是最为重要的。对生理性眼睑水肿不需治疗，而对病理性眼睑水肿，则需要首先对原发病进行治疗。

及时治疗各种疾病，防止发生眼睑水肿等其他症状。

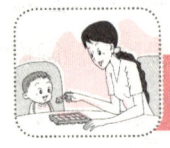

急性喉炎

病况介绍

急性喉炎易发年龄为2岁以上。

小儿急性喉炎的发病率较高，它起病急，病情发展得很快，常常会引起严重并发症即喉阻塞，造成呼吸困难，甚至危及宝宝的生命。急性喉炎在临床表现上有发热、犬吠样咳嗽、声音嘶哑等症状，也可不时地听到一阵阵像吹哨子一样的尖叫声（医学上称之为喉鸣音）。小儿急性喉炎如此严重，这同宝宝的组织、器官的特点有一定关系。

防护措施

必要时需不容缓地将宝宝送到医院进行紧急处理，避免因抢救不及时，发生喉阻塞而窒息死亡。

注意宝宝的冷热，加强御寒锻炼。

室内要保持一定的温度、湿度。

积极治疗上呼吸道感染。

在上呼吸道感染流行期间，不要让宝宝去公共场所游玩、看电影或外出探亲访友。

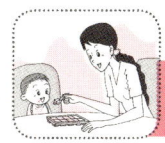
食物返流

病况介绍

食物返流易发于出生后几周。

食物返流是宝宝出生第一年常见的疾病,通常发生在宝宝出生后的数周时。它的症状有持续呕吐喂食的食物,可能呕血,假如吐出的牛奶或食物被吸入肺部,会引起咳嗽,啼哭和易怒。假如食物返流的症状持续或非常严重,那么会导致患儿发育不良。这一病症因新生儿食道肌肉张力还不够发达,或者不恰当的喂养姿势而引起。大多数宝宝的食物返流症状不用治疗,在宝宝1岁前会自然消失。

防护措施

假如患儿呕血,父母应立即带宝宝去医院就诊,医生会检查患儿的病情。医生会将患儿的尿液或血液送去检验,以便排除其他会引起呕吐的疾病,如肠胃炎或幽门狭窄。

改变宝宝的睡姿,可减少发生食物返流的机会。

假如食物返流的情况非常严重,就在患儿的食物内加入豆粉或玉米粉,以便让食物能浓稠一些。如果患儿已经开始试食硬质食物,你应该降低他的液体摄取量,并让他多吃一些硬质食物。避免让患儿食用任何不含固体的液态食物。

如果宝宝食物返流的情况持续6周仍未改变,那么医生会使用能增加食道肌肉张力,控制病情的药品。医生也可能使用可以降低胃部胃酸分泌的药品。

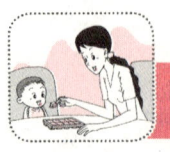

口腔溃疡

病况介绍

口腔溃疡多数为1~6岁婴幼儿。发病率比较高。

口腔溃疡是口腔黏膜最容易患的疾病，其发病率在口腔疾病中仅次于龋齿和牙周病，占第三位。多发生于舌部、口底、颊部、前庭沟、软硬腭、上下唇内侧等处，为圆形、椭圆形及聚集成束或不规则形。发生原因一个是创伤性引起，如擦伤、刺伤、细菌感染等；二是缺乏维生素B容易引起各种口腔炎症发生；三是由体内多寒热引起。

防护措施

针对性治疗：创伤引起的口腔溃疡一般敷用一些药物，三四天左右即可好，而且不会复发；缺乏维生素B引起的口腔溃疡遵医嘱服用复合维生素B_{12}、核黄素等，同时调整饮食，多吃一些富含核黄素的牛奶、肝、菠菜、胡萝卜、白菜等；由体内多寒热引起的口腔溃疡应根据不同症状辨证施治。

溃疡食疗法：将鸡蛋打入碗内拌成糊状，绿豆适量放陶罐内冷水浸泡十多分钟，放火上煮沸约2分钟（不宜久煮），这时绿豆未熟，取绿豆水冲鸡蛋花饮用，每日早晚各一次，治疗口腔溃疡效果好；选用全脂奶粉，每日2~3次，每次一汤匙，加少许白糖，开水冲服，晚间休息前冲服效果更佳，连服两天；取西瓜半个挖出瓤，挤汁液含于口中，约两三分钟后咽下，再含新瓜汁，反复数次；将1~2片维生素C药片压碎，撒于溃疡面上，闭口片刻，每日2次；取绿茶浓茶漱口可促使口腔溃疡愈合；取西红柿汁含口中，每次含数分钟，一日多次；从柿饼上取柿霜，用开水冲服或加入粥中服用；采鲜芭蕉叶适量，将其用火烤热贴敷于口腔溃疡处，每日2~3次。以上各法均效果很好。

均衡饮食，注意维生素B的摄入。

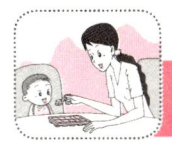
外耳湿疹

病况介绍

儿童外耳湿疹作为一种常见病，应及时去医院就诊。外耳湿疹是指发生在耳廓、外耳道及其周围皮肤的多形性皮疹。婴幼儿外耳湿疹多在生后两个月左右发病，主要发生在耳廓前后皮肤、耳廓后沟或耳周皮肤，湿疹外形可以是很小的斑点状红疹，散在或密集在一起，也可以表现为丘疹、水疱、糜烂、浆液性渗出、黄色结痂等。一般痒感明显，因此小儿会不停地搔抓耳部，有的小儿可因此影响睡眠和食欲。此病往往反复发作，时轻时重。有时在出牙时可以加重病情，但一般2~3岁左右外耳湿疹多可以逐渐减轻或自愈。

防护措施

治疗期间的护理首先应注意调整饮食，对哺乳期宝宝我们鼓励母乳喂养，并在适当时候断奶，同时不要随意更改服用的奶制品，以减少对胃肠道的刺激。对大一点的儿童应避免进食容易引起过敏的食品，如鱼、虾或其他动物性蛋白等。还应避免搔抓，切忌用热水、肥皂及酒精等清洗，禁用刺激性药物。

由于幼儿湿疹多与过敏反应有关，因此应让婴幼儿少吃易致敏的食物，如牛奶等，主张母乳喂养。

保持宝宝生活环境的干燥和温度适宜。

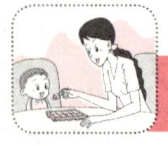

高热惊厥

病况介绍

大多数患儿首次发高热惊厥在出生后3个月至3岁之间，发病次数会随着年龄的长大而逐渐减少，直到完全消失。

高热惊厥俗称高热抽风，是宝宝最常见的一种惊厥。惊厥时的表现为全身抽搐、伴有意识丧失，一般持续时间在10分钟以内。抽风后宝宝很快清醒，神经系统检查没有异常发现。高热惊厥主要是遗传、环境、发育、感染等多因素作用的结果。热性惊厥具有明显的家族遗传特点。这种遗传特征在特殊的感染环境、生理过程、宝宝神经系统发育不完善等条件的作用下导致这种惊厥发生。

防护措施

当宝宝抽风时父母首先应当冷静、不慌，先把宝宝口中的食物去除掉，以保持呼吸道通畅。

迅速用牙刷柄捆上手绢放入宝宝的上下牙之间，防止舌咬伤。

用指甲深压或用毫针刺激宝宝鼻下的人中穴。

设法快速降低宝宝的体温。解开宝宝的衣服，用医用的75%酒精或白酒兑等量的水擦拭宝宝的腋下、大腿根部及手足心，进行物理降温。注意即使是在冬天也绝不能用被子包裹宝宝。

当这些都做好后，可护送宝宝到医院。抽风已停止时，父母也应当一边给宝宝降温，一边平抱着把宝宝送到医院检查。

在发现小儿发烧后及时进行退热处理治疗，以免引发高热惊厥。

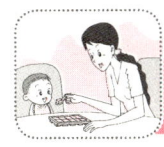

小儿痱子

病况介绍

痱子又名"汗疹",原因是大量且持久的出汗,造成汗孔阻塞而引起。小儿痱子多发于高温多湿的夏季。由于宝宝皮肤细嫩,且汗腺功能尚未发育完全,所以发生汗疹的机会较多。一些体重过重的胖宝宝,在其皱褶对磨部位,如脖子、腋下、大腿内侧等,痱子常演变变成"对磨疹",病灶常呈潮红一片,脱屑、湿润甚至糜烂、皲裂等情况皆有可能发生。

防护措施

避免宝宝长痱子,可在炎热时保证每日用温水洗浴两三次,以保持皮肤清洁,洗澡最好用温水,洗澡时不要用肥皂,以减少刺激。如在洗澡水中加几滴花露水效果会更好。洗澡过程中要避免用力擦有痱子的部位,防止擦破皮肤引起感染。洗完后用毛巾轻轻擦干,再涂些爽身粉或祛痱粉,以减轻刺痒。洗澡时的水温不宜太热或不冰。

可以适当给宝宝进行"药浴"。取适量中药,如十滴水、消暑祛痱水,或花露水放入洗澡水中,搅拌均匀后,再为宝宝洗澡,也可起到较好的预防痱子作用。也可以到中药房买点野菊花熬了水给宝宝洗澡,每天洗也可以。天然植物对宝宝的皮肤没有伤害。除了药浴外,盐浴也是很好的祛痱子的方法。

室内空气流通,以使室内温度凉爽。

衣服要宽大、干燥,避免穿化纤内衣。

多给宝宝喝绿豆汤、金银花水,忌食辛辣刺激性食物及浓茶、咖啡。宝宝生了痱子，切忌涂抹软膏或油类制剂。

不要用手挤弄、搔抓患处。避免烈日光照射。

如发现出现大面积痱毒，应及时到医院治疗。

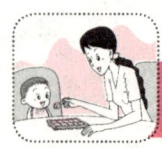

药物过敏

病况介绍

药物过敏易发年龄为2~6岁。

由药品所引起的过敏反应称为药物过敏。药物过敏时一般以皮肤症状为主，会出现称为药疹的发红肿胀的丘疹症状。此外，药物过敏还会引起支气管哮喘、肝功能损害，严重时还可引起休克等。药物其实也是一种变应原则，不过是引发症状的程度不同罢了。

防护措施

在日常生活中，应避免滥用药物。

当出现可疑症状时，应迅速停药，并且一定要到医院就诊。将所服药物为何种药物，引起什么样的症状向医生详细表述。

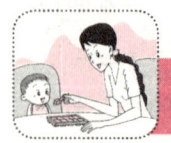

四环素牙

病况介绍

四环素牙易发年龄为0~1岁。

在牙齿发育钙化期间，如果过多地服用或注射某类药物如四环素、金霉素、土霉素等可以引起牙齿变色，以四环素导致牙齿变色的作用最为明显，因此又称这种牙为四环素牙。四环素牙变色牙齿一般呈黄褐色或灰褐色，而色更主要的发生在深层的牙本质中。牙齿变色可伴发不同程度的釉质发育不全即牙釉质钙化程度降低或缺损，这种牙齿容易发生龋病；此外，还可引起使骨组织生长缓慢。

防护措施

四环素牙治疗常用的方法有漂白脱色法，对中度变色牙有一定效果，经1~2个疗程治疗后，牙齿的颜色可接近正常，但远期效果仍不理想，在疗程结束后一年或两年后会有一定程度的复发。

轻度变色牙可不治疗；对重度变色的牙齿可以采用复合树脂贴面法或烤瓷修复法。

孕妇及牙齿处在发育钙化期的儿童尽可能不要服用四环素。

秋季腹泻

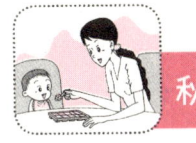

病况介绍

秋季腹泻主要发生在2岁以下的婴幼儿中，尤以1岁半以下的宝宝多见。

秋季腹泻是一种轮状病毒所引起的急性肠炎，属于病毒性腹泻，多发生于秋季，故称为"秋季腹泻"。起病较急，开始多在咳嗽、流涕、流泪等上呼吸道感染症状。发病的当日可排出水样便或蛋花汤样便，为白色或浅黄色，每日10~20次，常有粘液，无腥臭味。小儿脱水比较严重。引起小儿腹泻的病毒有轮状病毒、柯萨奇病毒、小圆病毒及诺瓦克因子等。其中最重要的是经消化道和呼吸道感染的轮状病毒。

防护措施

对症治疗或服用中药。病程一般4～7天，长的可达3周，如及时治疗后大多数较快治愈。

提倡母乳喂养。母乳是婴幼儿最好的健康食品。注意避免在夏天给宝宝断奶。

注意饮食卫生及水源卫生。保证食品制作过程的清洁卫生；所用的食具必须每天煮沸消毒一次，每次喂食前还应用开水烫洗。清除了食具上附着的病原微生物，宝宝就会少得腹泻病了。

特别注意家庭中的消毒、隔离，如擦拭桌面、地面或洗涤患儿接触的用具、玩具等，以免传给他人。

培养宝宝良好的卫生习惯，饭前便后要洗手；生吃瓜要洗烫，堵住"病从口入"这一致病环节。

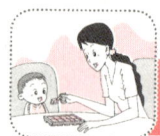

小儿厌食症

病况介绍

小儿厌食症易发年龄为2～6岁。

小儿厌食症是指在比较长的时间里出现食欲减退或消失的症状，它属于消化功能紊乱症的一种。主要致病的病理生理因素有两方面，其一为全身或局部疾病使消化液分泌及消化酶活性降低，胃肠平滑肌张力低下；其二为人体内个别环境的改变刺激中枢神经系统，使消化功能的调节失去平衡。具体的发病原因包括全身性疾病、胃肠道疾病、服用某些药物、不良饮食习惯、精神因素的影响、锌缺乏。在治疗时应认真考虑引起宝宝食欲减退的病因，针对病因治疗。

防护措施

因为全身性或胃肠道疾病导致的厌食，应积极治疗原发病，随着疾病的恢复，食欲可以逐渐增加；如果食欲减退的原因是由于服用某些药物引起，应在医生指导下停止用药并及时更换其他药物；如果是不良饮食习惯造成的厌食，因该纠正原有坏的习惯，逐渐培养良好的饮食习惯；锌缺乏的患儿，须遵医嘱服用锌制剂1~3个月。

捏脊疗法效果较好，也可针灸足三里、合谷、中脘及梁门等穴位；顽固性厌食宜请中医大夫进行辨证施治，根据实证或虚证服用中药加以调理。

培养良好的饮食习惯，一日三餐定时定量，吃零食要适当限制。注意食物中各种营养成分的搭配，高糖、高蛋白的食物不要摄入过多。纠正宝宝偏食、挑食的坏毛病，注意夏季不可食冷饮过量。

给宝宝创造一个良好的就餐环境，轻松、愉快、随意，切不可强迫喂食，更不应在进餐时批评训斥宝宝。

训练宝宝自己进食，要知道，鼓励宝宝自己使用餐具反而会增加他们进食的兴趣。

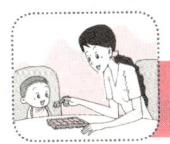

消化性溃疡

病况介绍

小儿各年龄组均可患消化性溃疡，以新生儿和年长儿多见。

消化性溃疡简称溃疡病，其中常见的为胃及十二指肠溃疡。发病原因可能与精神紧张、饮食失调、长期吃刺激性食物或某些药物（如阿司匹林、消炎痛、利血平、强的松等）造成胃黏膜损伤及胃液分泌功能失调有关。小儿时期平均发病率十二指肠溃疡较胃溃疡多3~5倍。男孩较女孩为多，据一般统计约为2∶1。新生儿和小宝宝的溃疡为急性，早期出现哭闹、拒食，很快发生呕吐、呕血及便血。最常见的并发症为穿孔，发生腹膜炎症状，腹疼，腹胀明显，腹肌强直，常伴发休克；幼儿主要症状为反复脐周疼痛，时间不固定，不愿进食，食后常加重，很易误诊。或以反复呕吐为主要表现，往往食欲差、发育不良或消瘦；年长儿的临床表现与成人相似，诉上腹部疼痛，局限于胃或十二指肠部，有时达后背和肩胛部。

防护措施

小宝宝急性溃疡并发出血者可输血密切观察，并发穿孔者需立即外科手术缝合。年长儿适于内科保守治疗。

轻者采用膳食方法，以软食或易消化食物为主，少量多餐，忌酸性刺激性食物。两餐间给予黏膜保护剂，如硫糖铝或麦滋林等，疼痛较重者食前及夜间服抗胆碱药物，如颠茄、普鲁本辛、阿托品等。重症可加用H2受体阻断剂，抗酸作用强而副作用少，如甲氢米胍或雷电尼替丁、洛塞克等。疗程4～6周，疗效显著。维持量每晚服一次，连服6个月至1年。本病发病与弯曲杆菌有关，同时应给予抗感染药物，如庆大霉素口服片连服2～3周，或服氟呱酸类药物。

有出血症状时可给小量镇静剂，一般不需禁食，恐引起饥饿及不安，胃肠蠕动增加，宝宝给牛奶饮食，年长儿给软食，否则反而加重出血。对大量出血，可给止血药物如止血粉、云南白药等口服。需要绝对安静，暂时禁食，由消化道外补充液体，输生理盐水及10%葡萄糖液等，必要时输血。如出血不止或反复多次出血者，应考虑手术。

并发幽门梗阻症状，屡次发作而内科疗法不能奏效或有溃疡穿孔者，均应行外科手术。术后小儿生长发育不受影响。

中药治疗溃疡病可用小建中汤、柴胡桂枝汤等，配合针刺治疗，往往可止疼，取穴部位为胃俞、足三里、内关、期门、脾俞、胆俞、三焦俞、中脘等。如用耳针，可取胃、小肠及皮质下区等。

培养良好的饮食习惯是预防消化性溃疡的关键。定时定量进餐，少吃零食，避免暴饮暴食，少吃辛辣、过敏、过凉及刺激性食物。适度地参加体育活动，增强体质。就餐时应有宽松的环境，愉快的气氛，精力集中，细嚼慢咽，不要边吃饭边看电视，切忌家长利用吃饭时间训斥宝宝。禁止小儿吸烟、饮酒，因吸烟能引起幽门括约肌松弛，胆汁返流，饮酒可使小儿胃黏膜抵抗力降低，诱发溃疡。如能做到以上几条，小儿就不容易发生消化性溃疡了。

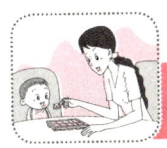

中毒性痢疾

病况介绍

中毒性痢疾易发于2~7岁的儿童。

痢疾是秋季常见的肠道传染病，由痢疾杆菌引起。2~7岁的儿童患中毒型痢疾（简称毒痢）后，在临床上可分为休克型、脑型与混合型三种：脑型中毒痢疾患儿常出现严重的毒血症，突发高热，体温常达40摄氏度以上，口唇紫绀、反复惊厥、嗜睡、昏迷，如救治不及时会引发呼吸衰竭而危及生命。中毒性休克型的患儿则会出现尿少或无尿、精神委靡、面色苍白、皮肤湿冷、脉细数、血压波动或偏低等症状。混合型是毒痢中最凶险的一种，病死率高。

防护措施

预防的关键是把住"病从口入"关。家长平时要关心宝宝的吃喝卫生，教育宝宝养成讲卫生的好习惯，才能防患于未然。

在治疗护理上，家长若发现宝宝突发高热、嘴唇青紫、头痛呕吐、委靡不振、抽搐惊厥或昏迷休克时，应及时带宝宝到医院看急诊，医生通过灌肠或从肛门中取点大便进行化验，可以明确诊断。一旦确诊为毒痢，医生会采取紧急措施进行救治。

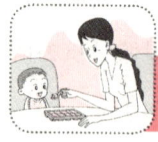

急性胃肠炎

♂ 病况介绍

急性胃肠炎易发年龄为0~6岁儿童。

急性胃肠炎也称为消化不良症,病因可以是由病毒或细菌的感染所致,也可是由断奶失败、暴饮暴食、睡觉时受凉等原因引起。多发生在夏秋两季。主要症状为腹泻,还可伴有呕吐、腹痛、发热、食欲缺乏等症状。此外,还可有情绪变差,不爱吃奶等症状。但是如果宝宝腹泻却很有食欲,情绪也好,没有呕吐和发热等症状时,考虑是单纯性腹泻,这时不必担心,可以进食普通的食物。单纯性腹泻与消化不良症的最大区别是看宝宝的情绪好坏。

♂ 防护措施

如腹泻严重,呕吐也更加剧烈时,首先,可禁食一顿,给予少许的白开水进行观察。如果没有呕吐,可慢慢给一些稀薄的牛奶或米汤等。如果是给予母乳,虽然有腹泻但没有呕吐时,可以就这样继续喂养。发热和呕吐等症状剧烈,并腹泻时容易引起身体的脱水,这时应到医院就诊,按照医生的指导行事,并接受抗生素和输液的治疗。在腹泻期间,应补充充足的水分。但是如果恶心呕吐剧烈时,应少量多次补给。

注意个人卫生和饮食卫生,不吃腐败变质的食物和生水。水果要洗净后或削皮后再吃。剩饭、剩菜要热透后再吃。

不要暴饮暴食。并要搞好环境卫生,灭蝇、灭蟑螂。

避免夜晚受凉感冒。

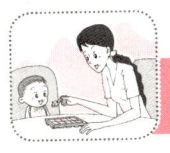

支气管扩张

病况介绍

本病在儿童中虽少见但也有发生。

支气管扩张多是由肺炎、百日咳、麻疹等气管和肺的疾病所引起。极少数为先天性的。主要症状为顽固的咳嗽、咳痰，痰可逐渐变成脓性或混有血液。

防护措施

通过X线摄影或支气管照影等可明确诊断。确诊后，应早期服用有效的抗生素进行治疗，彻底治愈需要较长时间。

发生肺炎、百日咳、麻疹等气管和肺的疾病时，应及早去医院诊治，或者注射疫苗。

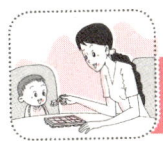

婴幼儿湿疹

病况介绍

婴幼儿湿疹易发于0~1岁儿童。

婴幼儿湿疹中医称奶癣。多见于肥胖宝宝，通常在生后第二或第三个月开始发生。好发于颜面及皮肤皱褶部，也可累及全身。一般随着年龄增加而逐渐减轻至痊愈。但也有少数病例继续发展至儿童期甚至成人期。包括渗出型湿疹和干燥型湿疹。前者常见于肥胖型宝宝，初起于两颊，发生红斑、丘疹、丘疱疹，常因剧痒搔抓而显露有多量渗液的鲜红糜烂面。严重者可累及整个面部甚至全身。如有继发感染可见脓疱及局部淋巴结肿大、发热。后者多见于瘦弱的宝宝。好发于头皮、眉间等部位，表现为潮红、脱屑、丘疹，但无明显渗出。呈慢性时也可轻度浸润肥厚，有皲裂、抓痕或结血痂。常因阵发性剧烈瘙痒而引起宝宝哭闹和睡眠不安。病因比较复杂，有先天的体质因素，也有后天营养失调。营养过多、消化不良、衣着不当，外部刺激等都是本病的好发因素。

♂ 防护措施

一是家庭用药，其中包括非处方药0.2%苯海拉明糖浆、扑尔敏。外用3%硼酸溶液、氧化锌油、硼锌糊、黑豆馏油、煤焦油软膏、涂可的松、肤轻松软膏；偏方如黄柏面30克，寒水石面15克，青黛面3克，以香油调涂患处，渗液多的调稠些，渗液少的调稀些，每日涂2次。还有黄连30克，枯矾15克，共研细末加凡士林适量，配成软膏外涂患处。应在医师指导下用药。

二是营养和饮食。

饮食要定时定量，最好吃母乳。随着年龄的增长可给予多种维生素食物，不可吃的过饱。如有便秘可给服蜂蜜或调换饮食。消化不良则应及时治疗。

注意饮食的性质、调配和喂哺间隔时间，不要喂得过饱，尽量避免吃牛奶，鸡蛋等异性蛋白食物。

勿用水洗，严禁用肥皂水或热水烫洗，可用植物油擦干净，且勿用刺激性强的药物。

睡前应将宝宝两手加以适当约束，以防抓伤，引起皮损泛发。

衣着应宽大，清洁，以棉织品为好，宝宝尿布应勤换洗。

减少环境中的病原，如屋尘、螨、毛、人造纤维、真菌等。

温度适宜。室内温度不要过高，衣服不要过暖，减少汗液分泌的刺激。

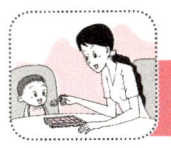

新生儿臀红

病况介绍

新生儿臀红易发年龄为0~1岁。

臀红在医学上称为尿布疹或尿布皮疹,是新生儿常见的皮肤病。表现为与尿布接触部分的皮肤发生边缘清楚的鲜红色红斑,呈片状分布。严重时其上可发生丘疹、水疱、糜烂;如有细菌感染可产生脓疱。有时可蔓延到会阴及大腿内外侧。臀红主要是由于大小便后不及时更换尿布、尿布未洗净、对一次性纸尿裤过敏或长期使用塑料布致使尿液不能蒸发,宝宝臀部处于湿热状态,尿中尿素氮被大便中的细菌分解而产生氨,刺激皮肤所致。

防护措施

不要用热水和肥皂洗,应于换尿布后在患处涂上鞣酸软膏或消过毒的植物油。有糜烂时可将患儿伏卧,用普通的40瓦灯泡照射,距离30~50厘米,每次30~60分钟,使局部干燥。照射时需要有专人守护,避免烫伤。

选用尿布要注意用细软、吸水性强的纯棉布,最好用白色或浅色的旧床单、被里和棉毛衫、裤制做尿布。如发现小儿对一次性纸尿裤过敏应立即停止使用。不要用深颜色的布料,尤其是黑、蓝色的新粗布,这种布不易吸水,而且容易擦破小儿的皮肤。尿布要勤换洗,每次尿湿后应立即更换。

每次大便后,用温水冲洗臀部及外阴部,并轻轻擦干,涂上些爽身粉和消毒过的植物油,对于腹泻的小儿更要注意。

不要用塑料布包在尿布外面,以利于水分散发,减少对皮肤的刺激。

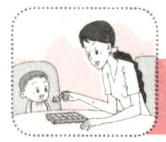

新生儿窒息

♂ 病况介绍

新生儿窒息易发年龄为0～1个月。

通常宝宝刚出生时立即发出哭声，但如果出生时无呼吸或是不能充分呼吸称为新生儿窒息。由于氧气不足，新生儿像死了一样。多是由于胎盘功能不良、难产等导致缺氧，使脑受到严重的损害而引起。

♂ 防护措施

对症状较轻的患儿，可吸出口内和气管内的羊水后，叩击宝宝的背部或脚底，宝宝便会开始呼吸。

重症时则需要人工辅助呼吸及吸氧。如果窒息状态持续时间过长，则会造成脑的损害，所以一定要由专科医生来治疗。

对早产儿更需要住在医院观察，放在专门的供有氧气的保箱中护理，并进行24小时的监护，以便及时发现新生儿窒息的症状。

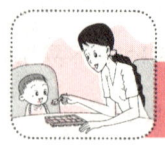

小儿麻痹症

♂ 病况介绍

小儿麻痹症易发年龄是婴幼儿期。

小儿麻痹症的学名是"脊髓灰质炎"，此症可损害脊髓前角，产生运动神经散发性伤害及麻痹的急性疾病。受到感染的儿童大部分都没有明显症状，只有小部分会出现类似感冒的症状，如发烧、恶心或疲倦。病况会持续数天，若没加以治理，患者会出现脉搏加速、抽搐及麻痹。麻痹部位一般都不会对称，主要视乎中枢神经受破坏的细胞部分而定。严重者会引致严重后遗症甚至死亡。本病是由一种肠内滤过性病毒所引起的传染病，它可以透过患者的粪便、飞沫来传播病毒。

防护措施

怀疑宝宝感染上此症，应立即找医生诊治，诊断方法为从粪便中抽取样本作检验。

此症无特别预防方法，故父母最好让子女接受口服或注射小儿麻痹疫苗。预防疫苗的保护力可以达90%以上。

为减低儿童感染的机会，最好把儿童与患者隔离，勿让他接触病人之粪便及唾液，并把病人之衣物消毒。

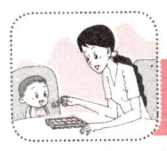

牛奶贫血症

病况介绍

牛奶贫血症易发于6个月以后。

所谓"牛奶贫血症"是指婴幼儿因过量饮用牛奶，忽视添加辅食，而引起的小儿缺铁性贫血。而且牛奶中的铜含量也极低，很难满足宝宝的生理需要，这也是造成"牛奶贫血症"的原因之一。此外，牛奶中的叶酸、维生素B_{12}等抗贫血因子易遭损失，由于宝宝胃内缺少粘蛋白，势必造成叶酸和维生素B_{12}的缺乏，致细胞的核酸代谢障碍，从而发生婴幼儿巨幼细胞性贫血。

防护措施

婴幼儿在没有母乳喂养的情况下及断奶后,应当适当添加辅食。

按科学的喂养方法行事,使饮食多样化。

外耳道黄水疮

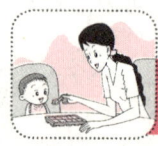

病况介绍

外耳道黄水疮2岁以上儿童易发。

外耳道黄水疮,也即耳朵皮肤湿疹,常发生在宝宝外耳和耳道的皮肤上。因可能与儿童的消化不良或过敏体质有关,也有的是因为宝宝耳朵周围红肿、糜烂、起小水泡,破了以后流黄水、结痂、刺痒,宝宝常常用手去抓造成的。

防护措施

以清洁、干燥、消炎的治疗方法为主。如果黄水不多,家长可用10%~15%的氯化锌软膏、可的松软膏涂抹;如果黄水流得太多,则可以先用生理盐水或3%的硼酸水在局部清洗,然后再涂药。如果感染了,可以涂些消炎药,或到医院请耳科医生诊治。

发现儿童耳部因异物而受到损伤后,应及时做消炎处理,不要让宝宝去摸伤口,以免发炎扩大。

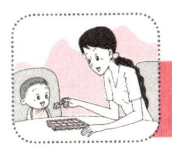

乳牙根尖周炎

病况介绍

乳牙根尖周炎易发年龄为2~6岁。

根尖周炎为牙齿根尖周组织的急性或慢性炎症；乳牙根尖周炎是儿童口腔科多发病，大多由牙髓病发展而来。牙髓炎发展到晚期，牙髓组织大部或全部坏死时，或有细菌感染，牙髓组织分解的产物、霉素便会通过根尖孔，引起根尖周组织发炎。此外，牙齿受到急剧的外力撞击时，根尖周组织也易受到猛烈的创伤而造成根尖周炎。另外治疗过程中医源性感染也可引起根尖周炎。

防护措施

彻底及时治疗牙髓炎可预防根尖周炎。其治疗手段有四：

开髓引流：急性期应打开髓腔、拔除根髓，保证根管通畅，使炎症物从根管得到引流，开髓后在根管口可放置松软的棉捻以利引流。

切开引流：急性化脓期脓液到达骨膜下或黏膜下，在患牙相应根尖区脓肿明显处切开，引流排脓。

根管治疗：急性期缓解后，彻底清除根管内感染物，严密充填根管，进行永久性治疗。

根尖刮治术：病变较大时做这种手术消除根尖区病变，但只限于上下前牙。

急性扁桃体炎

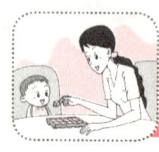

病况介绍

急性扁桃体炎易发年龄为2～6岁。

急性扁桃体炎是小儿常见病,是急性咽炎的一部分。患病时有发热、咽痛、扁桃体充血肿胀,表面有白色或黄色分泌物。由于咽痛可影响进食。急性扁桃体炎可以并发扁桃体周围脓肿、咽旁脓肿、淋巴结炎、急性中耳炎、急性喉炎、气管炎、还可以引起风湿热、心脏病、关节炎、肾炎、败血病等全身性疾病。当身体受凉、劳累、烟酒过度时,造成身体的抵抗下降,溶血性链球菌大量生长繁殖侵入扁桃体,引起急性扁桃体炎。

防护措施

患急性扁桃体炎时要卧床休息,多喝水,因本病有传染性,应适当隔离。青霉素的效果最好,用量要足,要连续用10天左右。对有并发症的病人,要根据病情不同采取相应的治疗方法。

由于急性扁桃体炎可并发其他全身性疾病,因此有咽痛、发热的人要到医院就诊。正确治疗,防止咽白喉、溃疡性咽峡炎、血液病引起的咽峡炎等并发症。

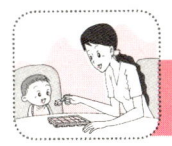

新生儿破伤风

病况介绍

该症易发于新生儿。

新生儿破伤风是因破伤风杆菌自脐部侵入新生儿体内所致的严重疾病。经4～14天的潜伏期，开始出现症状。哭声低微，不吃奶。因面部肌肉抽搐，呈现苦笑面容。肢体阵阵抽搐，呈"角弓反张"。因喉肌、呼吸肌痉挛，可致窒息。病死率极高。病因是给新生儿接生，断脐的用具未经严格消毒，或用未消毒的布、棉花包裹断脐，都可能使脐部受一破伤风杆菌的污染。

防护措施

新生儿破伤风以预防为主。包括正确处理伤口，包括使用3%双氧水清洗或湿敷伤口；通过无菌技术清创；并去除缺血坏死和已被污染的组织异物；以及有效的止血和缝合伤口等。

宣传推广科学方法接生，结扎断脐时严密消毒，是预防新生儿破伤风的重要措施。

进行破伤风预防注射，是预防破伤风的最重要措施。

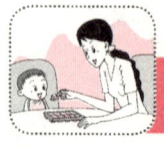
新生儿脱水热

病况介绍

新生儿脱水热易发于新生儿期。

新生儿脱水热是新生儿体内水分不足引起的发热，尤其在夏天最多见。其症状是体温骤然升高，可高达39～40摄氏度，可持续数小时。患儿烦躁、哭闹不安，全身皮肤潮红，排尿明显减少。但吃奶好，吸吮有力，迫切觅乳。不伴呕吐、鼻塞咳嗽等症状。如果给宝宝喂几次葡萄糖水或注射葡萄糖液后，体温会迅速下降，一切恢复正常，医生将其称为"脱水热"。新生儿出生后，经呼吸道、皮肤蒸发，排出大小便等失去相当量水分，而生后3～4天内母乳分泌较少，体内水分不足，或是环境温度过高，过度保暖，使小儿体温升高，呼吸增快，皮肤蒸发的水分也增多，如补充不足，也可脱水。

防护措施

经适当降低环境温度，松开包被，补充水分后，体温便可降至正常，但如果精神极差，吃奶无力，高热持续时间很长，则应到医院就诊，以防并发感染性疾病而耽误了治疗。

母乳不足时，要增加对乳房的吸吮，吸吮得多，母乳就下得快。

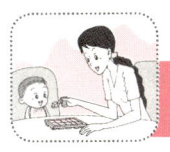

新生儿硬肿症

病况介绍

新生儿硬肿症多发生于生后1周左右。目前，此病在农村和边远山区的发病率远远高于城市。

新生儿硬肿症是我国北方地区新生儿较为常见的疾病，尤其是在冬季早产儿、出生低体重儿得这种病的最多。通常发生在生后保暖不好、喂养不足或生后一周内患病的新生儿。最突出的表现是皮肤改变，起初皮肤发凉、发硬，不易捏起；进而皮肤肿胀，压时有凹坑儿。常见于小腿、大腿外侧皮肤，严重时脸蛋儿皮肤亦可发硬。有时从鼻子和嘴里冒血沫，呼吸微弱，这都是病情危重的表现，要立即送医院抢救。因保暖不好、喂养不足或生后一周内患病而导致此病。

防护措施

早期发现硬肿症，及时治疗十分重要。

做好围产期保健和宣教工作，加强产前检查，防治妊娠高血压综合症，预防早产、出产低体重儿和产伤。

在冬季要做好产妇的保暖防寒工作，尤其是在寒冷地区更要引起注意。

鼓励早期给新生儿喂母乳，以保证足够的热量供给。

妈妈应学会检查出生一周内宝宝的皮下脂肪的软硬程度，以便早期发现硬肿，及时治疗。

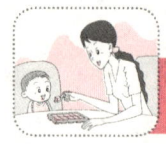

沙门氏菌感染

病况介绍

该病的易发年龄为0～6岁儿童。

沙门氏菌属感染也为肠道传染病，沙门氏菌属有2000多个菌型。病菌经口进入人体内而致病。带有病菌的人和动物如多种家禽、家禽、鼠类、飞鸟、爬虫类、鱼类都是本病的传染来源。一般病菌寄生在人及动物的肠道内，经粪便排出体外。带有病菌的粪便可以污染手、食物、水源，食用或饮用了被污染的食物和水，病菌即可进入肠道。手和苍蝇是重要的传染媒介。当母亲带有病菌时，通过密切接触可以传给宝宝。由于传播途径的不同，可引起食物中毒以外，也可通过玩具、书本、器械传播。

防护措施

在预防措施方面：

通过注射疫苗来预防。目前已有预防菌苗，为伤寒，副伤寒甲、乙三联菌苗，一般皮下注射3次，两次间隔10天，有效期一年，以后尚需每年加强1次，以保证产生有效的免疫力。

注意饮食卫生是平时预防的关键，不吃死畜的肉，血和内脏；吃生的蔬菜和水果要洗干净；不吃不合格的饮料，并注意剩下的饭菜要冷藏，冷藏时间过久的切勿再吃，超过一天也应再次烧开后食用。

在治疗和护理方面：

应选择效果好，副作用少的抗生素。对于年龄小，或病性重的患儿应采用静脉给予抗生素，并同时应用两种抗生素。

开始时抗生素用量不宜过大,特别是杀灭病菌的抗生素,如短时间内大量细菌死亡反可导致病情恶化,其原因是沙门氏菌可产生内毒素,内毒素存在于菌体内,当细菌被杀灭解体是即放出内毒素时,可使血中的内毒素增加,毒血症加重。

护理时要注意观察体温的动态变化。必须用体温表,不能用手摸来判定而乱用退热药。一般婴幼儿39摄氏度以上,年长儿38.5摄氏度以上才应用退热剂。不是高热可饮用温开水,也可发汗降温。高温40度以上时,可用酒精擦身。无酒精时也可用白少酒代替,用等量白酒和温开水,用块小布浸湿生擦颈部、腋下、腹股沟部、肘窝、胸窝、脚心,可使血管扩张散热,有立竿见影的效果。

饮食以流食,半流食为主,无渣、少纤维,不油腻又易消化的食物,可防止肠出血,肠穿孔。

高热,出汗,呕吐,腹泻时均可失去大量水分,应少量多次喂水。如有脱水表现,呕吐重,难以经口补水,应静脉输液,尿量减少,但是体内已缺水也应补水。

应密切观察病性变化,好转或加重,有无并发症症状的表现,及时发现才能及早处理,注意口腔,皮肤清洁卫生,以防再得其他病菌感染。

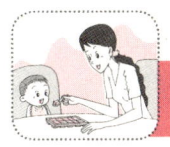

化脓性中耳炎

病况介绍

化脓性中耳炎易发年龄于0~6岁儿童。

小儿的急性化脓性中耳炎是小儿耳鼻喉科最常见的疾病之一。化脓性中耳炎一方面可以引起听力障碍,另一方面还可由于炎症而致使周围组织,尤其是颅内的感染。病初,小儿多有呼吸道感染的表现,如流鼻涕、咳嗽等,而且突发耳部剧烈疼痛,随着炎症的发展中耳腔会有渗出液,当鼓膜尚未穿孔时疼痛就更严重，可以是一跳一跳的疼，这就是所谓搏动性疼痛。有些大孩还可以诉说出听不清、耳堵等不适症状，而一些小儿则有全身性的表现，如发热、呕吐甚至惊厥的表现，一旦鼓膜发生穿孔，耳内就会有脓液流出，一般为黄色的、粘性分泌物，急性化脓性中耳炎如果治疗不及时或治疗不当，常易转为慢性。一般来说，化脓性中耳炎是由于流感杆菌、肺双球菌等感染而引起的中耳化脓性病变。在上呼吸道感染、婴幼儿横卧吸奶汁、用力擤鼻、跳水鼓膜破裂、患急性传染病的情况下，细菌经过咽鼓管、破裂的鼓膜或血管进入鼓室，成为急性化脓性中耳炎。

防护措施

积极预防，多注意小儿的异常情况。如小儿因不明原因哭闹、发热、呕吐、腹泻，在患有上呼吸道感染后的恢复过程中又出现高烧，当患有麻疹、猩红热等一些急性传染病后又出现高热、哭闹，发现这几种情况要想到是否患有化脓性中耳炎的可能，应该给予及时诊治。

急性化脓性中耳炎应早期及时应用抗生素，鼓膜穿孔前用2%酚甘油滴耳，如果需要，应及时做鼓膜切开术。

改掉不良的哺乳习惯，避免让婴幼横卧吸奶汁。

上呼吸道感染时不要用力擤鼻。

彻底治疗鼻窦炎、扁桃体炎等疾病。

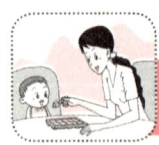

毛细支气管炎

病况介绍

该症80%以上的病例发生在1岁以内。

毛细支气管炎是婴幼儿期肺炎的一种特殊类型，是比较严重的呼吸道疾病。在我国北方地区，该病多发生于冬季和初春，南方则多发生于春夏或夏秋。该病初期表现主要是感冒症状，两三天后出现咳嗽、喘息，一般于发病六七天症状进一步加重，出现明显喘憋。病程10天以后，症状逐渐减轻。引起毛细支气管炎的病原菌多是呼吸道合胞病毒，使用抗菌素无效。毛细支气管炎是宝宝期比较严重的疾病，但本病缺乏有效的抗病毒药物，主要靠自然病程，因此家长不要着急，一般会安全度过高峰期，病情逐渐好转。

防护措施

本病即使在疾病初期住院治疗也不能缓解病情，父母也不必因为没有及时住院而后悔，因为病程就是这样发展的。如果喘憋严重，就需要住院治疗；如果喘憋不严重，可以在家中治疗。

多给宝宝喝水稀释痰液。

定时拍背帮助宝宝排痰。方法是妈妈把手握成空心状，一下一下，有节奏地拍宝宝的背部。拍右侧背部时，让宝宝左侧卧位。拍左侧背部时，让宝宝右侧卧位。这样能够帮助宝宝排出气管内的痰液。

室内空气要新鲜，温度不能太热，一般保持在18摄氏度左右就可以，这样才能保证适宜的湿度。

不要给宝宝穿得过多，那样会阻碍呼吸运动。

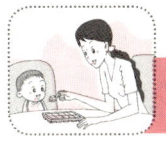

儿童期卡他状态

病况介绍

一般2至3岁的宝宝常处于儿童期卡他状态，表现为免疫系统中的消化系统和呼吸系统抵抗力较低，经常生病，三天两头咳嗽、发热，要不就是拉肚子，皮肤起疖肿，甚至还患中耳炎等疾病。而且一旦生病，治疗效果也不太理想。儿童期卡他状态是宝宝生长发育过程中一种非特异性现象，是可自行缓解的良性阶段。不良因素的积累导致宝宝的不断生病，随着宝宝年龄的增大，免疫系统中的消化系统和呼吸系统不断发育、逐渐完善，抵抗力增强，这种状况会自行结束。

♂ 防护措施

一是正确对待疾病。

发热是机体抵抗疾病的生理防御反应。发热时，机体代谢速度加快，抗体生成增多，免疫功能活跃，肝脏解毒功能增强，有利于消除疾病。如滥用药物降温，不但会破坏机体对疾病的正常反应，还会影响病情的诊断、治疗和病程。

对于没有惊厥史，体温在39摄氏度以下的中低度发热的宝宝，应按医嘱用药，一般不必立即使用退热剂。

对于反复呼吸道感染的宝宝，可在医生指导下进行免疫刺激疗法，如注射气管炎菌苗、胸腺素、转移因子、卡介苗素、核酪等。注意用足一定疗程，不要半途而废。如果查出体内微量元素变化，应按医嘱及时补充调整。

二是合理喂养。

4个月以后的宝宝必须及时、逐步添加辅食。

选用白开水及时给宝宝补充水分，因为生水烧开后，密度和表面张力增大，内部分子相互作用能量明显提高，可增加血容量，促进人体新陈代谢，提高免疫功能。

三是保证睡眠。注意保证宝宝生活有规律，睡眠充足。2~3岁的宝宝贪玩，睡觉尤其是午睡往往很困难，家长也会常常带他们出去应酬、玩耍，从而影响了宝宝的正常生活规律。

四是加强锻炼。从婴幼儿起，逐步让宝宝在秋冬季进行日光浴、空气浴，以增强皮肤、呼吸道对冷空气的适应能力，减少呼吸道疾病发生的频率。可以尝试训练宝宝从小用冷水洗脸、洗手。

五是创造和谐环境。家庭应给宝宝创造一个和睦、温馨的环境。如果随意打骂或体罚，宝宝长期处于紧张、恐惧、忧虑之中，可导致各种激素代谢不平衡，除了直接干扰正常发育外，还可使儿童抵抗力下降，易受各种致病因素侵扰。

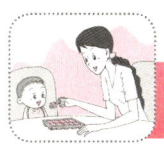

反复呼吸道感染

病况介绍

0～6岁儿童易患此病。一般5岁以下的小儿每年平均患急性呼吸道感染4～8次。

所谓呼吸道感染包括鼻咽炎、扁桃体炎、支气管炎、毛细支气管炎及肺炎等呼吸道感染性疾病，通常以气管为界分为上、下呼吸道感染。其发病原因有可能是呼吸道合细胞病毒感染；由维生素和矿物质缺乏，主要是缺碘、缺维生素A和缺铁等引起的"隐性饥饿"；由于缺乏锻炼，生活环境单一造成的免疫力下降；由于环境中的有害物质（如有毒烟雾、粉尘等）诱发呼吸道感染。由于小儿与抗御病原微生物侵入密切相关的免疫系统尚未发育成熟，抵抗力相对较差，因此，在一年中得几次急性呼吸道感染完全是正常现象，但有些宝宝患病的次数过于频繁，每月患一次甚至几次呼吸道感染，这就属于病态了。

防护措施

纠正宝宝的偏食挑食劣习，培养良好的饮食习惯，以增强宝宝的抵抗力，提高免疫功能。

不可完全吃素，挑食、吃素容易导致微量元素缺乏。

实行母乳喂养。

多参加锻炼，提高免疫力。

为宝宝创造无烟雾废气、无农药污染、无有害粉尘、无过敏性物质刺激的良好的生存环境，保护好他们的呼吸道和肺功能，确保他们健康成长。

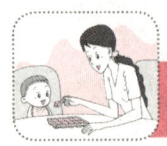

喘息性支气管炎

♂ 病况介绍

该症患儿为0至4岁。

本病在婴幼儿中可反复发作，少数将来可发展成支气管哮喘。有的是由细菌引起，也有的由病毒引起。常常是上呼吸道感染蔓延开来，也就是说病毒引起上呼吸道感染时，病菌乘虚而入所致。症状为"吱吱"的喘鸣音，并伴有轻度的发热。多数有咳嗽，精神较好，很少发生像支气管哮喘发作时那样的剧烈呼吸困难等症状。

♂ 防护措施

在治疗上，根据需要可使用抗生素和镇咳药。根据程度的不同，有些可以早治愈，但多数长期不愈，所以需要长期的治疗。

本病多数与过敏有一定的关系，反复发作时，为改善体质，应尽可能穿得少一些，并用干布磨擦身体，以锻炼皮肤。

预防各种由呼吸道感染的疾病，保持宝宝养育环境的干净，注意通风、换气。

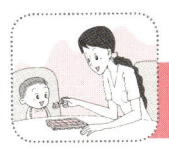

花粉与螨虫过敏

病况介绍

该症易发年龄为2岁以上。

花粉和螨虫都是儿童过敏症的过敏原。花粉是花粉热的病源，而螨虫则是造成哮喘、过敏性皮炎等病症的主要原因。花粉症是过敏症的一种。我们的身体一旦有异物进入，便会自动生成一种称为免疫球蛋白的抗体，以免异物在体内扩散。但是，异物反复进入，抗体便随之增加，到了一定的时候，抗体便与某种特定的异物，也就是过敏原（如花粉和螨虫等）相结合，变成有害物质，引起身体的不良反应，这就出现了过敏症。虽然肉眼看不见，但我们家中的过敏原无处不在。每年3～12月，打开窗，花粉就会从窗外大量飞进来，成为花粉热的病源。此外，保持恒定温度的湿度的室内，恰恰就是螨虫的温床。

防护措施

要想改善花粉热的症状，去医院检查病因可以说是捷径。

要教育宝宝常洗澡、勤换内衣裤，尽量减少身体上寄生的螨虫的数量。

花粉和螨虫要用吸尘器对付。仔细吸掉被子上的灰尘是关键。仔细用吸尘器吸尘，勿使灰尘堆积。

家有过敏儿，在花粉肆虐的季节，最好关好门窗，使用空气清洁机清洁空气。

花粉热流行季节，让过敏儿外出时戴上口罩。进家门之前先仔细弹掉衣服上沾的灰尘，以免将花粉带进屋内。进门后尽快清洗手和眼睛等部位，漱口。另外，头发上也会沾有花粉，所以应尽早洗掉。

保证充足的睡眠，生活有规律，以增强身体的抵抗力。

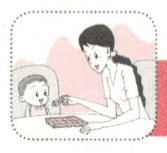
婴幼儿震荡综合征

病况介绍

该症常见于6个月左右的婴幼儿。

研究表明,婴幼儿年龄越小越容易受到震荡的损伤。主要表现为失明、瘫痪、反应迟钝、神志恍惚、惊厥等,长大以后导致智力低下,发育迟缓,严重者则致颅内血肿而死亡。由于宝宝头大身小的生理特征,其头部体积与重量占全身的比例远比成人大得多,加上宝宝颈部肌肉嫩弱,难以支撑硕大的头颅,更承受不住较大幅度的摇晃和高抛的震动。当父母摇晃宝贝时,宝宝的头随着父母的动作摆动,使颅内脑组织与较硬的颅骨相撞而引起视网膜毛细血管充血,并产生一系列临床症状。

防护措施

一旦发现有上述症状,应立即停止摇晃或上抛的动作,到医院诊治。

在新生儿期或幼儿期,不宜把宝宝过度的左右摇晃、上抛。

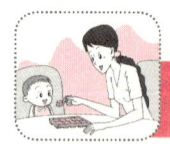
急慢性卡他性中耳炎

病况介绍

2岁以上儿童有患此病。

卡他性中耳炎又称渗出性中耳炎、卡他性中耳炎、浆液性中耳炎、浆液粘液性中耳炎、非化脓性中耳炎等,是咽鼓管阻塞,通气及引流功能障碍而引起的非化脓性炎症。小儿及成人均可发病,为小儿常见的致聋原因之一。临床上分为急性和慢性两种。急性卡他性中耳炎患者主要症状为耳闷、耳闭塞感、耳鸣、听力减退,在擤鼻、改变头位或牵拉耳廓听力有暂时改善。急性卡他性中耳炎常因炎症性阻塞(鼻及鼻窦炎、扁桃体炎、腺样体炎等)、机械性阻塞(鼻甲肥大、鼻中隔弯曲、鼻腔填塞物等)、气压骤变(航空、潜水等)引起。慢性卡他性中耳炎患者主要症状为耳鸣、耳聋。检查鼓膜增厚或萎缩、有钙质沉着、鼓膜内陷、振动不良。慢性卡他性中耳炎因急性卡他性中耳炎治疗不恰当或不彻底所致。

防护措施

治疗原则为改善中耳通气,清除中耳积液及病因治疗。可反复施行咽鼓管吹张术,使咽鼓管通畅。方法有三,一为药物法,即用呋麻液等点鼻药使咽鼓管通畅;二为吞咽吹张法和捏鼻鼓气法;三为导管吹张法,需要专门的医生来进行操作。后两种不宜在伴有急性上呼吸道感染中使用。

宝宝不要仰卧喝奶、喝水,因为水或奶可以逆行通过耳咽管感染到中耳里去。可以游泳,但是如果呛水,污水可以从耳咽管呛到中耳里。不要使劲儿两个鼻孔擤鼻涕,掐着两个鼻孔擤鼻涕的习惯不对,这样会把咽部分泌物通过耳咽管,使劲吹张到中耳里引起中耳炎。

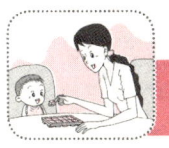

新生儿生后感染性肺炎

病况介绍

该症易发于出生三天以后。

新生儿生后感染性肺炎占新生儿感染性肺炎的大多数,是新生儿期的常见病和多发病。症状表现为精神不好，呼吸增快，吐奶或吃呛奶。接近满月的新生儿可出现咳嗽症状。病情严重者，可出现拒奶，口周或面色发青，口吐沫，呼吸困难，如并发呼吸衰竭和心力衰竭。引起本病的病原微生物以细菌感染为主，包括葡萄球菌、大肠杆菌、肺炎球菌。近年来一些过去较少见的细菌感染呈上升趋势，如肺炎克雷白菌、假单胞菌等。另外，一些病毒、厌氧菌、真菌、沙眼衣原体等也可导致新生儿生后感染性肺炎。新生儿生后感染性肺炎的传播途径主要有密切接触、血行感染和医源性感染。

♂ 防护措施

应积极控制感染，根据不同的致病菌选择合适的抗生素或抗病毒药物，并以静脉给药效果较好。

加强新生儿呼吸道管理，必要时给吸氧，呼吸道分泌物多或粘稠的应给予雾化吸入，并拍背吸痰，保持呼吸道通畅，还要经常变换病儿体位，以利于肺部扩张和分泌物引流。对有严重合并症的，应入监护室进行监护抢救。

接触新生儿的亲属应注意个人卫生，已患病者应少接触新生儿。

父母患上呼吸道感染，在护理宝宝时应该注意洗手，并戴口罩。

发现宝宝有脐炎或皮肤感染等情况时，应积极治疗。

医院的新生儿病室应严格执行消毒隔离制度，不同病种应分室收治，尽量缩短病儿住院时间，合理应用抗生素。

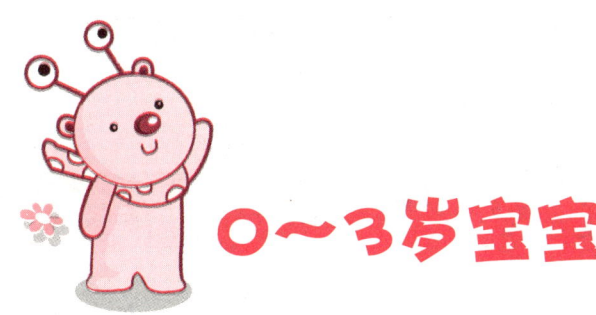

0~3岁宝宝急症和意外伤的防治

宝宝在成长和发育中难免会有急症和意外伤发生，怎样才能更好地避免一些突发疾病及时发现病症呢？怎样才能在疾病发生时暂缓病症的恶化，可以争取时间及时就医呢？怎样预防宝宝出现意外伤呢？一旦出现又如何处置呢？这些问题无时不在困扰着关注宝宝成长的人们。本书的这一部分内容对此作了很好的解答。

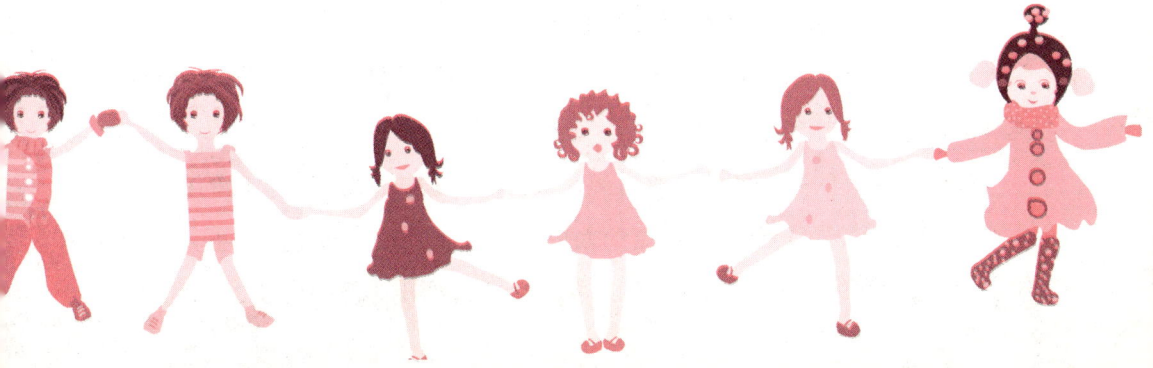

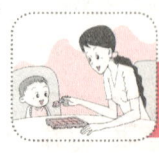 对急症宝宝怎样进行家庭现场急救

不少父母对于儿童急症持有一些不正确的认识，导致宝宝出现问题时不能得到及时正确的处理。"晚上临睡前还好好的，怎么半夜就突然发起高热来了呢，医院都关门了，该如何才好啊""刚刚还在身边玩得高兴呢，才走开，小宝宝竟然把热水壶弄翻了，小手掌被烫得又红又肿，哭叫声把我的心都弄慌了，我都不知道该怎么做才好了"以上这些情况相信不少妈妈都曾遇到过，在这个时候心慌意乱只会把事情弄得更糟，保持镇定及适时急救方是父母该做的事。

儿童的突发急症并不罕见，由于不少意外发生得太突然，宝宝病情及伤势的变化又比大人快得多，常常需要在现场进行紧急处理。家长掌握基本的急救常识和方法是完全有必要的。为此，我们列举如下急症，来说明怎样进行家庭现场急救。

发热的家庭急救：发热本身其实并不是一种疾病，而是某种疾病的前兆或症状，它的出现是告诉父母宝宝已出现问题，父母要特别注意。一般来说，5岁前的宝宝经常会有发热的情况，严重的还可能出现痉挛，所以要预防痉挛就要及时治疗发热。

父母在儿童发热时还应给宝宝喂以充足的水分，以协助恢复正常的体温。父母在实施了以上方法后，如果宝宝的体温还在继续上升，那就应赶紧送往医院，请医生诊断了。

呕吐、腹泻的家庭急救：肠胃炎是最容易导致儿童腹泻、呕吐的疾病，当腹泻和呕吐的情况出现时，最令人担心的是宝宝过分脱水，若脱水到达5%，即宝宝的体重下降超过5%时，父母就必须要小心仔细处理了，因为脱

水导致儿童的血压下降、心跳加速，输送到各器官的血液可能不足，这样会造成肾衰竭、宝宝神志不清等，如果持续下去，还可能导致心脏衰竭。

专家认为，儿童呕吐便意味着肠胃已不能负荷，所以应停止食用固体食物，这时候应给宝宝喝盐水，父母切记，盐水不是家里用的盐，它是世界卫生组织推荐的防治腹泻脱水的有效药物，一般的药房都可以买到。盐水中含有一定的盐分和少许糖分，可补充呕吐及腹泻时失去的水分，盐水也比较容易被吸收，不需经过肠胃大工程的消化。

父母尤其要注意盐水的饮用方法，不能一下子给宝宝灌完，可以每隔半小时喂食一次，当然呕吐问题不是一两个小时就可以解决的，最终还是让医生来检查呕吐的原因。医生通常会用一些药物来帮助儿童止吐，同时也会引导父母循序渐进地给宝宝进食。一般是先从液体的食物开始，比如盐水、葡萄糖水、薏米水、蜜糖水等，如果宝宝吸收得好的话，再慢慢地给他们补充一些有营养的饮品，比如牛奶等，过后再给他们一些面包、饼干或粥，至于煎炸、油腻的食物应尽量避免。以上这些方法也可以用在腹泻方面，不过要注意的一点是腹泻的儿童不能很好地消化牛奶中的乳糖，所以医生会劝父母给宝宝喝没有乳糖的奶粉或者豆粉。

很多父母担心宝宝没吃东西，会饿坏肚子，于是就不断地给子女进食，这样做只能导致宝宝继续呕吐不止。需要注意的是，这个时候给宝宝最理想的做法就是少食多餐，特别是不能一下子让腹泻或呕吐的宝宝吃固体的食物，必须先从液体到半固体，然后再慢慢地食用固体食物。

宝宝烫伤的家庭急救：烫伤是儿童在家庭里经常发生的意外，但是父母不能小看它。如果烫伤的部位涉及重要器官，比如脸部烫伤，必须观察肺部是否也被殃及，尤其是发生火灾时，很多时候火灾除了会烫伤表层皮肤，火灾热也会烫伤肺部，造成器官肿胀，所以必须谨慎处理。

小孩烫伤最头痛的是很多父母带宝宝看医生时，烫伤的部位已经涂上一大堆不知名的"药膏"，黑风油、牙膏什么的，其实这是没有用处的。儿童被烫伤时，必须马上离开烫伤的地方，比如火烧着了衣服，必须把衣服脱掉；

第二，就是在水龙头下冲水，冲20～30分钟，让烫伤的部位散热。这是因为在一般情况下，高温只是在表层皮肤，烫伤后马上冲洗，可避免高温渗入深层皮肤。很多父母误解用水冲会令伤口肿胀，变得更严重，其实这种想法是不正确的，烫伤后不冲水反而会令伤口更严重。

正确的做法是，伤口经冲洗后使用一条干净的棉布包扎起来，尤其不要涂抹任何东西在烫伤的部位，然后马上让医生检查。

宝宝流鼻血的家庭急救：宝宝一流鼻血，很多父母就感到十分慌张，他们赶紧要宝宝躺下来休息，其实这是不对的。

进行家庭急救时，不能让宝宝躺下，应让他们坐立起来，身体向前倾，这样血液才不会大量上升到头部，然后压住鼻孔20～30分钟，这个时候可用嘴巴呼吸。父母还可以用两粒冰块放在宝宝鼻子的两侧，冰块能令血管收缩，达到止血的效果，不过不要把冰块放在额头上，放在额头上不起任何作用。

新生儿突然憋气的家庭急救：因新生儿大脑发育尚未成熟，当受到疼痛、寒冷、惊吓等不良刺激时，很容易突然发生憋气现象。若憋气超过30秒钟，则出现面色发紫，四肢软弱无力，时间如果再长，就可能有生命危险。

进行家庭急救时，左手将宝宝双脚托起，右手快拍打其双脚底，每分钟50～60次；或将手放在宝宝的背部，轻轻地托起然后轻轻地放下，每分钟托30～0次，这样利用腹腔内脏将横膈拉下和推上而有效地刺激，以唤起正常呼吸；如果憋气是经常发作，处理又无见效，则应及时送医院处理。

小儿惊风的家庭急救：小儿惊风是因为小儿中枢神经系统器质性功能异常的紧急症状，表现意识丧失，双眼上翻，凝视，面肌痉挛，四肢强直、抽搐。

进行家庭急救时，马上指压百会、太冲、人中、十宣等穴；或针刺人中、合谷，中强度刺激；发烧者可用退热药处，用冷毛巾敷额部，或用酒精擦浴；若惊风严重应及时送医院诊治。

幼儿起床后突然晕倒的家庭急救：这种急症常发生在5～6岁以下儿童，起床后突然晕倒，伴有面色苍白，大汗淋漓，全身软弱无力等表现。这是因胃肠道吸收功能不全，当饥饿超过10小时以后，就容易发生低血糖晕倒。

进行家庭急救时，应及时给喂服糖开水250毫升或10%葡萄糖注射液250毫升，一般10多分钟即可缓解。

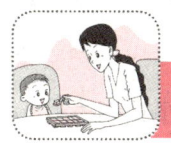

护送急症宝宝就医应注意哪些问题

急症的一般定义就是身体承受着某种程的负担，影响到身体的基本功能，需紧急处的疾病状态。婴幼儿发生急症的表现有多种，如呼吸道感染、吸入物、气喘、脑伤、严重脱水、误食药品、肝肾病变、循环衰竭等引起的呼吸衰竭，呼吸衰竭、失血过多、失水过多、脱水引起的心脏血管先天缺陷，发烧、呕吐、腹泻引起的感染，还包括痉挛、腹痛、休克、中毒、过敏、昏厥等其他急症。对于婴幼儿急症所采取的急救措施，就是对于遭受意外伤害或突然婴幼儿，在医专业人员尚未到达或未送到医院前，所给予的紧急救护，防止伤势或病情恶化，以挽救或维持生命。

婴幼儿不能诉说自己的症状，只有靠家长细心的观察来发现异常。婴幼儿如出现高热，体温超过38.5摄氏度；4小时发热不退，而并没有感冒、呕吐或腹泻；发热3天以上而不退热；抽风；喘、憋气、口唇青紫；颈部痛或僵硬；吐以至于不能喝水，进食困难；入睡后不能叫醒；痛又不愿别人摸痛处；突然不会走路；皮肤出现暗红色或紫红色斑点状疹子；排尿疼痛；男孩阴囊或阴茎痛；突然出现稀大便一天3次以上，或脓血便；大量流口水。有这些表现，多半意味着有了重病和急病。

宝宝得急症重病时，家长常常慌慌张张地将宝宝送往医院。由于惊慌及途中护理不当，往往会使宝宝病情加重，同时也给医生诊治疾病带来了困难。因此，在护送宝宝去医院时，家长应注意以下问题：

一是沉着镇静有主见。家长的沉着情绪能给予宝宝安全与信任感，并能使宝宝听从吩咐。如果家长惊慌失措,不能控制自己的感情,宝宝就会更加惊恐,哭闹不休,要是平素娇生惯养的宝宝更会小病大嚷,无病呻吟。这样会掩盖真实病情,妨碍医生诊治疾病。

二是宝宝穿戴要适宜。宝宝的穿戴应与当时的季节、气候相适应。寒冷季节可以戴帽子、口罩,不要用毛毯、大衣把宝宝嘴、鼻等都捂起来。但是,衣服也不能穿得太少,如有家长夜里带宝宝看急诊,急忙从床上把宝宝抱起来就走,连鞋袜都不穿。这样会使宝宝再次着凉,加重病情或引发其他疾患。

三是不要给宝宝乱吃东西。宝宝生病家长心疼,当宝宝要吃东西时,家长总是千方百计满足他。然而,宝宝乱吃东西,不但影响疾病的诊治,甚至还会加重病情。如有些病(如肾炎)对某些食物有禁忌,食入后会使病情恶化;有些病(如肝炎)需要空腹抽血化验,如果先进食,不得不推迟检查,影响了疾病的及时诊断。

四是不同的疾病症状要采用不同的护理方法。如高热的宝宝应带些水,少量多次地给宝宝饮用,也可用冷湿毛巾敷宝宝的前额。如果宝宝发生惊厥,可用拇指掐人中穴(鼻唇沟上三分之一交界处)、合谷穴(手背第一、二掌骨间,约于第二掌骨中点处)。对腹泻的宝宝应准备些淡水,途中随时喂服,尿布上的大便可保留到医院化验用。如果宝宝吐得厉害,应让宝宝头偏向一侧,防止呕吐物呛入气管造成窒息。腹痛的宝宝可轻轻按揉腹部以减轻疼痛,如按揉后疼痛反而加重,不应继续按揉以免加重病情,比如肠套叠引起的腹痛,用力按揉会使肠套叠加重,不利疾病的治疗。在护送消化道大出血或已经休克的宝宝时,一定要注意体位,即头低脚高平卧,这样有利于心脑等重要脏器的血液供应。对有心衰的宝宝,应取半卧位,以减轻心脏负担,改善呼吸困难。

护送体弱、病重的小婴儿尤须注意小婴儿特别是弱小婴儿患病后,病情重且变化快,而且症状体征往往不明显,如果不观察或不仔细观察,很容易发生意外。因此,护送小婴儿要观察以下内容:面部颜色,如由红润变为苍白、青紫；呼吸节律，如由均匀变得快慢不均，甚至暂停；神态，如由能睁眼看人到闭目不理人，或呼之不应，触之也无反应；四肢活动与体温，如手足温暖、活动自如变为肢体发紧或时有小抽搐，或手足变得发烫以及冰凉等。以上这些变化，均反映了宝宝的病情危重，应及时到附近医院抢救，不要舍近求远，否则可因路途过远而贻误治疗。

只要仔细观察病情，加上恰当的护理，就能够将宝宝顺利地送到医院。特别要提醒的是，应该带上病孩儿的有关就诊资料，如门诊病历、心电图、化验单及X线片等。

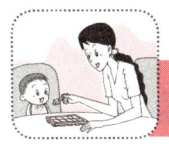

宝宝发生急症时家长应考虑的因素

初为父母，照顾婴幼儿总觉手足无措，尤其婴幼儿生病，父母更加忧心如焚，很多时若不能辨别宝宝状况的好坏，最好还是见医生。可是，诊所休息了，父母只好抱着宝宝赶到医院的急症室去，待医护人员检查后，可能只是虚惊一场。

作为父母，如何判断幼儿的病情呢？什么情况可以留在家、什么情况要找医生、什么情况要赶到急症室去呢？这里提出以下提供的六项建议：

一是不容忽视的因素首推感染。婴幼儿受到感染的机会较多，第一类急于处理的病症亦与传染有关。肺炎、急性脑膜炎、肠胃炎、尿道炎等都是常见的感染；较严重的，败血病、细菌感染入血而引致全身器官感染。

婴幼儿年纪愈小，受影响的机会愈大，因为他们的抵抗力较弱，父母们一定要小心注意幼儿的病情变化，避免造成更大的伤害。

二是急发哮喘引起的呼吸困难。患哮喘的宝宝，只要得到适当的治疗，利用药物或吸入气便可以控制病情。可是，当哮喘急发的时候，宝宝在使用吸入气仍然无效，出现呼吸困难，甚至脸色转变，便不应迟疑去求诊，甚至到急症室去。

对于这种情况，父母必须懂得分辨病情的严重性，否则延误了诊治，会危及生命。

三是发热性抽搐应及早就医。发热性抽搐一般发生在六个月大至5岁的宝宝身上，他们在发高烧的时候便有抽搐的现象出现，原因可能是脑电波不稳定，一旦受到刺激如发烧，便会引起抽搐。抽搐亦可以是脑膜炎的症状，亦可以是脑部有毛病如肿瘤、积水，甚至是其它的原因，好像脱水、呕吐、腹泻等。

年幼的宝宝一旦抽搐应到医院求诊，知悉宝宝抽搐的原因，若日后幼儿有抽搐的情况，除非很短时间停止，否则立即送院急救或看医生，因为，只要持续抽搐20～30分钟，便会引致脑部极大的损害。入院和看医生的目的是让宝宝得到充分观察，以免错误断症。若宝宝真的患上脑炎等病症，及早就医是十分重要的。

四是危急的急性肚腹病。急性肚腹病包括急性肠胃病、肠塞、肠套迭、幽门狭窄病、严重的呕吐、急性盲肠炎、胃出血。儿童的血量较少，一旦大量出血，便会引致儿童休克，性命随时受到威胁，因此需要紧急去医院处理。

五是初生婴儿黄疸不可低估。初生婴儿黄疸十分常见，但黄的程度对婴儿可有很大的影响，特别是在婴儿初生的两周，若婴儿的胆红素过高会损害脑部，影响他们的智力。当发现婴儿黄的程度加重，就要立即求诊。

六是拯救婴幼儿意外刻不容缓。当一些意外发生的时候，例如食物中毒、药物中毒、遇溺、中暑、咬伤、割伤、哽啃等，情况更会十分危急，因此要从速求医。

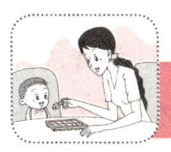

宝宝急疹及其家庭护理要点

婴幼儿急疹是儿童早期的一种常见病，大多数儿童在2岁前都得过此病。幼儿急疹是由病毒引起的，通常是由呼吸道带出的唾沫传播的一种急性传染病。所以是会传染的。如果你的宝宝与病儿密切接触，体内缺乏免疫力，就完全有可能被传染。由于幼儿急疹的潜伏期是1至2周，所以，这段时间应密切观察你的宝宝，如出现高热，应立刻采取措施暂时隔离，以免扩大传染。如果2周后宝宝仍安然无恙，说明没传染上幼儿急疹的病毒。幼儿急疹预防的关键，在于不要与患幼儿急疹的宝宝接触。同时，应提倡和鼓励宝宝增加运动，提高自身的免疫力，才能从根本上防患于未然。

本病特点是突发高烧，一般持续4天左右，然后全身出现粉红色斑点样皮疹。幼儿急疹有两个阶段，在5～15天的潜伏期后，首先体温达到39～40摄氏度，但宝宝状态良好；有时出现高热惊厥，但有些宝宝还会出现咳嗽、颈部淋巴结肿胀、耳痛等症状。发病后4天左右进入第二阶段，这时的症状有体温迅速恢复正常；出现细小、清晰的粉红色斑点状皮疹，多分布在头部和躯干部，可持续4天左右。

健康的宝宝很少出现并发症，但免疫功能低下的宝宝可能发生肝炎或肺炎等并发症。因为脑膜炎与幼儿急诊相似，所以医生会对患儿做进一步检查，以排除细菌引起的脑膜炎。幼儿急诊没有特异治疗方法，但应注意给宝宝退烧，可给宝宝洗温水浴，或者用温水擦身。此病的恢复迅速，宝宝在皮疹消失后很快能恢复正常。

婴幼儿期常突发高热，退热后全身出现玫瑰色的斑丘疹，令父母亲常困惑不解。其实这种情况医学上称为幼儿急疹。幼儿急疹的临床特点是以突发高热起病,热度可高达39.5摄氏度以上,一般发热持续3～4天,后体温便突然降至正常。退热时或退热后数小时至1～2天全身出现玫瑰色的斑丘疹。整个病程8～10天。

本病尚无特效治疗,抗生素治疗无效。只需对症处理,高烧、烦躁或易惊跳时,可用退热镇静剂;如果持续高热,就需要补充更多液体,多喝白开水、菜汤、果汁等。

那么,婴幼儿得了急疹时家庭护理护理要点有哪些呢?

保持皮肤的清洁卫生,经常给宝宝擦去身上的汗渍,以免着凉。

给宝宝多喝些开水或果汁水,以利出汗和排尿,促进毒物排出。

吃流质或半流质饮食。

体温超过39摄氏度时,可用温水或50%酒精为宝宝擦身,防止宝宝因高热引起抽风。

要让宝宝卧床休息,尽量少去户外活动,注意隔离,避免交叉感染。

在宝宝发热时,要给患儿多饮水,给予容易消化的食物,适当补充维生素B和维生素C等。如果体温较高,宝宝出现哭闹不止、烦躁等情况,可以给予物理降温或适当应用少量的退热药物,以免发生惊厥。

不要急于给宝宝退烧,应查看疫苗接种情况,配合医生治疗。

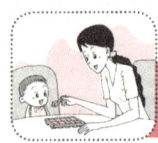 宝宝一氧化碳中毒的救治要点

一氧化碳中毒是指一氧化碳进入体内以后与血红蛋白牢固结合,降低甚至剥夺血液携氧能力而引起身体组织缺氧。一氧化碳与血红蛋白的亲和力比氧与血红蛋白的亲和力大240倍,即使吸入较低浓度一氧化碳,也可产生大量的碳氧血红蛋白。碳氧血红蛋白不能携带氧,而且不易解离。大量的血红蛋白一旦被一氧化碳结合后,便失去了携氧能力,血液就失去了输送氧气的功

能,机体组织得不到氧供便发生了一系列病理改变,甚至危及生命。

那么,紧急救治宝宝一氧化碳中毒有哪些要点呢?

关闭中毒源。煤气或石油气体等气体燃料外泄,应立即关掉气体燃料供应系统,把窗户打开。在这个过程当中,应绝对避免开关电器、用火或使用电话等一切可能引起火花的行为,否则可能引起火灾、爆炸。

松开宝宝的衣服使他静卧,但要注意保温,最好用被褥将宝宝包裹。假如宝宝已意识模糊,则必须叫救护车,并马上进行人工呼吸。

尽量让患儿保持安静不动,越静越好。

抓紧护送宝宝到有高压氧舱的医院,交给专业的医务人员救治,越早越好。

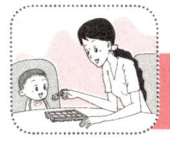

宝宝一旦意外窒息怎样救治

意外伤害已成为儿童与青少年的第一死因。我国的调查数据表明,儿童意外伤害也是1~14岁儿童第一死因。意外窒息是儿童意外伤害致死的主要原因之一。比如因噎窒息就属于意外伤害,还有被被子蒙住、吃东西、逗笑、烟雾呛着而导致的窒息等。

专家提醒家长,对于意外窒息的宝宝,只有几分钟的抢救时间,如果错过了这个抢救时间,即使送到了医院,也可能已经来不及抢救了。如果家长学些基本的家庭急救知识尤其是对意外窒息的家庭救助知识,就能避免很多悲剧的发生。

宝宝一旦发生意外窒息,家庭紧急救助方法有三种:

一是背部冲击法。将宝宝托在前臂上,骑跨在成人胳臂上,用手托住下颌,使头低于躯干,用另一手掌根在宝宝肩胛间向前下方用力拍击,这样形成一个冲击力,从而将呛在宝宝气管中的异物给喷出来。

二是腹部冲击法。一手握拳，另一只手握于其上，置于患者上腹部，用力向小儿身体的后上方冲击性地挤压；若为小宝宝可用成人双手的中指和食指挤压。

三是使患儿平卧，面向上，躺在坚硬的地面或床板上，抢救者蹲下，或者从背后抱住患儿的腰部，使患儿骑坐在抢救者的两大腿上，背朝抢救者，用两手的中指和食指放在患儿胸廓下和脐上的腹部，快速向上压迫，重复而有节奏进行，直到异物排出。如果这些方法未奏效，应马上让患儿取右侧卧位，使异物由气管进入较粗短的右支气管内，左支气管保持通畅，维持呼吸，为去医院抢救赢得时间。

尤其需要注意的是：宝宝异物堵塞千万不能顺着拍背。有很多人以为顺着拍背，就能把异物拍到食管里去，事实上这是一个误区，顺着拍背只会把异物拍到气管深处，越堵越严重。因此，家长不要给幼小宝宝吃鸡蛋、果冻等质软的食物，这些食物吸入气管内可将气管堵得严严实实，造成宝宝窒息死亡。如果要吃，也要切碎了再给宝宝吃。也不要给宝宝吃瓜子、花生、桂圆、炒豆等坚硬食品。

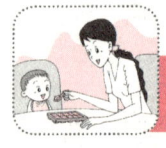 **宝宝头部受伤的救治和预防要点**

在儿童的意外创伤中，以头面部伤居多。其主要原因是交通事故，运动时摔伤、跌伤，在幼儿园上手工课时刺伤，打架斗殴击伤，刀刃等利器直接伤及头部。

受伤后的主要特征为颌面部和头颅外皮有割伤、淤血及红肿等；头痛、头晕；神志不清或昏昏欲睡或者处于昏迷状态；对事故发生前的事情失去记忆；耳、鼻、口腔有出血或分泌物；双侧瞳子大小不等，有时可能有复视现象；脉搏减弱、呼吸短浅。

头面部受伤的儿童，一般都应去医院检查。如果在家休息，在受伤后2～3小时至1日左右出现下列症状时，就应马上送医院。

如平时很调皮的宝宝而此时太温顺，而且感觉很疲乏；发生痉挛；手脚麻痹；恶心想吐；过分激动，乱闹；头痛加剧；脸色变白；意识不清。出现上述症状，说明有发生脑内出血的危险，应立刻送往医院救治。

预防宝宝头部受伤要以下几个方面着手：

宝宝口里含着东西时不要奔跑。有的宝宝喜欢将铅笔、筷子、汤匙以及吃完冰棍后的木棍子含在口中，与其他宝宝奔跑、玩耍，这是极其危险的。稍不注意，这些东西会刺入喉咙及其他部位。

不要在黑暗或视线不明的地方奔跑。尤其是在斜坡、转角多的地方易发生撞伤、跌伤。面部撞伤时，易造成鼻骨骨折。

不要爬到高处或其他有危险的地方。家长要教育宝宝不要从楼房的窗户或阳台栏杆处往下看，而探出身子更是危险的。

在容易滑倒的地方不要奔跑。有积水或凹凸不平的地方，很容易滑倒，所以要千万小心。

不要在楼梯道奔跑。目前居民大多住的是楼房，因此，在楼梯摔倒造成头面部损伤的病例逐年增多。这就要求家长平时要教育好宝宝上下楼梯台阶时要注意，晚上行走更要注意，千万不能在楼梯台阶上奔跑。

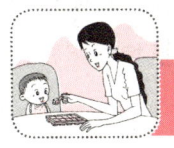

宝宝昏迷时家庭急救一般方法

昏迷是最严重的意识障碍，为临床上常见的婴幼儿急症之一。它是由于维持正常意识状态的脑干网状结构和大脑皮层的代谢活动，因疾病发展到危重阶段而被高度抑制，引起的意识完全丧失。

昏迷常由浅入深的发展，浅昏迷也称半昏迷或昏沉，即意识丧失，患儿对强刺激有痛苦表情或防御性的动作，可有无目的的四肢舞动或谵语。呼吸、脉搏、血压无明显改变，大小便潴留或失禁。深昏迷时，病儿意识完全丧失，对外界任何刺激均无反应，神经反射及肢体自主运动均消失，伴呼吸不规则，血压下降，大小便失禁。

引起昏迷的病因较复杂，有颅内感染、颅脑外伤、中毒等。宝宝年龄小，自我表达能力差，而且身材也小，抵抗力弱。通过紧急救治和护理，可以减少并发症的发生，提高昏迷患儿抢救成功率。

具体急救方法如下：

大声叫喊他的名字，拍拍婴儿，试图叫醒婴儿。

马上让别人叫救护车。如果没有旁人，先自己进行心肺复苏1~2分钟，然后再去给"120"打电话寻求帮助。

把婴幼儿头部后倾，抬起下颌。附耳听一听婴儿是否还有呼吸，同时眼睛看着儿童胸部是否有起伏。

口对口进行两次缓慢的人工呼吸，每次呼吸持续一两秒，同时观察是否有胸部起伏，如果胸廓没有起伏，说明气道梗阻。

重新摆正头部体位，头部后倾，抬起下颌，缓慢的进行两次人工呼吸。如果胸廓仍没有起伏，进行下一个步骤。

将手指放在婴儿胸口向上冲压5次。

用手指抬起舌头，目视下寻找梗阻物。如果发现了梗阻物，可用手指清除梗阻物。如果未发现梗阻物，也不要用手指盲目的在口腔内抠挖梗阻物，以免加重气道梗阻。

用手指检查桡动脉5~10秒钟，如果没有搏动，把手指放在胸廓上，按压胸廓。按压时，胸骨下陷1/3至1/2的胸廓高度。每分钟的频率为100次左右。每心肺复苏1~2分钟，检查一次脉搏搏动，如果没有脉搏搏动，继续心肺复苏。

对于婴儿胸外按压心脏有两种姿势,一种是拇指、示指胸外按压,即用右手托住婴儿的颈部和后背,并固定头部,或放在背后轻轻抬起胸廓,使头处于自然位置。左手的食指和中指进行心脏按压,这样在按压15次后能及时给予两次人工呼吸,而不需重新安置头部位置。

另一种是双手环抱胸外按压,适用于两位施救者同时操作。两拇指重叠或并列压迫胸骨下1/2处,一人胸外按压,另一人交替进行人工呼吸。此法较前一种方法可产生更好的抢救效果。

严密观察病情。密切观察患儿神志、瞳孔、肌张力及体温、脉搏、呼吸、血压变化。如出现双侧瞳孔不等大或忽大忽小,同时有烦躁、喷射性呕吐、血压升高,提示有颅内压增高或脑疝形成的可能,应立即报告医生,同时做好抢救准备。

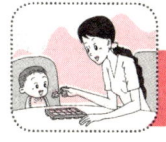

宝宝溺水及急救措施有哪些

宝宝溺水的常见原因有在水边玩耍,下水摸鱼虾,捡落入水中的物品;游泳时抽筋或在水中打闹;到井边打水不慎落入井中;雨天掉入沟坑。

预防宝宝溺水的措施是在成人带领下学习游泳;教育宝宝不要独自在河边玩耍;不去非游泳区和深水区游泳;游泳前要做适当的准备活动,以防抽筋;雨天行走、在井边打水要格外小心。

教会宝宝溺水时的自救方法,不要慌张,发现周围有人时立即呼救;放松全身,让身体飘浮在水面上,将头部浮出水面,用脚踢水,防止体力丧失,等待救援;身体下沉时,可将手掌向下压;如果在水中突然抽筋,又无法靠岸时,立即求救。如周围无人,可深吸一口气潜入水中,伸直抽筋的那条腿，用手将脚趾向上扳，以解除抽筋。

现场抢救溺水宝宝的方法是迅速清除口、鼻中的污泥、杂草及分泌物，保持呼吸道通畅，并拉出舌头，以避免堵塞呼吸道；将溺水宝宝举起，使其俯卧在救护者肩上，腹部紧贴救护者肩部，头脚下垂，以使呼吸道内积水自然流出，但不要因为控水而耽误了进行心肺复苏的时间；进行口对口人工呼吸及心脏按摩；尽快联系急救中心或送溺水儿童去医院；在游玩中注意预防眼外伤。

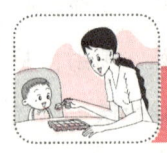

如何预防宝宝触电及进行急救的方法

预防宝宝触电必须注意以下几点：

一是从孩子懂事的那天起就要教他不能接近、触摸带电物体，告诉宝宝电有许多用处，墙上的插座里有电，但电也很危险，人若触电后会受伤或被电死，教育宝宝不能用手指、小刀等去捅，不然会触电，因此小孩子不能玩电器。

二是在装修时，应将插座安装在比较高的位置，至少在1.04米以上，让宝宝摸不到。不让宝宝玩电灯开关和拧灯泡，也不要让宝宝拆弄家用电器。针对所有孩子够得到的插座要套上专用的塑料罩，风扇、取暖炉要放在安全的地方，或做个围栏围住，外引的电线只能临时使用，用完立刻收拾好，不能放在孩子伸手可及的地方。

三是最好使用安全插座，有安全盖板的那种，插座、插销要防护好，不用时可以用椅子挡一下，尽量不使用能随处移动的接线板，教育儿童不能用湿手和湿抹布擦电器。

四是不要将电线随意散落在房间里，电线如果有破损的地方，应马上换掉。用知识武装宝宝的头脑，以故事的形式让宝宝明白电的危害一点不亚于"灰太狼"，形象的东西更能给宝宝留下深刻的印象，比如带宝宝到医院看看被电击伤的病人，或许比对他说上千遍更有效。

五是工业或农业临时用电，有时未安装保险，或电线接头未缠绝缘胶布，或电闸箱未上锁等原因，宝宝不知其危害靠近电源而触电。宝宝在室外活动时，要教育宝宝不要爬电线杆，不要在高压线下游戏，不能用手拉电线杆拉线，以防触电。

触电的宝宝常会引起呼吸或心跳停止，若医院较远，则应抓紧时间就地抢救。宝宝触电后要注意有无呼吸及心跳，在送医院或等待急救车到来之前，心跳呼吸停止的一定要及时做人工呼吸及心外按摩。

首先听听患儿有否心跳、呼吸，若心跳、呼吸已停止应立即做人工呼吸及胸外心脏按摩。若抢救有效，在半分钟至1分钟内，患儿口唇会渐渐转红。若心跳、呼吸存在，患儿可送医院，但途中仍应密切注意呼吸、心跳的变化，一旦出现呼吸、心跳停止，就应立即抢救。

人工呼吸除按抢救溺水者的方式外，还可采用俯卧压背法，即被救人取俯卧位，胸腹贴地，头偏向一侧，两臂伸过头，一臂枕于头下，另一臂向外伸展开，以便使胸廓能扩张。救护者面对患儿，两腿屈膝跪于其大腿两旁，把手平放于患儿的背部肩胛下角，同时俯身向前，慢慢用力向下压缩，用力的方向是向下、稍向前推压，当救护人肩膀与被救人肩膀将成一直线时，不要用力。在向下向前推压的过程中，就将肺内空气压出，形成呼气。停止推压，放松后，由于压力解除，胸廓扩大，外界空气进入肺内，形成吸气。

上述动作反复有节律地进行，每分钟15次。儿童胸壁较薄，在背部处施加压力能起较大的作用，所以在宝宝尚有心跳，不需要同时进行胸外心脏挤压时，可用俯卧压背式人工呼吸进行抢救。

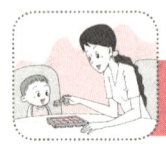 ## 宝宝外伤出血急救措施及注意事项

在外伤发生后,如果出血大于500毫~750毫升,将有生命危险,随时可能会发生休克或死亡。因此,在没有医务人员帮助的紧急情况下,对外宝宝伤出血进行家庭初步处理十分重要,甚至生死攸关。

对宝宝外伤出血的初步处理方法如下。

一是局部压迫出血点止血法:用最干净的敷料压迫出血点,用力压迫,直至出血终止。如果出血点创面较大,在敷料覆盖后,上面进行冷敷,可以使出血的毛细血管收缩,减少出血。

二是压迫止血点止血法:如果局部压迫出血创面仍然不能终止出血,应压迫止血点。如果在止血点用力按压,止血点远端的动脉搏动消失,就可以明显减少血流,终止出血。但是如果是内脏出血,则很难压迫止血。手部的血液是由两根动脉供给的。进行止血点按压时要对两侧动脉都进行按压才能起到止血的效果。对动脉进行按压,就可以起到明显的止血效果。如果是手以上部位出血,在上臂内侧,扪到动脉搏动点,进行压迫,止血效果较好。如果腿部出血不止,可延腹股沟摸寻动脉搏动点。在搏动最强的地方按压,有利于止血。

三是抬高双侧下肢抗休克:抬高双侧下肢,增加回心血流量,可保证大脑等重要器官的供血。尤其在大量出血后,患者感到头晕时,抬高双下肢,有利于防止休克发生。

四是止血带止血:如果压迫止血法仍然不能止血,可采取止血带的办法止血。找一条较结实的布条,在伤肢出血点上方结扎,用树枝或筷子旋转加紧,固定,可以终止出血。如果止血带止血后准备长途转运,每隔40分钟要

放开止血带一次,让远端充血3至5分钟,以防止远端肢体缺血坏死。

止血带止血法是大血管损伤时救命的重要手段,但如果使用不当,也可出现严重的并发症,如肢体缺血坏死、急性肾功能衰竭等。因此,必须注意以下几点:

除非情况危急,身边没有布条、纱布或橡皮条等适合做止血带的材料,否则不要使用电线、铁丝、绳索代替止血带;

止血带不能直接缠在皮肤上,必须用三角巾、毛巾或衣服等做成平整的垫子垫一下;

用止血带止血,一定要扎紧,如果扎得不紧,深部动脉仍有血液流出;

如肢体伤重,已不能保留该肢体,应在伤口上方即近心端绑上止血带,不必放松,直到手术截肢。

失血过多要适当保暖。大量失血后,患者体内有效血液循环减少,外周供血供氧气不足,机体产生热量减少。应该加强保暖,尽量减少热量损失。

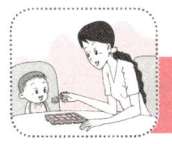

预防宝宝冻伤及冻伤处置要点

寒冷季节,常常可以看到宝宝的手脚等处出现冻疮、开裂,严重的还会被冻伤。造成宝宝冻伤的常见原因一个是气候因素,寒冷的气候,包括空气的湿度、流速以及天气骤变等,潮湿和风速都可加速身体的散热。另一个是局部因素如鞋袜过紧、长时间站立不动,以及长时间浸在水中均可使局部血液循环发生障碍,热量减少,导致冻伤。还有就是身体因素如疲劳、虚弱、紧张、饥饿、失血及创伤等,均可减弱人体对外界温度变化调节和适应能力,使局部热量减少导致冻伤。

冬天,由于户外天气寒冷,儿童大多停留在室内,因此活动量减少,导致四肢的血液循环不畅,热量减少,很容易发生手脚冻疮。

在冬天到来之即，应提前做好预防工作：如在严寒的天气门窗要关闭，加上棉门帘，造成一个防冻的环境；给孩子穿上棉鞋、棉衣，戴上手套或围巾等保暖衣物；要穿太硬太挤的鞋；不要在冷风里站立不动，要活动手脚；尽可能不要让浸湿的手脚等部位受冷风的正面吹袭；衣服弄湿时要及早换上干衣服；天气好时，应多到户外做运动，促进血液循环。

当宝宝被冻伤家长在进行急救时，一定要注意以下几点：

如果周围一时无法找到温热水，可以把宝宝的冻伤部位放在腋下复温，如果宝宝全身冻伤，就把他抱着怀里复温。

宝宝冻伤后千万注意不要直接用火烤，也不能把浸泡的热水再加热，所有冻伤部位应尽可能缓慢地使之温暖而恢复正常体温。

宝宝冻伤后千万注意不要直接用火烤，也不能把浸泡的热水再加热，所有冻伤部位应尽可能缓慢地使之温暖而恢复正常体温。

不要直接用雪团按摩冻伤部位，也不要用毛巾用力按摩，否则会使伤口糜烂，患处不易愈合。对已经复温的患儿，不能再用温热水浸泡，否则会加重组织损伤和坏死。

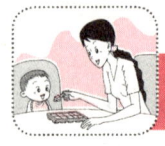

宝宝骨折的预防及其救治措施

骨折是骨和软骨因外伤而失去连续性或完整性，表现为疼痛，压痛，活动痛；局部肿胀，淤斑；功能障碍；畸形，反常活动（又称假关节活动）；骨擦音或骨擦感。严重者可发生休克。骨折分为两种，一种是皮肤不破，没有伤口，断骨不与外界相通的叫闭合性骨折。另一种是开放性骨折，即骨头的尖端穿出皮肤，有伤口，断骨与外界相通。由于小儿不能明确提供病史，有时因临床表现不重而可漏诊，故家长需要注意小儿不愿活动，且身体骨骼有压痛时，均需考虑是否有骨折发生，及时就诊。

当孩子受伤时，不管伤在什么部位，如果疑有骨折，都要按骨折来对待，即尽量减少过多搬动。移动患部的动作要轻柔。不必急急忙忙地给患儿脱去衣裤、鞋袜，如果患肢肿胀较重，可剪开衣袖或裤管，以减轻疼痛。对伤口应用绷带或清洁的布压迫包扎，以止血。若骨折端已戳出创口并污染，不要擅自复位，以免将污物带进伤口深处。对四肢骨折，可以就地取木板、木棍与患肢捆在一起固定。如果无材可取，也可将受伤的上肢绑在胸部，下肢患肢与健肢一并绑起，这样可减轻搬运时骨折端对软组织、血管、神经或内脏的损伤，也有利于止痛和抗休克。对于胸腰椎骨折的患儿，应让其卧于板床上，然后抬往医院。特别要告诫家长们的是，在患儿没有经医生诊断治疗之前，不要做患部热敷，更不要随便请人推拿、按摩。

在骨折恢复期，孩子往往会因疼痛消失而随意拆除石膏或夹板，家长要多加留意。另外，家长应重视恢复期功能锻炼问题。在骨折早期即伤后1～2周，应帮助患儿活动非受伤部位各关节，以防止肌肉萎缩和关节僵硬，并可促进血液循环。骨折两周后，伤处日趋稳定，可帮孩子逐步活动患部上下关节，动作应缓慢，活动范围应由上到大。骨折后期，应鼓励孩子克服疼痛加强患部的主动活动，只有这样才能使孩子身体恢复得更快更好。

在饮食方面，应适当增加含钙丰富的食物，如牛奶及奶制品；海带、虾皮、紫菜、鱼松等海产品；豆制品及绿叶蔬菜等。发酵的面食亦有利于钙的吸收。此外若小儿易反复发生骨折，需注意是否有其它疾病存在，如肿瘤，维生素缺乏及内分泌障碍，骨骼异常等。应及时向医生提供相应病史，及早诊治。

对宝宝的骨折进行固定，最好有专业人员来做这项工作，但如果情况紧急，条件暂时不允许，在自行处置时要注意宝宝的全身情况，如呼吸是否、心跳是否骤停或休克时要先作抢救；有伤口出血时，应先消毒伤口、止血，后包扎，然后再固定骨折部位；现场处理骨折只需要一般复位固定，达到制动的目的以便于转运；开放性骨折，不需要将骨急于送入伤口内，以免增加伤口感染和再度损伤血管和神经；夹板长度一定要超过上、下肢关节，以保证骨折的固定，固定时先上端后下端，上肢固定要呈肘状，下肢要呈伸直位；固定时要松紧适度；固定四肢时应露出指端，以便观察血液循环情况。

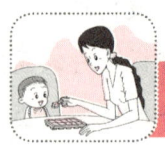

宝宝烧伤的预防及现场急救

宝宝烧伤多为热力烧伤，即高温物质对皮肤造成的损伤，包括热液、火焰、热金属物等。少数为特殊原因烧伤，如酸、碱性化学物质；电接触伤；放射性损伤。

由于宝宝生长发育过程中各年龄组活动的范围、生活能力不同，烧伤原因也各异。婴幼儿期常因热水袋、洗澡盆内的热水或碰翻盛热液的容器而烧伤，我国北方农村有锅台与炕相连的习惯，宝宝不小心可从炕上跌到热水锅里发生大面积烧伤；学龄前及学龄期儿童活动范围加大，好奇心强，但又缺乏自我保护能力和有关知识，故误触电源，在家中引起煤气烧伤等事故，常造成大面积深度烧伤。年节时宝宝常因燃放烟花爆竹被炸伤和严重烧伤。

由于上述原因而使宝宝烧伤部位多发生在头面部、会阴部、臀部及手掌部。这些部位的烧伤创面在转运治疗的过程中易受到污染，对感染的预防应加倍注意。

烧伤患儿对休克的代偿能力和感染的抗病能力均较低下，同等面积烧伤在宝宝休克、菌血症的发病率均较高，原因是宝宝皮肤薄，较低温度短时间接触即可造成较严重的损伤，免疫机制发育尚未成熟，创面一旦感染，常伴有明显的中毒反应，菌血症和多脏器衰竭等严重并发症发生率也较高。宝宝依单位体表面积计算其血容量较成人少，烧伤后骤然体液大量渗出，很容易发生休克，因此宝宝烧伤的严重程度的分类标准具有特殊性。

烧伤是宝宝常见的意外伤害，可由热液、炽热的金属、火焰、蒸气、电流、化学物质、放射线等接触皮肤引起，多发生于学龄前儿童，以6个月至4岁儿童发生率最高。因为这个时期宝宝天真好奇，活泼好动，但又缺乏生活知识，动作不协调，所以往往造成生活中烧伤。

宝宝一旦被烧伤，不仅造成宝宝肉体上的极大痛苦，有的可能遗留疤痕，影响外观及功能，有的以后需要手术整形，严重的还可危及生命或造成终身残疾，给家庭与社会带来沉重的负担。所以预防宝宝烧伤，是每个成年人应尽的责任。

预防宝宝烧伤应注意从这几个方面着手：

一是宝宝在澡盆内洗澡时，应先放冷水后加热水，以免宝宝误踩入或坐入热水盆中造成烫伤。在我院收治的患儿中，有相当一部分是由于家长先放热水，还没加冷水时，宝宝踩入或坐入热水盆中造成臀部、会阴及下肢烫伤。

二是冬天取暖时应防止热水袋或保温壶内的热水渗漏，同时容器外应用较厚的布套妥善包好，不与宝宝皮肤直接接触。这种烫伤新生儿比较多见。

三是家庭中一切温度较高的液体及其容器，如热汤、热稀饭、开水瓶等应放在宝宝不能攀及或撞翻的安全地方，不要将宝宝单独留在厨房中或火炉旁，不要抱宝宝煮饭、炒菜，也不要抱着宝宝吃饭，以防不慎造成烫伤。

四是教育小孩不要玩火，尽量不要燃放烟花爆竹，逢年过节燃放烟花爆竹时，一定要有大人看护，不能让宝宝单独玩耍。曾有小孩放鞭炮时造成手掌穿通伤，后果严重。

五是教育宝宝不随意摆弄家用电器，不玩耍和接近电源开关、插头、电线等，以免造成电烧伤。电烧伤，抢救不及时，可能危及生命。

六是家里不要存放化学物质，如硫酸等，以免引起化学性烧伤。化学性烧伤一般创面较深，留疤痕的可能性大。

总之，做好宝宝烧伤的预防，关系到千家万户的幸福与安宁。只要我们大力普及烧伤预防知识，家长及幼教人员共同重视，宝宝烧伤发病率一定会大大下降。

宝宝烧伤的现场急救要做到以下几点：

当宝宝发生烧伤以后，家长不要惊慌，应首先弄清伤害源和宝宝当时的情况，有无呼吸道阻塞或窒息。如果病情危重，在进行家庭自救的同时，可让邻居帮助与"119"、"120"或医院电话联系，以赢得时间。

如果宝宝的头部或面部扎入热粥或热汤之中，在烫伤的同时，极可能因米粒或菜叶、蛋花等阻塞呼吸道，从而引起呼吸不畅或出现窒息。在脱离伤害源后，让其面部朝下，用清洁的水冲洗或用手、适当的器具清除口鼻内物体，同时敲打宝宝颈背部，以利于宝宝呼吸。

对烧伤部位的衣物应该尽可能去除。不可盲目用力剥脱衣裤或鞋袜，以防皮肤撕脱。正确的方法是，选择锋利的剪刀或刀片将裤腿或衣袖全部剪开，小心把衣裤脱掉、动作要轻，不要将受伤的皮肤撕脱。假如现场无剪刀等，或去掉衣物困难，应用大量的自来水反复冲洗、冷却。

对于小面积及轻微的烧烫伤，如在四肢或面部。最有效的方法就是用自来水反复冲洗或浸泡，止痛效果非常好。在农村或没有自来水的地方，可用深井的水。如果烧伤部位的皮肤大面积脱落，不要用不干净的冷水去冲洗，以防造成创面污染，可选择其他的止痛方法，如口服止痛药等。最好尽快去医院。

对于大面积烧伤的宝宝，短时又不能去医院者，除进行自救以外，要将受伤的宝宝隔离于比较干净的房间或单独隔离在一角。不要让过多的人走动，以防止尘土飞扬而污染。可用一干净的床单或被罩，自制成简易帐篷，能保护宝宝创面，最好不要直接接触创面。这样可以防止污染，为入院进行正规治疗创造条件。

尽量不要采取一些土、偏方进行治疗。有的家长把棉花烧成灰或自己购买的中草药渣涂在创面上，这样除污染创面以外，给医院正规治疗也造成困难。更不要把已经坏死的皮肤撕掉，因为在治疗早期，这些已经没有活力的皮肤具有保护创面的作用。

对面积较大的烧伤或特殊部位的烧伤一定要到正规大医院接受治疗，对那些轻微的烧烫伤，也应该在医生的指导下用药。

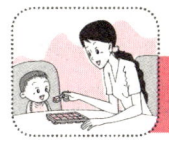

宝宝烧伤的临床表现及家庭护理

宝宝烧伤的临床表现有若干情况如下。

Ⅰ度烧伤：表皮角质层损坏，临床表现皮肤发红，又称红斑烧伤。有轻度肿胀和疼痛，一般2～3天后红斑消失。

浅Ⅱ度烧伤：累及表皮全层和真皮深层。特征是表皮和真皮分开，渗出液积聚与其间而形成水疱。基底鲜红色，上有均匀鲜红色斑点。愈合后有色素沉着，但无瘢痕。

深Ⅱ度烧伤：损伤达真皮深层，但有皮肤附件残留，易感染，也可有水疱，基底苍白，上有密度不等猩红色斑点。创面有时可见致密的网状皮内栓塞血管。

Ⅲ度烧伤：损伤累及皮肤全层或深达脂肪、肌肉或骨骼。表面可苍白、棕褐色或焦黑，炭化。局部变硬、干燥、无水疱，但皮下组织间隙有大量的积液积聚。疼痛不剧烈，可见栓塞的树枝状血管。

由于宝宝的单位体表面积所占有的血容量较少，对体液的调节能力弱，所以烧伤后血浆丢失，细胞内外液和电解质失衡所造成的机体紊乱较成人重，休克的发生率也高，且烧伤程度与面积、烧伤部位和患儿年龄关系密切。一般而言，宝宝烧伤面积达10%，就有发生休克的可能。宝宝烧伤休克除有口渴、烦躁、呕吐、尿少等表现外，常常有面色苍白、高热、惊厥、抽搐、四肢发凉、皮肤紫绀，毛细血管充盈反应迟缓，甚至全身蜡黄，并间以青紫斑，脉快而细，呼吸可达每分钟60次，血压降低甚至测不出来，严重者心音变钝，心律减慢，继而迅速出现呼吸衰竭而死亡。宝宝休克时的精神状态变化大多表现为烦躁不安，但不同年龄组的表现也不同，如1岁以内者多表现为嗜睡、精神委靡，此时切莫认为是安静而不予处理、1岁以上者多表现为兴奋多语、或反常的安静、或先躁动不安、以后逐渐转入昏睡。

在家庭护理方面分成以下几个阶段。

一是一般护理。对于宝宝烧伤的护理，为了便于家庭的照顾，一般采用包扎疗法，如四肢。但对于伤及臀部、会阴、头面、颈部，因这些部位不便于包扎，则采用暴露疗法。要充分暴露烧伤创面，如颈部要使患儿头部稍后仰，腹股沟处要使患儿下肢尽量外展。

对于此种疗法，家人要加强巡视、做好安全防范，对陪护要做详细的安全指导。使用烤灯不可太近，否则可加深烧伤。暴露疗法要求环境清洁、温暖、干燥，室温30~32摄氏度，相对湿度40%左右，接触创面的物品均应消毒。四肢烧伤者不管采取暴露疗法或是包扎疗法均应抬高患肢，以促进血液循环和淋巴回流，减少渗出期组织肿胀，注意观察末梢循环血量、防止肢端发凉、发紫、麻木。

保持敷料清洁、干燥。如外层敷料渗透、大小便污染时及时更换。同时定时翻身，更换体位，减少受压。夏季包扎不宜太厚，注意降温，冬季更换敷料时，注意保暖。

二是休克期护理。婴儿烧伤面积大于5%，就有发生休克的可能，尤其头面部烧伤更易发生休克，首先要及时迅速建立静脉通道，纠正水、电解质的不平衡，并对烧伤创面进行清创。动作要轻而稳，尽量减少机械性的刺激，减轻患儿痛苦。

密切观察患儿的神志、体温、脉搏、呼吸，特别要观察尿量变化。每日250毫升尿量以下时要特别注意，其尿量的多少是判断血容量和休克程度的重要标志。口渴及少尿首先考虑血容量不足，应加快补液速度，但对补液反应不明显，补液量已足够，且其他休克征不明显，尿量仍少时，则可在补液的同时给以利尿。

保证静脉通道，正确选择静脉是保证治疗工作的前提。婴幼儿静脉血管细、浅而脆，加之烧伤后的体液外渗，血管充盈度差。体表暴露部位不易找到适宜的血管。穿刺进入血管后回血较慢，因此给静脉穿刺带来了困难。所以在选择血管时，尽量找易固定，不易受压，皮肤完好部位，较直的血管，在临床上多采用头皮静脉穿刺。操作时严格执行无菌技术防止针孔感染。当病情需要24小时静脉维持时，最好选用宝宝套管针，以保证输液顺利。待次日晨再更换输液器及滴瓶，以减少穿刺次数，减轻患儿痛苦。同时检测生命体征、精神状态，准确记录出入量。

烦躁不安表示脑血流灌注不足、脑缺氧所致，应注意安全，防止坠床意外的发生。

宝宝烧伤休克期高热、昏迷、抽搐常是严重休克或者是脑水肿的表现，这种情况应报告医生作紧急处理。

三是感染期护理。烧伤创面的感染，是危及患儿生命的主要并发症，烧伤患儿病情变化复杂而快，要严密观察，及时积极地采取治疗和护理措施。

注意观察体温、脉搏、呼吸，以及血细胞的变化。患儿体温在38～38.9摄氏度时，应每2～4小时测体温一次。体温在38.5至39摄氏度以上时，根据患儿的具体情况选择物理降温，头部用冷湿敷式冰袋降温。此方法较安全有效，以减少脑细胞的耗氧量，或用30%～50%酒精擦浴。由于婴幼儿体温调节中枢发育尚不完善，且降温速度不宜过快，降温过程中要严密观察患儿精神，体温变化，动作要轻，避免损伤烧伤创面，及正常皮肤。当降温30分钟后，复测体温，并根据病情变化做相应的临床检查，以防败血症等并发症的发生。

进行创面护理。烧伤后病原菌侵入途径是多渠道的，主要通过创面、呼吸道、静脉等，烧伤创面是主要途径，且宝宝皮肤娇嫩，创面一经感染，很容易加深，宝宝烧伤创面处理的是否及时、适当，是保证治疗护理工作的重要环节。所以在使用抗菌素的同时，渗出较多时及时更换敷料，必要时使用无菌纱垫。如果患儿突然高热创面疼痛加剧，或有跳痛感，白细胞增多，创面渗出有恶臭味，表示有感染，应及时换药。

四是烧伤的疼痛护理：

宝宝烧伤后，由于疼痛的刺激、哭闹、烦躁等都会因增加耗氧量而加重休克，遵医嘱给予镇静止痛剂。

协助患儿采取舒适的体位，避免创面受压，定时翻身，必要时使用翻身床。

诊疗、护理、换药尽量集中进行，以减少患儿的不适感。

分散患儿注意力，婴幼儿可将喜爱的玩具及食品带入病房。

对年长患儿，应了解其思想动态，与患儿一同游戏，交流，鼓励患儿战胜疾病。

换药时，注意动作轻柔而敏捷，严格执行无菌操作。

五是烧伤的营养护理：

做好心理护理，向患者解释饮食对烧伤治疗的重要，同时需了解患者以前的饮食嗜好，习惯及以往的胃肠消化功能，以便科学的、合理的安排营养。

除休克期外尽量鼓励患者口服，合理安排进食与翻身的时间减少餐前治疗，同时给予选择易消化的高蛋白饮食，饮食需色、香、味俱全以增加患者的食欲。

除一日三餐主食外，可根据患者氮平衡及全身营养状况，餐间给予牛奶、鸡蛋、酪蛋白、豆浆、水果等，尽可能做到少食多餐。

进食困难（口唇部、口腔黏膜烧伤）、食欲差及昏迷患者可予鼻饲，选择适合的胃管，插入后用纱带固定，做好鼻饲常规护理，同时应做到分次少量慢速灌入。使用胃肠营养泵可维持于每小时100～150毫升速度持续泵入，注意营养液的温度，并防止鼻饲管阻塞和滑脱。

静脉营养可影响食欲和胃肠功能，宜安排在晚上输入。在有条件时营养液须在生物净化台上配制，现配现用。中途不宜调换或营养液中加入其他药物，输入速度要慢以便机体能有效利用。

静脉营养时应加强巡回，防止高渗营养液外渗引起局部组织高渗性坏死。

观察患者对营养物的耐受性，配合医生做好患者营养评估，每周测体重，为及时调整营养摄入量提供信息及依据。

六是宝宝会阴部的护理：

充分暴露会阴部创面，使患儿两腿外展，烧伤早期保持创面干燥，避免感染，后期可防止臀沟两侧的粘连。

"人"字架固定。将"人"字海绵垫铺于"人"字架上，再铺上纱布垫，用绷带将"人"字海绵垫及纱布垫一同固定于"人"字架上，患儿俯卧于"人"字架上，用宽绷带将患儿下肢稍加固定，不宜太紧，以患儿的腿不掉下"人"字架为宜。若伴有臀部烧伤时，每4小时翻身一次。

保持会阴部创面的清洁干燥。会阴部烧伤时，创面易受大小便的污染，轻度不伴有臀部烧伤时，可不必插导尿管。男性患儿俯卧于人字架时，在"人"字架的正中放一次性塑料杯一个，用于盛尿；女性患儿俯卧于"人"字架时，在"人"字架双腿分叉处垫一块塑料布或油布，然后将一次性便盆置于"人"字架正中分叉处即可。中、重度烧伤患儿，为准确记录每小时尿量，应插导尿管，导尿管道出口处10厘米每日用碘伏棉签消毒一次，引流袋每日更换一次。患儿解大便后，用温盐水将肛门周围清洁后，再用细水纱布拭干，保持干燥。

会阴部烧伤伴有外生殖器烧伤时，男性患儿早期阴茎及阴囊水肿明显，俯卧位时应将阴囊托起，每日用50%硫酸镁湿敷三次，女性患儿注意分开阴唇，保持清洁，防止粘连。

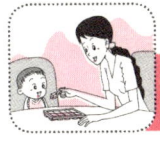

不可不知的预防宝宝中暑三大关键

进入夏季，防暑降温成了人们关心的话题。宝宝抵抗力差，又喜好户外运动，一旦中暑令家长备感焦虑。针对中暑成因，专家提出预防宝宝中暑的三大关键。

一是家长要根据气温环境的变化给孩子合理增减衣服。即使新妈妈也知道，天热的时候应该给宝宝少穿一点，多洗澡，但宝宝还是经常长热痱，乃至患上脱水症，看来是"度"掌握得不合适。妈妈应注意这样几点：

不要总以为宝宝太小，地抵抗力弱，"舍不得"给穿得太少生恐会伤风。其实，在炎热的时候，成人穿多少，小孩就应该穿多少，只要宝宝的小手和小脚摸上去不凉，就表明穿得比较适度。

宝宝的小肚皮比较薄，因此易着凉，引发拉肚子，妈妈最好给胸腹带上个小肚兜，尤其是睡觉时。

虽然要给宝宝穿得少一些，但小脚心一定要注意一下保温，因为宝宝的脚心于大人不一样，对于温度十分敏感。如果着了凉，就会神经反射性地引起呼吸道痉挛，诱发伤风感冒，甚至支气管炎。

宝宝衣物、被单和枕巾要勤洗勤换，只要被汗污染就应赶快换掉。

天热汗多时，每天至少应该洗4~6次澡，只是早晚洗澡可能并不够。因为过多的汗液若不及时清洗掉，尽管穿得再少，皮肤也会照样长热痱。

衣着要宽松、柔软、衣料以薄薄的全棉纱类为佳，即可使宝宝的皮肤免收刺激和过敏，又可因汗液容易被吸收而感到身上凉爽，千万不要给宝宝用易使皮肤受到刺激的化纤类物品。

二是孩子活动多时要鼓励他们多饮水，可以饮用少量淡盐水。饮水量与宝宝的年龄和饮食状况密切相关。对于4个月以前，采用母乳喂养的宝宝，如果妈妈勤喝水，饭后多喝汤，适当多吃新鲜的蔬菜和水果，母乳中的水分充足，宝宝出汗不多，就不需要再额外喝水了。当然具体情况需要具体分析。每一个妈妈和宝宝都有它的特殊性，如果宝宝很爱出汗，家里非常闷热，通风不利，妈妈本身就不爱喝水，就要考虑适当给宝宝喝水。

配方奶的肾负荷是母乳的3倍左右，宝宝需要更多的水分，以排出废物。对于4个月以前，吃配方奶的宝宝，除了喂奶以外，两次喂奶的间期，妈妈还需要给宝宝喂上30~50毫升的温开水。宝宝每天每公斤体重需要150毫升的水分。

如何知道宝宝渴了？每一个细心的妈妈都知道宝宝大概多长时间需要吃

一次奶，如果在两次喂奶之间，孩子撅着小嘴四处觅食，哭闹、烦躁、难以入睡、尿少，尿色深黄，十有八九宝宝是渴了，妈妈应当立即给宝宝喂水了。

对于已经添加了辅食的宝宝，因为辅食中的蛋白质和纤维需要额外的水分参与消化，妈妈千万别忘了宝宝需要更多的水。

对于1岁以上的宝宝，妈妈要帮助孩子形成随时喝水的好习惯。1岁以后，孩子一般很贪玩，一玩起来什么都不顾了。根本想不起喝水的事，等到渴极了，暴饮一顿，这样对孩子的身体十分不利。等感到口渴，身体的细胞往往已经脱水了，即使是轻度脱水，也会对孩子的健康产生不利影响。每一位关爱孩子的爸爸妈妈，都需要随时为孩子准备好温度适宜、可口的饮品，并及时提醒宝宝喝水。在炎热的夏季和干燥的季节，爸爸妈妈应当每20～30分钟让孩子喝一点儿水。让孩子渐渐形成睡前喝水，起床喝水，游戏时喝水，饭前半小时喝水的好习惯。

如果宝宝不太爱喝水，爸爸妈妈不用过于着急，宝宝体内水分的来源是多方面的，除了直接饮水，夏季还可以尽量多给宝宝煲一点儿绿豆汤清凉解暑的汤，自然晾晾，让孩子随时饮用；新鲜的蔬菜和水果中也含有大量的水分，含水量高的蔬菜和水果中（如西瓜、黄瓜、西红柿等）水分占95%，也可以让孩子适当多吃一些含水丰富的青菜和水果。

有的爸爸妈妈担心孩子水喝得多会引起水中毒，其实，这个可能性是很小的。每一个孩子都有一个自我调节机制，即使是才出生的宝宝也不例外，宝宝渴了就会喝水；喝够了自然就不会再喝了。

年轻的爸爸妈妈为宝宝的一日三餐费尽心思，可对他喝什么却不太注意。夏天，五花八门的饮料吸引着孩子的注意力，一些孩子痛快喝饮料却不爱吃饭。儿童保健专家认为，无节制地喝饮料对孩子的健康不利，爸爸妈妈们需要适当控制一下孩子的小嘴巴，花一点时间来帮孩子调整好喝的习惯。

有的父母知道碳酸饮料对孩子不好，所以从不让宝宝喝；可有的父母觉得没什么关系，爱喝就喝吧，其实这是错误的，放纵孩子口味，会使他们喝出龋齿、喝出营养不良。

首先，孩子的胃容量有限，饮料喝多了，尤其在饭前喝甜饮料，必然影响孩子的食欲和进食量，影响对所需营养素的全面摄取，久而久之便造成营养失调或营养不良，影响孩子的生长发育和健康。其次，饮料喝多了必然增加胃肠的负担，引起消化功能的紊乱，从而导致消化系统疾病。另外，某些饮料中的色素和防腐剂也会对儿童发育中的大脑造成损害。国外一些研究指出，过多的色素和防腐剂可能是儿童多动症的病因。因此，父母应有意控制孩子喝饮料，更不能以饮料代水。

专家认为，孩子最好喝白开水。因为纯净的水是各种营养物质的溶解媒体，有利于儿童各种营养成分的吸收。小儿处于生长发育阶段，代谢旺盛，对水的需求量大，父母在保证孩子喝到足够的奶以后，更要保证孩子喝到足够的水。

但专家提醒父母注意，首先不要给孩子喝太多冰水，因为大量喝冰水容易引起胃黏膜血管收缩，不但影响孩子的消化，甚至有可能引起肠痉挛。其次，饭前不要给孩子喝水，饭前喝水可使胃液稀释，不利于食物消化，也影响食欲。此外，年龄较小的孩子在夜间深睡后不能自己完全控制排尿，如果在睡前喝水多了，很容易尿床，即使不尿床，也会影响睡眠质量。

牛奶含有丰富的钙、维生素C和多种维生素B及各种儿童成长所需要的营养物质，给孩子喝牛奶是各位父母的首选。酸奶的营养价值跟纯牛奶差不多，如果孩子喜欢这种口味的话，不妨让孩子喝一些酸牛奶，酸牛奶中含有不少有益菌类，是孩子成长所必需的。

专家提醒，在夏季，牛奶喝多了容易上火，而且，孩子也不能完全吸收其中的营养。

如果宝宝对牛奶过敏，或不喜欢喝奶制品，那么添加钙质的豆浆是很好的替代品。每250克添加钙质的豆浆中含有200～400毫克的钙，牛奶中则含有大约300毫克的钙。但孩子喝豆浆时也不宜饮用过多，以免引起过食性蛋白质消化不良症，出现腹胀、腹泻等不适。专家建议，不宜空腹饮用豆浆。因为空腹喝时，豆浆里的蛋白质容易在体内转化为热量而被消耗掉，不能起到补钙作用。不宜冲入鸡蛋白,鸡蛋中的黏液性蛋白容易和豆浆中的胰蛋白酶结合使豆浆失去营养价值。不宜加入红糖,红糖里的有机酸能够和豆浆中的蛋白质结合产生变性沉淀物,不仅使豆浆失去营养价值,而且对身体无益。白糖虽不会出现沉淀物,但须煮熟离火后再加。

果汁中富含维生素,但需要注意:果汁中的糖分含量很高,容易导致孩子蛀牙,甚至患糖尿病。所以,给孩子喝果汁时,要控制好量,每天不要超过150毫升,还有,最好选用纯果汁。

营养专家认为,许多父母认为果汁营养丰富、饮用方便,比较适合孩子,就用喝果汁来代替吃水果,但果汁饮料和水果、蔬菜相比,最大的不足在于纤维素、半纤维素、木质素以及其他复合糖类的严重缺乏。食物纤维素是人体必需的营养素,有预防和减少糖尿病、心血管疾患的保健功效,有防止胃肠系统的病变的作用,所以,多吃水果,少喝果汁饮料更健康。

尽量不要给孩子喝含有咖啡因的饮料,因为大量的研究发现,咖啡因会对儿童造成一些危害,如可引起烦躁不安、食欲下降、失眠、记忆力降低,而且还会影响儿童体内维生素B_1的吸收,引起维生素B_1缺乏症。

三是避免让孩子到高温户外活动。一些家长误以为孩子体内缺乏某种元素,在三十五六度的高温下带孩子晒太阳的做法是不可取的。

夏季外出必备防晒霜,最好随身携带SPF值在15以上的防晒霜;帽子最好是选择帽檐很大可以耷拉下来遮住孩子的耳朵和脖子的那种帽子;凉鞋或凉拖鞋;爽身粉意在保护皮肤,但不能扑过多的粉在孩子身上,以免被宝宝吸入,影响其呼吸系统;保温壶或保温瓶,用来装食物和饮料,因为高温情况下食物、饮料容易变质。这里的保温指的是保持低温。还有充足的水,以补充身体在高温下消耗的水分;还要给孩子配备儿童专用的太阳镜;小手巾或纸巾,用来擦汗或临时遮阳。

另外,为了有效处置宝宝中暑的症状,家中应该备有防暑药。这里提供的六类防暑药不可或缺。

藿香正气:能散热解暑、解毒辟秽。主治中暑、腹痛泄泻、痢疾等症。

分为胶囊和口服剂两种,一天服用两次,儿童减半。

人丹:含有薄荷脑、桂皮、冰片、砂仁、泡姜、人造麝香等,具有开窍安神、清热祛暑、解毒辟秽之功效。主治中暑受热引起的头昏脑胀、恶心呕吐、腹痛泄泻等症。成人每次口含5~10粒,儿童适当减少。因感冒引起恶心等症时,不要服用人丹。

清凉油:头痛头晕时,取少量涂于印堂穴和太阳穴,能提神醒脑,给人以凉爽、舒适之感。蚊虫叮咬、皮肤瘙痒或有轻微的烧伤、烫伤时,取少量涂于患处,能活血消肿、镇痛止痒。注意外擦时要远离眼睛,一旦进入眼睛速用清水冲洗。

十滴水:适用于夏时中暑、头昏头痛、恶心呕吐、腹胀腹泻患者,成人每次取十滴水10~20滴滴入一杯白开水中,搅匀服下。烈日下劳作、旅行时,凡有烦热之感,均可口服十滴水,能消暑解热。儿童用1~2瓶倒入洗澡水中,可防治小儿生痱子。

风油精:能清暑解毒,利湿除烦,镇痛驱风。可治疗中暑引起的头昏头痛,夏天夜晚因贪凉引起的腹痛等。对头昏头痛可外涂少许于前额及两侧太阳穴。

六一散:主治夏日中暑、身热心烦、口渴、小便黄少或灼热。每次6~9克,泡水当茶饮。购买时要注意,此药为粉末状,不是胶囊。

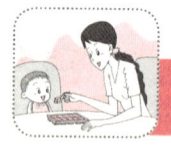

按步骤正确处理宝宝中暑

要有效预防小孩暑热证,家长们务必要做好防暑降温工作,居室内通风降温,让孩子睡足觉,但午睡时间不宜太长,尤其在空调房里待的时间不宜过长。中暑一般发生在炎热的夏天,但其他季节宝宝穿衣太厚或空气不流通也可能引发中暑。2岁内的宝宝语言能力弱表达能力差,爸妈要留心观察,当孩子在外面玩得脸蛋通红，满头大汗是常有的事。如果孩子出现浑身发烫、体温升高，同时显得烦躁不安、头痛恶心、心慌无力，甚至突然昏倒、四肢肌肉发生抽动时，这就是中暑了。

发现宝宝中暑，应赶快按以下步骤处理：

第一步，立即将病儿移到通风、阴凉、干燥的地方，如树阴下、走廊上、阴凉的地板上等。

第二步，让病儿仰卧，解开衣扣，脱去或松开衣服。如衣服被汗水湿透，应更换干衣服，同时开电扇或开空调，以尽快散热。

第三步，尽快冷却体温，降至38摄氏度以下。具体做法有用凉湿毛巾冷敷头部、腋下以及腹股沟等处；用温水或酒精擦拭全身；冷水浸浴15~30分钟等。

第四步，意识清醒的病儿或经过降温清醒的病人可饮服绿豆汤、淡盐水等解暑。

第五步，还可服用人丹和藿香正气水等解暑的药品。另外，对于重症中暑病儿，要立即拨打"120"电话，以便求助医务人员紧急救治。

事实上，人们对宝宝中暑后处的理存在三大误区，其一是让宝宝过量饮用热水。虽然中暑后需要补充水分和盐分，但过量饮用热水，反而会使宝宝因为大量出汗造成体内水分和盐分进一步的流失，严重时还有可能引起抽风。正确的做法是给宝宝少量、多次饮水，以淡盐水和凉白开水为主。

其二是让宝宝过量进食。中暑后宝宝体质较弱，如果此时给宝宝吃得过多、过于油腻，反而会增加消化系统的负担，不仅营养物质不能被充分吸收，还会加重病情。正确的做法是尽量让宝宝吃一些清淡爽口的食物，以适应夏季的消化能力。

其三是给喝宝宝冷饮降温。也许你认为吃些冷饮可以给宝宝降降温，于是买来大量的冷饮和冰镇的瓜果类食物。但实际上，这样做对宝宝的身体有害无益，因为凉性食品会损伤宝宝的脾胃。正确的做法可以给宝宝喝一些鲜果汁。

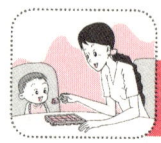

预防宝宝晒伤的措施和护理办法

夏季炎热，宝宝可能不慎被灼热的阳光晒伤。晒伤的情况分两种，轻度晒伤的程度与症状是，宝宝在太阳晒过后的3~5小时内出现被晒部位出现边界清楚的红斑；鼻尖、额头、双颊可能有脱皮现象；红斑有稍稍的灼烧、刺痛感；晒伤症状一般会在日晒12~24小时内达到高峰。重轻度晒伤的程度与症状是，晒伤部位的红斑颜色加深；出现水肿、水疱，疼痛非常明显；如晒伤脚部，则脚部皮肤可能会出现浮肿；晒伤面积较大时可能出现畏寒、发热、头痛、乏力、恶心、呕吐等全身症状。

那么，如何避免宝宝晒伤呢？下面的方法可做到有效预防：

带宝宝出去游玩时应带上遮阳伞或给宝宝准备一顶遮阳帽。

选择适合宝宝的防晒霜，出门前涂好。

如果宝宝的皮肤过敏，应选择透气性好的长袖衣服、裤子。

不要在阳光强烈的时候外出。

宝宝的皮肤十分娇嫩，夏天必然要为宝宝选择适合的防晒霜护肤，以免皮肤受到紫外线的损害，尤其对于喜欢户外勾当的宝宝，不仅要注重让宝宝带上有宽帽檐的帽子，还要在皮肤的透露部位涂抹上防晒霜，防止晒伤。若是户外行为跨越两小时，最好从头涂抹一次。

即使在阴天或雨天依然有部分紫外线穿透到地面，仅是比晴天的强度低一些，所以仍要做好防晒工作。

宝宝一旦晒伤，科学的处理是这样的：

多喝水，填补丢失的水分。

带宝宝离开日晒的地方，并尽快给宝宝的皮肤补充水分。

用医用棉沾冷水在被晒伤的部位敷10分钟,迅速补充表皮流失的水分。

用冰块或冰水敷在红斑处,以减轻皮肤的灼热感。

如果有水疱或溃烂的皮肤,可以用黄连素水清洗局部。

在伤口涂上抗菌素软膏。

可以让宝宝洗一个温水澡,但不要用肥皂,以免刺激伤口。

如果晒伤的腿部出现浮肿,将宝宝的腿抬高到高于心脏的位置,以缓解不适。

如红肿消退有脱屑时应避免衣物摩擦。

如果宝宝有明显发热、恶心、头晕等症状应及时就医。

西瓜皮含有维生素C,把西瓜皮用刮刀刮成薄片,敷在晒伤的胳膊上,西瓜皮的汁液就会被缺水的皮肤所吸。皮肤的晒伤症状会减轻不少。

茶叶里的鞣酸具有很好的促进收敛作用,能减少组织肿胀,减少细胞渗出,用棉球蘸茶水轻轻拍被晒红处,这样可以安抚皮肤,减轻灼痛感。

当晒伤严重,皮肤呈现水疱或呈现畏寒、发烧、吐逆等全身症状时,应适时去病院就医。

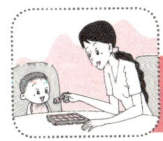

宝宝交通意外事故的预防和急救

宝宝好奇心强,对危险的环境没有意识,而本身的自控能力和应变能力较差,遇到紧急情况难于应付,因而发生交通意外事故的几率较大。家长应做好预防措施和安全教育,避免交通意外发生。一旦宝宝发生交通意外,一定要及时进行救治,争取让伤害降到最低。

在预防宝宝发生交通意外事故方面,应该做到以下这些:

平时可以教孩子一些交通安全知识,让宝宝熟悉各种交通信号和标志。

用歌谣的形式让宝宝记住基本的交通规则。

不要让孩子在马路附近追逐玩耍，特别不要在公路边踢球、玩球。

过马路时要牵住孩子的手。

教育孩子过马路应走人行横道、天桥等。

教育宝宝不要在汽车或摩托车上乱摸乱动，也不要在附近玩耍。

通过有趣的影片，如卡通、动画、故事书等，让孩子了解安全教育的重要性。

可以给孩子穿上颜色醒目的衣服和帽子，以提醒司机。

教育宝宝坐公共汽车或其他车辆，都应坐稳，不可在车厢内跑来跑去。

乘坐小车的孩子，要注意在车里安全，最好准备专门的宝宝座椅。

给宝宝上平安保险。

宝宝一旦发生交通意外事故，一定要采取科学有效的急救处理方式：

立即拨打急救中心电话。

呼叫宝宝名字、与他说话来判断宝宝是否仍有知觉，检查他是否完全清醒或是神志不清。

如果宝宝是清醒状态，在他情绪较为缓和后再为他作检查。

如果宝宝昏迷不醒，则需要用手轻轻张开他的嘴巴，检查里头是否有飞溅入口的物体。

查看宝宝是否还有呼吸以及失血和骨折情况。

如果宝宝的颈部或脊椎骨受了伤，千万不可移动他。

如果宝宝呼吸微弱或没有呼吸，应立即进行嘴对嘴人工呼吸。

若是脉搏也停止跳动，则以心复法为他施救。

如发生休克，让宝宝躺下，将其双脚抬高超过头部，有利于血液循环。用衣服或被子将宝宝包裹起来，以保持体温。

宝宝昏迷不醒，但没有严重的皮外伤，就让他侧躺。这能使血液流向口腔，并确保舌头不会堵塞气管。

以干净的布块或棉花团盖住并压着伤口以止血。如果棉花团已被鲜血染湿，也不要将它拿开。继续加盖棉花团，并用力压住伤口。

如果四肢没有骨折，应立即把双手或双脚抬高过心脏的位置。

如果四肢或关节红肿、疼痛，并且动弹不得，就可能是骨折或脱臼。一般情况下，不要触动伤处。用三角绷带加布料托着宝宝断骨或脱臼的部位，以帮助骨头还复原位。

处理轻微烧伤时，以清水冲洗烧伤的部位，用一块干净的布盖住伤口。不要在伤口上涂抹任何药油。

处理眼伤时，如果有玻璃碎片或木屑进入眼中，不要触碰眼睛；如果没有任何物体飞入眼内，就用干净的纱布覆盖双眼，以减少眼珠移动的次数。

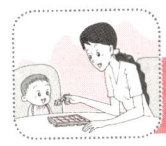 预防宝宝摔伤及摔伤处置方法

宝宝跌摔撞伤，是居家最常发生的意外，而且从宝宝会翻身开始，到会爬、会站、会走路，随着宝宝日渐长大，发生的机会愈高！好动的宝宝在自己能走路后，一般不愿意别人"控制"，但脚步不稳，所以很容易摔伤。婴幼儿跌摔撞伤，成为居家意外伤的第一位。其实，只要做到有效预防，宝宝摔伤是完全可以避免的。

预防宝宝摔伤，并非只是一味地随时随地抱着或背着宝宝，以免养成宝宝的依赖性，在宝宝学步期也难保不会发生意外。所以，必须从居家环境着手。

平时尽量不要将宝宝单独放在于床上，以防宝宝翻身时从床铺摔落地面。

居家地板上应铺设软垫，可减轻宝宝不慎由高处摔落或跌倒时的重力，降低宝宝受伤的程度。

家中若有楼梯，应在楼梯口装设活动护栏，并且随时上锁，避免学爬时期的宝宝摔下楼。

窗户附近不要摆桌椅，预防宝宝攀爬太靠近窗户的桌椅而跌落窗外，尤其要让宝宝远离折叠式桌椅，以免夹压受伤。

阳台上所有可以作为垫脚的东西，如箱子、矮凳子等都要收拾归纳好，以免让宝宝攀登而坠楼。

宝宝一旦摔伤怎么办呢？这里给你提供摔伤宝宝处理的四大步骤，你只要按照这四个步骤来处理，就会使宝宝的伤害减到最低限度。

步骤一：细心检视宝宝有无破裂、出血的伤口。妈妈们这时一定要保持冷静，先安抚宝宝，然后检视宝宝撞到的部位有没有破裂、出血，身上有无其他擦伤、划伤。如果宝宝有轻微的皮肉伤口，应以消毒纱布止血，然后用生理食盐水洗净伤口，再涂抹外用药膏。如果伤口很深，有流血不止的现象，就应该马上就医，并告知医师宝宝是摔伤导致。

步骤二：看有无骨折现象。若发生骨折，则会出现局部肿胀，需先在骨折处以木板或厚纸板固定，再赶快送医院处理。由于骨折患者最怕随意移动，造成更严重的骨骼移位，因此必须小心检视，再将宝宝抱起。

步骤三：观察有无脑部受伤的症状。宝宝摔落后，如果有出现下列症状，就表示脑部可能有受伤迹象，必须送医做进一步的检查。诸如脸色苍白；呕吐；抽筋；意识不清；吃不下；昏睡不醒，就算叫醒也是昏昏沉沉的；活力不佳。

必须注意的是，就算宝宝摔伤当天没有出现这些症状，家长仍必须留意观察三天，才能确定脑部有没有受伤。这三天尽量让宝宝躺在床上休息，而当宝宝夜晚入睡后，要试着叫醒宝宝一两次，以确定宝宝究竟是熟睡还是脑部受伤的昏睡。

步骤四：瘀青的护理。通常从高处跌落，很容易造成身上有瘀青，甚至头上会撞出个大包！在确定没有脑部受伤、骨折、出血等紧急情况后，瘀青或肿包只要在家护理就可以了。先用冰毛巾冰敷患部30分钟，减低肿胀及疼痛感，并减缓患部皮下出血量。24小时后，则换成热敷，加快身体吸收瘀血的速度。每天热敷3次，一次15分钟，然后用消除瘀青的药膏搓揉受伤部位，减少硬块的形成。一般约一星期就会消肿了。

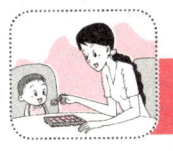 ## 宝宝被蚊虫叮咬的处理和预防

蚊虫叮咬后常会引起皮炎,此乃夏季小儿皮肤科常见病症,以面部、耳垂、四肢等裸露部位的丘疹或淤点为多见,亦可出现丘疱疹或水疱;损害中央可找到刺吮点,像针头大小暗红色的淤点,宝宝常会感到奇痒、烧灼或痛感,表现出烦躁、哭闹。个别严重者可于眼睑、耳郭口唇等处明显红肿,甚至发热、局部淋巴结肿大。偶发由于抓挠或过敏引起的局部大疱、出血性坏死等严重反应。

宝宝被蚊叮咬后,可以用肥皂水或是小苏打冲洗,以中和蚊子分泌的酸性毒素,另可用花露水稀释后涂擦局部。如较痒可用复方炉甘石洗剂止痒。如伴有化脓,可用红霉素软膏局部涂抹。如感染较严重,则应配合用口服消炎药。如局部红、肿、热,有发烧,应考虑过敏情况,应结合抗过敏治疗,及时就诊。

一般性的虫咬皮炎的处理主要是止痒,可外涂虫咬水、复方炉甘石洗剂,也可用市售的止痒清凉油等外涂药物。对于症状较重或有继发感染的患儿,可内服抗生素消炎,同时及时清洗并消毒被叮咬的局部,适量涂抹红霉素软膏等。

另外,家长要监督宝宝洗手,剪短指甲,谨防宝宝搔抓叮咬处,以防止继发感染。

不管什么蚊虫咬伤,应立即用肥皂水洗一下,达到酸碱中和的作用。再用0.5%的碘伏消毒。严重者,局部红肿明显,出现呼吸困难,应立即送往医院急诊。

宝宝被蚊子叮咬是可以预防的,主要是让你的宝宝远离蚊虫叮咬,随时

避开蚊虫侵扰。首先是注意室内清洁卫生,定期打扫,不留卫生死角,不给蚊虫以藏身繁衍之地;开窗通风时不要忘记用纱窗做屏障,防止各种蚊虫飞入;在暖气罩、卫生间角落等房间死角定期喷洒杀蚊虫的药剂,最好在小孩不在的时候喷洒,并注意通风。

对小宝宝来说,如果室内用蚊香或电蚊香时,要特别注意换气。因为宝宝的鼻腔黏膜和喉咙黏膜尚很纤弱,因此最好不要在婴儿睡觉的地方点蚊香,以免黏膜受刺激。电气驱蚊香也一样。有些人主张蚊香应用较无刺激性的物质制造使用起来比较安心,因为小宝宝的呼吸系统尚弱。还有便是可以使用蚊帐和喷雾式的杀虫剂。但是在喷杀虫剂时请注意别喷到眼睛、鼻子和嘴巴内才好。欲使室内无蚊,最好安上纱窗纱门。

在宝宝睡觉时,为了让他享受酣畅的睡眠,夏季可以给他的小床配上一盏透气性较好的蚊帐,或插上电蚊香,注意蚊香不要离宝宝太近。还可以在宝宝身上涂抹适量驱蚊剂,睡觉前沐浴时可以在宝宝的大盆里滴上适量花露水,使宝宝洗澡后肌肤上留有花露水的味道,对驱散蚊虫也有一定功效。

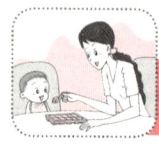

宝宝被毒蛇咬伤怎么处置

毒蛇咬伤是我国南方广大农村和山区的常见病。被毒蛇咬伤后,根据各种毒蛇排出的毒液不同,可出现不同症状。一般局部伤口处都有较粗而深的毒牙痕,伤口有出血、疼痛、肿胀,淋巴结肿大。

宝宝一旦被毒蛇咬伤,可采取以下方法进行处理:

家长保持镇静,切勿惊慌,宝宝不要乱跑,就地休息,减少体力活动,以防毒素向全身扩散。

在伤口近心端5~10厘米处,用止血带或绳子、腰带、手帕、布带等勒住患肢,以保持动脉血流不受阻为度,阻断静脉血和淋巴液回流,减少毒素扩散与吸收。结扎后每20~30分钟放松一两分钟，以防肢体因循环障碍时间过长而坏死。

立即用冷开水、泉水、自来水或生理盐水、肥皂水冲洗伤口，有条件的可用1∶500的高锰酸钾或双氧水、1%新洁尔灭等冲伤口，把伤口浅表处的毒液冲走。如果伤口中尚有毒牙存在，应及时拔出。

可以扩创排毒。即用火烧消毒过的锋利小刀，有条件的用消毒过的手术刀在伤口效做"十"字状切开，只切开皮下，切断上行的淋巴管即可，而不宜切得过深，只要能使淋巴液外流，促进毒液排出即可，再在伤口周围皮肤上划几道口子。或用三棱针、缝衣针等在伤口周围穿刺，使毒液外流。然后用拔火罐、吸引器或吸奶器吸出毒液。若一时找不到吸引器，甚至可用无破溃伤口的口腔反复吸吮伤口，同时用手挤压伤处，以加速蛇毒排出。也可以将患肢浸在的2%的冷盐水中，自上而下挤压伤处，20~30分钟，这样的排毒效果较好。

用冰块、冰水等冷敷伤口周围，可减缓毒素扩散与吸收。

使用蛇药，如南通蛇药、上海蛇药、群生蛇药、湛江蛇药等，对蛇伤有较好的疗效。有条件应尽快使用，咬伤24小时后则效果不佳。每一种蛇药的用法都备有详细的使用说明。

使用民间单验方。这里提供四个方剂供参考使用，一是取新鲜半边莲150克，煎汤，一日3次口服，也可用半边莲捣烂敷伤口周围。二是取鬼针草60克、煎汤代茶饮，日数次不等。三是取雄黄、大蒜各适量，捣烂外敷。四是取白菊花、金银花各25克，甘草10克，水煎服。注意，各类外敷药，只能敷于伤口周围，不可直接敷盖伤口，以免妨碍毒液排出。

经过上述初步处理后，应尽快把伤员送往医院救治。入院后还将根据病情需要，选用抗蛇毒血清等治症。在转运途中，要注意宝宝保暖，多给予水喝，并密切观察伤员的呼吸、脉搏，以防猝死。

预防宝宝被毒蛇咬伤，应教育宝宝不要在树丛中玩耍，如需行走，则要大人带领，并以棍子打草惊蛇。另外，家中防蛇可用樟脑15克，茅术、石菖蒲各9克，共研末，撒床褥间及壁角等处；或用芥、菜子、辣蓼、樟脑各3克，烧烟熏房间，可驱除毒蛇。

这里顺便提一提，被蜈蚣、蝎子、蜂、毒蜘蛛等毒虫咬蜇伤时，人也会像被毒蛇咬伤那样引起中毒以致死亡，所以也要及时自救或及时送往医院救治。其救护措施与被毒蛇咬伤的救护措施类似。被昆虫叮咬或蜇伤时，可先用冰块或凉水冷敷，然后在伤口处涂抹氨水。如果被蜜蜂蜇了，应先用镊子将刺拔出，然后再抹氨水或牛奶。

另外，这里附有毒蛇与无毒蛇的鉴别要点：

在我国的毒蛇有40余种，危害较大的有十余种，主要有银环蛇、金环蛇、竹叶青、五步蛇、蝰蛇、烙铁头、蝮蛇、海蛇、眼镜蛇、眼镜王蛇等。

毒蛇与无毒蛇的根本区别在于有无毒牙与毒腺，牙痕是比较可靠的判断依据，一般无毒蛇咬伤仅留下2～4行均匀而细小的牙痕且齿痕较浅，毒蛇牙痕呈两点或数点，且齿痕大而深。眼镜蛇、眼镜王蛇、蝮蛇及蝰蛇牙痕呈圆形；银环蛇及金环蛇牙痕呈"品"字形；五步蛇、竹叶青及烙铁头蛇牙痕呈"八"字或倒"八"字形。

还可根据发生地区：高山地区咬伤多考虑尖吻蝮蛇（五步蛇）、竹叶青、烙铁头；平原用丘陵地区多考虑银环蛇、眼镜蛇、眼镜王蛇；沿海地区则多考虑海蛇咬伤。咬伤时间：夜间咬伤多为金环蛇、银环蛇和烙铁头；白天则多为眼镜蛇和眼镜王蛇。毒蛇咬伤后一般为两个深而大的牙痕，疼痛剧烈，肿胀迅速扩大，伤口流血并且伤口周围皮肤颜色变深，迅速出现全身中毒症状。

遇到毒蛇时，还可以从外形和动作上予以鉴别，要点包括：毒蛇的颜色较鲜艳，往往有着特殊的花纹，头部多呈三角形，体形粗而短，尾部短钝或呈侧扁形，栖息时常盘成团，爬行的动作迟缓，性情凶猛。无毒蛇颜色多不鲜艳，头部一般呈椭圆形，体形多细长，尾部长而尖细，爬行迅速，性情胆小怕人。

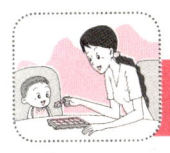

宝宝使用狂犬疫苗要注意什么

现在不少家庭中养有犬、猫等宠物，因此难免会出现一些意外，如被宠物咬伤。特别是孩子，常因嬉戏逗弄过度而被宠物伤害。那么，一旦孩子被宠物咬伤，应该如何处理？孩子被宠物咬伤后，要及时注射狂犬疫苗，能行之有效地预防发病。

宝宝被宠物咬伤后使用狂犬疫苗要注意以下几点：

一是正确处理伤口。伤口的正确处理是防止发病的关键，越早越好。最好能取得医生的帮助，当然亦可自行处理，其方法是先将伤口挤压出血，并用浓肥皂水反复冲洗伤口，再用大量清水冲洗，擦干后用5%碘酒烧灼伤口，以清除或杀灭污染伤口的狂犬病毒。只要未伤及大血管，一般无需包扎或缝合。若条件许可，可在伤口周围注射狂犬病血清和破伤风抗毒素。

二是尽快注射狂犬疫苗。被动物咬伤后应尽早注射狂犬疫苗，越早越好。首次注射疫苗的最佳时间是被咬伤后的48小时内。具体注射时间是分别在第一、第三、第七、第十四、第三十天各肌肉注射2毫升疫苗1支。第一天注射的疫苗为第一支疫苗。如果因诸多因素而未能及时注射疫苗，应本着"早注射比迟注射好，迟注射比不注射好"的原则使用狂犬疫苗。

三是被可疑狂犬病毒感染的动物咬伤亦应注射疫苗。动物之间由于互相打斗嬉咬，可相互传染狂犬病病毒，故人被咬后同样可以感染狂犬病。因此，为保险起见，凡被犬咬伤或其他动物咬伤，都要按狂犬咬伤处理，及时注射狂犬疫苗。在注射疫苗期间，应注意不要让宝宝喝浓茶、咖啡，也不要吃有刺激性的食物，诸如辣椒、葱、大蒜等；同时要避免宝宝受凉、剧烈运动或过度疲劳，防止感冒。

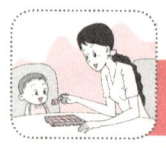
宝宝被鱼刺卡喉咙怎么办

较大的或扎得较深的鱼刺，无论大人怎样鼓励宝宝做吞咽动作，仍然疼痛不减。如果在喉咙的入口两边四周如果均不见鱼刺，就应去医院治疗。

当鱼刺卡在嗓子里时，千万不能让宝宝囫囵吞咽大块馒头、烙饼等食物。虽然有时这样做可以把鱼刺除掉，但有时这样不恰当的处理，不仅没把鱼刺除掉，反而使其刺得更深，更不宜取出，严重时感染发炎就更麻烦了。因此，去医院找专门人员进行处理是不要的，同时也应该是及时的。

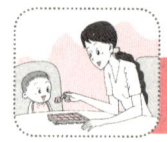
怎样预防宝宝食物中毒

食物中毒一般都有恶心、呕吐、腹痛、腹泻等现象，大多还伴有发热。重症食物中毒的宝宝，在短期内可出现四肢发冷、面色苍白、出汗、青紫等，甚至发生生命危险。如果是带肉毒杆菌的食物，除胃肠症状外，孩子还可有眼睑下垂，瞳孔散大，看不清东西或把一个物体看成两个；重的不能说话，吞咽和呼吸困难，体温下降。如不迅速治疗，常常引起死亡。吃了没有腌透的蔬菜，除上述的一般中毒症状外，皮肤和黏膜还会出现青紫色。

避免宝宝食物中毒，主要是预防措施周全而得当：

不要吃变色、变味、发臭等腐败食物。残剩饭必须在食后煮沸保存，在下次食用前再煮一次。并注意切生熟食品的菜板要分开，以防熟食被不洁的生食污染。

不要吃病死及未经检疫的猪、牛、羊、狗等家禽的肉。

勿吃不认识的野菜和蘑菇。

腌菜必须腌透，不要吃才腌制10天以内的腌菜。夏天吃凉拌菜时，必须选择新鲜的菜，要用水洗净，开水烫泡以后加盐、酒和醋等拌好食用。

若吃田鸡、癞蛤蟆等，必须请有经验的人将其有毒部分去掉、洗净后才可能食用，不食河豚鱼。

不要给小儿吃较多量的白果，有的1岁内的小儿吃了10个白果发生死亡。也不要给小儿吃前述的那些果实的仁，不吃发芽的马铃薯。

不要用装过一般药品或农药的用具盛装食物。

一旦发现宝宝有食物中毒的现象，要尽量争取时间，在家中就要采取排毒措施，因为早一分钟把毒物从胃里清洗出来，就可以使人少吸一些毒物，对病儿的生命和治疗效果有极大的好处。假如贪图省事，当时不作处理，只差十几分钟、几十分钟的时间，就有可能造成严重的危害甚至丧失生命。尤其是在空腹的情况下，毒物到达胃里后，胃蠕动性很强，胃壁血管扩张，这样不仅在胃内就能吸收毒物，而且很快促使毒物进入肠腔，小肠吸收毒物的能力更强，往往不到一个小时就可以将大部分液态的毒物吸收或排至肠腔。这时，即使到了医院，有再好的洗胃条件，也无法将已至肠腔里甚至已被吸收入血的毒物清除出来了。至于腐蚀性强的毒物，催吐洗胃就更是越快越好，以免引起胃穿孔。

催吐的方法是用一根筷子或匙柄，手指头也可以，让孩子张大嘴，轻轻刺激其咽喉，这时会引起病儿反射性呕吐动作，将胃中的东西吐出来。引起呕吐，吐后再饮，再刺激咽部，而再引起呕吐。如果刺激咽部仍不吐出，可先让孩子喝温开水，然后再刺激咽部，引起呕吐。无论用什么东西刺激咽部，都需注意要沉着冷静，切不可慌乱中将孩子的咽部刺伤或因不敢刺激而延误了催吐的时机。应耐心反复做催吐动作，不可见吐得差不多了就停止，一定要让孩子将胃中所有的东西全部吐出来。

如果实在没能刺激孩子呕吐，有条件的，可采用一些催吐药物，如家中没有催吐药，可用10~20克食盐加一杯温水，让孩子喝下，能较快地引起呕吐反射。

催吐后，就要洗胃。家庭中一般没有洗胃器，可采用简便的方法。具体做法是让孩子喝水或洗胃液，然后催吐，这样反复喝水、吐水，一直到喝进去的水和吐出的水颜色、清洁度相同时，就表明洗胃较彻底了。